成为心理咨询师

朱建军 —— 著

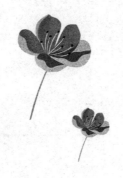

民主与建设出版社
·北京·

图书在版编目（CIP）数据

成为心理咨询师 / 朱建军著 . –– 北京：民主与建
设出版社 , 2023.10
ISBN 978–7–5139–4314–7

Ⅰ . ①成… Ⅱ . ①朱… Ⅲ . ①心理咨询—咨询服务
Ⅳ . ① R395.6

中国国家版本馆 CIP 数据核字（2023）第 151319 号

成为心理咨询师
CHENGWEI XINLI ZIXUNSHI

著　　者	朱建军	
责任编辑	刘　芳	
封面设计	济南新艺书文化	
出版发行	民主与建设出版社有限责任公司	
电　　话	（010）59417747　59419778	
社　　址	北京市海淀区西三环中路 10 号望海楼 E 座 7 层	
邮　　编	100142	
印　　刷	北京晨旭印刷厂	
版　　次	2023 年 10 月第 1 版	
印　　次	2023 年 10 月第 1 次印刷	
开　　本	787mm×1092mm　1/16	
印　　张	25.25	
字　　数	326 千字	
书　　号	ISBN 978–7–5139–4314–7	
定　　价	98.00 元	

注：如有印、装质量问题，请与出版社联系。

本书的重点，旨在帮助读者了解和掌握心理咨询与心理治疗中采用的基本理论和使用的具体技术，而不在于详细分辨概念的异同。不论在理论还是具体技术层面，心理咨询与心理治疗都有很大程度的重合，比如对双方关系的要求是一样的，会谈过程的基本方法要求几乎是一样的。各流派具体的理论和方法多数是心理咨询和心理治疗中都要使用的。故本书在大多数时候不再区分心理咨询与心理治疗，而进行统一论述。为行文方便，我们统一称为心理咨询与治疗，大多数时候把过程中的双方分别称为心理咨询师和来访者，个别时候称为心理治疗师和来访者。

CONTENTS

目录

|第六章|
个案概念化的技术

|第七章|
心理干预或促进变化的微技术

|第八章|
心理咨询中的干预技术

| 第九章 |

各流派特有的治疗技术

| 第十章 |

心理咨询的其他方面

| 第十一章 |

干预过程中的策略

| 第十二章 |

心理咨询的结束

第一章

心理咨询与治疗概论

SYCHOLOGICAL

心理咨询与治疗的概念

所谓心理咨询与治疗，实际上包含两个常用术语：心理咨询和心理治疗。心理咨询的英文是 counseling，而心理治疗在英文中则是 psychotherapy 或 therapy[①]。

心理咨询与心理治疗为成千上万人提供着心理上的帮助，对改善人们的心理状态起着重要的作用。心理咨询与心理治疗都已经有超过百年的历史，但是，它们至今没有一个公认的、明确的、清晰的定义。这也并不奇怪，心理咨询与心理治疗是十分复杂的实践活动，而且不同的实践者在从事这项活动时，从目标到方法都有很多不同，因此很难寻找它们的共同特征。

尽管如此，我们还是可以尝试对它们进行某种定义，以便初学者对其有基本的理解。

▶ 心理咨询

在朱智贤主编的《心理学大词典》中，心理咨询的定义是：对心理

---

① 钱铭怡．心理咨询与心理治疗［M］．北京：北京大学出版社，1994：1.

失常的人，通过心理商谈的程序和方法，使其对自己与环境有一个正确的认识，以改变其态度和行为，并对社会生活有良好的适应。心理失常，有轻度的、有重度的，有机能性的、有机体性的。心理咨询以轻度的、机能性的心理失常为其范围。心理咨询的目的，就是要纠正心理上的不平衡，使个人对自己与环境重新有一种清楚的认识，从而改变态度与行为，良好地适应社会生活。

由于专业人员对心理咨询的理解不尽相同，我们不指望有一个定义，能让不同理论取向的专业人员都接受，但是，至少我们应使定义获得更多人的认可。上述定义还不能达到这个要求。

比如，心理咨询的适用范围一定是"心理失常"的人吗？至少，人本主义的心理咨询师不这样看，他们认为心理咨询对心理不失常的人也一样有益，它可以促进一个正常人心理的成长。因此，成长性或发展性的心理咨询可以帮助这些心理不失常的人。

心理咨询一定要使人"对自己与环境有一个正确的认识"吗？这个"正确"如何界定？"正确"的界定是很主观的，我们的认识也是在不断变化的，现在认为正确的认识，换一个时间或者前提，可能就是不正确的。

心理咨询一定要使人"对社会生活有良好的适应"吗？以亚伯拉罕·马斯洛的观点看，心理最健康的自我实现者对社会可以有"不去适应"的选择。假如一个社会正处于不良的状态，例如，在希特勒当权时的德国，适应社会的人心理并不健康。

这个定义的不足，在于它把一些并非公认的内容放在了定义里，这些内容只得到了部分心理咨询工作者的承认。因此，我们的定义，应该排除有争议的内容，从基本的无任何争议的特征开始，并逐步使定义更清晰。

"心理咨询是一种活动"，这是无可争议的。更进一步，它是哪一种活动呢？

首先，它是一种专业性的活动，相关资料中未见到有非专业性的心理咨询模式，而且心理学界也不会承认非专业性的心理咨询。

其次，我们可以说它是一种助人活动，因为心理咨询要对人有益。但是，这种助人活动必须和其他助人活动，比如水上救援、捐款等区分开来。心理咨询和其他助人活动的区别在于目标不同，它不提供物质上的帮助，不解决对方物质上的困难，只帮助对方产生心理上的变化，走出心理上的困境。

最后，心理咨询是在某种心理学理论和心理咨询方法的基础上实施的一种活动。没有心理学理论和心理咨询方法，就不能说是心理咨询活动。因此，气功师，或者宗教人士，即使他们有助人活动，这些活动影响到的是被帮助者的心理，并且产生了积极的效果，这些活动本身也并不是心理咨询。

心理咨询中的被帮助者，在心理咨询的过程中，其心理应有积极的改变，包括认知的积极改变、情绪的改善、行为方式的改善等。虽然在实际过程中，未必一定能产生积极的心理改变，但是被帮助者的愿望是自己的心理状况得到改善。

心理咨询的参与者，一方是心理咨询工作者，即心理咨询师。心理咨询师的特点是：受过专业训练、有专业知识和技能、承诺遵守咨询者的道德规范、具备基本的心理素质。也就是说，一个没有专业知识、没有经过训练的人，不论多么热心，他对需要心理帮助的人做的帮助行为都不能称为心理咨询。一个未承诺要遵守咨询者道德规范的人，比如，想以心理咨询为名追求异性的人，所做的"咨询"不能称为心理咨询。做出承诺非常重要，如果有人承诺遵守咨询道德规范，但是在实际咨询过程中却违背了承诺，这种情况下，也可以被称为心理咨询。这种在心理咨询过程中出现违背承诺的情况，需要做相应的处理。

不是任何人际心理帮助行为都能被称为心理咨询的。一个人有烦恼，他的亲人、朋友和他谈心，安慰他，对他进行劝告，这都不能称为心理咨询。

心理咨询的参与者，另一方是来访者。来访者是到咨询者这里寻求心理帮助的人。这些人之所以来寻求帮助，是因为他们在心理发展中遇到了困难，或者发现自己有情绪困扰、心理问题或心理障碍。一部分来访者并不是自己决定来求助的，他们是在其他人的建议或要求下来的，这部分人有些是成年人，有些是儿童。

心理咨询重视咨询师和来访者之间的人际关系，双方之间必须建立良好的关系，才会产生有效的心理咨询。

心理咨询中是不是咨询师与来访者要面对面？双方是不是要直接接触？是不是需要持续的、多次的人际交往？心理咨询是不是一种收费服务？咨询师是不是只有一个人，来访者是不是也是一个人？这些问题的答案大多是"否"，至少是不确定的，它们不需要放到心理咨询的定义中。

心理咨询不一定都是面对面进行的，可以采用电话咨询等方式。双方是不是要直接接触，这一点不太确定，比如学生出了问题，心理咨询师通过对老师的心理咨询达到了对学生心理有益的结果，这应该是对学生间接接触的心理咨询，还是并未对学生进行心理咨询，只是对老师进行心理咨询？心理咨询不一定需要持续的、多次的人际交往。不收费的是不是心理咨询，这一点也不太确定。心理咨询师未必是一个人，可以两个人或更多人同时参与。来访者可以许多人同时参加一个心理咨询活动，也就是所谓的团体咨询。

综合以上这些特征，我们可以给心理咨询一个定义：心理咨询是一种专业的助人活动。在良好的咨访关系中，受过训练的心理咨询师在心理学理论前提下，运用心理咨询方法帮助主动或被动求助的来访者，以使来访者的心理状况得到改善。这种改善体现为来访者人格、态度、认知、情绪或行为方式的积极变化。

▶心理治疗

心理治疗也没有公认的定义。

钱铭怡教授在她的著作《心理咨询与心理治疗》中，引用了几种不同的观点——

《美国精神病学词汇表》给心理治疗的定义：在这一过程中，一个人希望消除症状，或解决生活中出现的问题，或因寻求个人发展而进入一种含蓄的或明确的契约关系，以一种规定的方式与心理治疗家相互作用。

英国的心理学家弗兰克认为：心理治疗是提供帮助的一种形式，与非正式的帮助不同。首先，治疗者接受过专门训练，并得到了社会的认可；其次，治疗者有理论指导。

沃尔培格的定义：心理治疗是针对情绪问题的一种治疗方法，由一位经过专门训练的人员以慎重细虑的态度与来访者建立一种业务性的联系，用以消除、矫正或缓解现有的症状，调节异常行为方式，促进积极的人格成长与发展。

钱铭怡教授的定义则是：心理治疗是在良好的治疗关系基础上，由经过专业训练的治疗者运用心理治疗的有关理论和技术，对来访者进行帮助的过程，以消除或缓解来访者的问题或障碍，促进其人格向健康、协调的方向发展。

▶心理咨询与心理治疗的异同

我们看到这些定义会发现，心理治疗和心理咨询二者的相似度很高，几乎是一样的：都是助人过程，都是由专业人员实施，都需要良好的关系，也都运用心理学理论和技术，目标也是改善来访者的心理状况。那么，它们的区别是什么呢？

实际上，从现实生活中心理咨询与心理治疗工作者所做的事情上看，差别的确不大。美国的心理学家哈恩指出："在心理咨询者的眼中，心理治疗者所做的事情也正是心理咨询。"反之也是一样。尽管哈恩认为如此，但两者还是有差别的。有的心理学家则认为不必对两者做区分，或认为两者虽然有区别，但是在本质上是没有差异的。[①]

当然，也有心理学家在探讨这两者之间的差别。如心理咨询师国家职业资格培训教程中，认为心理咨询与心理治疗是完全不同的：心理咨询是"协助"来访者改变，而心理治疗是"矫治"。前者咨询者与来访者是"平等协商、互助互长"的关系，而后者是以治疗者为主导、"来访者认真配合治疗"的关系。但是，这个观点在业界也遇到了反对的声音：即使在心理治疗中，来访者也并非如此被动。

参考各文献中的分析，心理咨询和心理治疗的区别是：

一般来说，心理咨询的对象与心理治疗的对象相比，心理问题要轻一些。多数心理咨询的对象是为了解决发展性问题和情绪问题，或者说日常生活中的人际关系问题等。虽然心理咨询的对象中也有心理障碍的患者，比如神经症患者，但是一般来说，心理咨询接待的是症状相对比较轻一些的患者。而心理治疗的对象心理障碍患者更多一些，处理的问题多为神经症、心身疾病、人格障碍等。

心理咨询和心理治疗的过程有一定的差异。比如，相对来说，心理咨询需要的次数比较少，而心理治疗所用的次数比较多。心理咨询中针对具体问题的比较多，心理治疗更多地关心来访者的整个人格。心理咨询在意识层面的工作比较多，指导性的、支持性的工作比较多，而多数心理治疗更多地关注潜意识层面。

与其说这些差别是心理咨询和心理治疗的方法不同造成的，不如说

---

① 陈仲庚. 心理治疗与心理咨询的异同 [J]. 中国心理卫生杂志, 1989, 3 (4)：184-186.

是由于对象的不同造成的。假如一个心理治疗师遇到一个日常生活中比较单纯的情绪问题，他也一样会用比较短的时间在浅层处理。相反，一个心理咨询师想解决一个比较严重的心理障碍，也不得不深入探索其潜意识和整个人格的发展。

心理咨询与心理治疗还有一个不同：总体来说，心理咨询与心理治疗采用的方法和技术有一定的差异，比如，心理咨询对心理测量的应用比较多一些，心理治疗应用医学模式及受到弗洛伊德精神分析的影响要多一些。

这些不同的形成有其历史原因。在西方，心理咨询是从早期对正常人的职业指导、心理测量运动等方面发展起来的。心理治疗主要是由医学领域中心理障碍者的治疗实践中发展起来的，精神分析学派的活动在心理治疗的推广中有很大的影响。心理咨询的从业者多数有心理学的背景，心理治疗的从业者有更多的医学背景。因此，心理咨询和心理治疗的方法自然也会形成一定的差别。

一些服务于社区和学校等地的心理咨询者，处理的是相对比较轻微的心理问题，他们所需接受的训练时间比心理治疗者要短一些。

另外，心理咨询者和心理治疗者在美国心理学会中分属不同的组织，也使得它们之间的差异被强化（就像地理的隔离会使同一种动物演变为不同的亚种一样）。[1]

心理咨询与治疗的目标

心理咨询与治疗的最终目标，是使来访者在心理上得到改善，或者说使来访者的心理更健康，促进来访者的心理成长。这一点是所有心理

① 钱铭怡 . 心理咨询与心理治疗［M］. 北京：北京大学出版社，1994：6.

咨询与治疗工作者，或者说心理咨询师公认的。

公认的心理得到改善或者心理健康的一个基本标志是，减少或消除了一些负性的症状，总体上使来访者的情绪体验更为积极愉悦，行为方式上也具有更好的功能。这是一个符合人们常识的观点：一个情绪有困扰或者有一些心理障碍症状的来访者，如果通过心理咨询与治疗，情绪变得比较平静、愉悦，症状也减轻或消失，他就会感到这个心理咨询或治疗是"有效果的"。

与心理健康相比，心理成长这一术语更强调发展性。如果说心理健康对应身体上的健康无病状态，心理成长则对应像运动员一样更好地发展体能、发挥身体潜力的状态。因此，心理成长的标志是心理不仅没有疾病，还有良好的状态，能发挥出心理的潜能。

但是，什么是改善？什么叫作心理健康？什么是心理成长？这些问题的答案还是有一些不同和争议的。

对于什么是心理健康，存在一个关于"适者健康"观念的争议。

心理健康意味着对所在社会文化的良好适应，能适应社会文化的人是心理健康的，反之则心理不健康。

这个观念本质上是达尔文主义或者说机能主义心理学的思想，但是在其他学派的心理咨询与治疗实践中，比如相互对立的弗洛伊德经典精神分析与行为主义疗法，也都受这个观念的影响。

心理不健康的人一定不能很好地适应社会文化。精神分裂症患者可能总会觉得别人在迫害自己，或者会觉得自己是一个皇帝或者神，完全不可能与别人正常交往。神经症患者有可能很自我中心，与别人交往时带有很多偏见，这对适应社会造成消极的影响。即使仅仅是情绪不好，也会对生活工作中的适应能力产生一定的消极影响，比如过分焦虑的人不能适应生活中的压力，抑郁的人的人际交往会受到影响，等等，这些也会给适应社会带来困难。

持"适者健康"观点的人对这些现象进行反推，认为如果一个人能很好地适应社会和文化的要求，我们就应当认为他是心理健康的。

但是，存在—人本主义学派的心理咨询与治疗工作者对这个观点是有质疑的。他们认为，虽然适应和心理健康有一定关系，但是适应未必就是健康。如果某人处在一个极端不健康的社会中，则适应社会者恰恰应该是心理不健康者。比如，在纳粹时期的德国，最适应社会的是"盖世太保"，但是他们的心理非常不健康。

存在—人本主义者认为有一个超越社会文化的心理健康和成长的标准，那就是"人性"的标准，它虽然会受到社会的一定影响，但是大致上是稳定的。如果生活在一个不健康的社会中，心理最健康的人一定会有一定程度的"不适应"，这恰恰是他们心理健康的标志。而在存在—人本主义者中的一些人看来，现存的任何一个社会都不是彻底健康的，都存在着某些问题和缺陷，所以，任何最适应社会的人都不是完全健康的。

虽然存在—人本主义学派的这个观点是无可争议的，但是在实操上，如果所在的社会基本是健康的，我们可以把"适应社会"作为一个心理健康的"近似值"处理。我们可以把"具备现实感"作为"适应社会"的替代，这样似乎更为合理。

所谓"具备现实感"，指的是一个人能深入地了解其所在的社会文化，而且承认现实、面对现实，而不是歪曲现实，在他主动决定在某方面去适应社会时，他可以去适应，当他决定不适应社会的某些不良的方面时，他也能不适应，并且从现状开始，找到有效的方法去改变社会文化，或者至少能让自己不受社会文化中消极方面的"污染"。这样的人，如果处在纳粹时代，他不会同流合污做违背人性的事情，也不会做无益的盲目反抗，而会有计划地决定如何保全自己，或在一定程度上为扭转暴行而努力。

大众对心理咨询与治疗有一个误解，以为其目标是使人没有烦恼，充满快乐、感到幸福。实际上，心理咨询与治疗的目标并非如此。

虽说心理健康成长的人比较快乐，但是人生不可能永远快乐和幸福，在追求自己的人生意义的道路上，也不可能没有烦恼和痛苦。可以说心理健康成长的人是更为纯真的人，是更有"赤子（心灵未被污染的儿童）"之心的人，不过他们比儿童有更多的人生经验。他们投入地生活，不违背内心的指引，喜怒哀乐都更为率性自然，他们对自己的人生能负起责任，因而也能更好地把握自己的人生。

对心理咨询与治疗的目标有清楚的认识，是做好心理咨询与治疗的基础。

心理咨询与治疗的类别

关于心理咨询与治疗的分类，依据不同的条件，有不同的分法。

▶依据理论范式和方法分类

根据心理咨询与治疗所采用的理论范式和方法的不同，心理咨询与治疗大致可以分为以下几个类别：

①心理动力学取向疗法。

心理动力学取向疗法，也叫深层心理学取向疗法。这类疗法的共同特点是：关注潜意识层面的心理活动；关注人格深层的作用；更多关注动机和情绪；相信心理活动是用心理动力驱动的，而且有复杂多变的表现形式；相信"意义诠释"[1]，或者说有促进来访者自知的治疗作用。

---

① 杨广学.心理治疗体系研究［M］.吉林：吉林人民出版社，2003：1.

比如，经典的精神分析疗法在这一类疗法中第一个出现，不仅有巨大的影响，而且奠定了心理动力学疗法的基础。

卡尔·荣格的分析心理疗法实际上是对精神分析疗法的进一步深化。它突破了精神分析疗法把性的能量当作中心的局限，更深入地理解了潜意识，并拓宽了潜意识的范围。

阿尔弗雷德·阿德勒的个人心理疗法也是心理动力学疗法之一。它更重视人际关系，以及社会文化因素的影响。

威廉·赖希的躯体疗法也是源于心理动力学的一种心理疗法。它更注重心理问题带来的躯体反应，并通过对躯体的操作改变心理状态。

精神分析的社会文化学派、自我心理学派，以及目前有很大影响的客体关系学派，也都是心理动力学取向的心理治疗。另外，交互作用分析等方法也都应归入心理动力学疗法。

②行为主义与认知取向疗法。

行为主义与认知取向疗法共有的特点是：重视实证研究，把心理咨询与治疗的基础建立在心理学实证研究结果的基础上。心理咨询与治疗的目标更为直接和明确，不是"重塑人格"，而是改变认知和行为，使来访者的行为更有社会适应性。

比如，行为疗法是以行为主义心理学为理论基础的心理矫正方法，包括放松技术、系统脱敏技术、厌恶治疗等具体技术。

理性情绪行为疗法是，通过矫正不合理的思维，改变来访者的情绪和行为的方法。

与理性情绪行为疗法类似，认知疗法也是通过改变认知过程进行心理矫正，只是具体操作的方法有所不同。

在行为主义与认知取向的疗法中，还有一些疗法的针对性更强，主要针对某一种类甚至某一种问题的疗法，例如，针对创伤性应激障碍的眼动脱敏疗法，针对社交问题的问题解决法等。

③存在—人本主义取向疗法。

存在—人本主义取向疗法共有的特点是：重视人的主观体验，重视人的意义、价值、责任和自由等，重视人的整体性，相信人的主动性和自觉能力，重点在于让来访者自己发现问题、解决问题。其中人本主义取向更相信人性本善，而存在主义取向则更重视对死亡意识的作用。

来访者中心疗法（实际上用"疗法"这个词不太恰当，因为它并没有把来访者当作"患者"）是影响最大的一种人本主义取向疗法。

存在主义心理疗法更重视存在的意义，是一种很有哲学深度的心理疗法。不过，其普及程度相对低一些。

格式塔疗法注重增强一个人的意识觉察，并有许多具体技巧促进心理的转变，一度应用非常广泛。

④其他取向的疗法。

除了上述三个影响较大的类别之外，还有一些心理疗法不能归于其中。这些疗法的理论基础、治疗手段各有特色。其中，相对比较多的是有东方文化特点的心理疗法，也有一些是按照自己独有的理论和方法建立的疗法。

比如，森田疗法是日本人森田正马创立的心理治疗方法。虽然森田本人不认为这个治疗方法和宗教思想有关，但是我们可以看到它和佛教禅宗的一些精神有相似之处。这个方法也有一些日本文化的特点。

有一些超个人心理疗法，如运用冥想的疗法。所谓"冥想"，更准确地说是"禅定"，是东方各宗教常用的一种心理调节手段，现在也常被运用于心理治疗。如斯坦尼斯拉夫·格罗夫的全回归呼吸训练方法，运用快速的呼吸诱导特异的意识状态。如阿萨鸠里的心理综合法，还有前世催眠疗法等。

目前影响逐渐增大的疗法是系统家庭疗法，其特点是把家庭或其他团体构成的系统作为治疗的对象。

叙事心理治疗则是以后现代思想为基础的心理治疗，它和中国的道家思想有一些暗合之处。

心理剧、音乐治疗等一些疗法也只能归到这个类别。

实际上，根据理论范式和方法分类时，各个类别之间的界限并不是固定和僵化的，不同类别之间会有一定的交叉。一些疗法可能兼具不同取向的特点，如荣格的分析心理学疗法不仅属于心理动力学派，也是人本主义治疗的开端（它首先提出了自我实现思想的雏形），这种疗法也可以看作超个人疗法之一（分析心理学是超个人心理学研究的开端）。再如，格式塔疗法虽然归于存在—人本主义取向疗法，但此疗法的创始人受精神分析理论的影响很大，方法上也吸收了赖希躯体疗法的很多内容。我自己创立的意象对话方法，不仅受到心理动力学流派特别是荣格的巨大影响，也同样反映了存在—人本主义精神，并受到东方超个人取向文化的巨大影响。

▶ 依据设置分类

根据心理咨询与治疗的设置，心理咨询与治疗可以分为不同的类别。

①根据同时进行心理咨询与治疗的来访者人数和关系分类。

个别咨询与治疗

个别咨询与治疗，是指一个心理咨询师对一个来访者进行心理咨询与治疗。这种方式是心理咨询与治疗中最常见的方式。其优点是针对性强，缺点是效率比较低。

团体咨询与治疗

团体咨询与治疗，是指一个心理咨询师对多个来访者构成的一个团体进行心理咨询与治疗，且各来访者是为了解决心理问题或为心理成长而参加团体的。这类团体成员之间往往没有亲缘关系，但是有可能是在同一机构工作的。有时团体的指导者或组织者不需要是专业心理咨询与治疗工作者。

相较于个别咨询与治疗，团体咨询与治疗的效率更高，而且团体中各成员的互动也有一定的咨询与治疗作用。

家庭咨询与治疗

家庭咨询与治疗，是指针对一个家庭进行的心理咨询与治疗。重点在解决某一个家庭成员或整个家庭面临的心理问题。

婚姻咨询与治疗

即使家庭中除了夫妻还有其他人，婚姻咨询与治疗的对象也只是夫妻，其目标主要是改善婚姻关系。有时也可以对未婚的伴侣进行这种咨询与治疗，所以也可称为伴侣咨询与治疗。

②根据心理咨询与治疗全过程所用的时间分类。

常规时间的咨询与治疗

各种不同疗法有其不同的时间需求，其中精神分析疗法耗时比较长，一般需要以年为时间单位，而有些疗法的治疗时间则比较短。

简明心理咨询与治疗

简明心理咨询与治疗，特指总治疗时间比较短，强调以行动为主，以目标为导向的治疗方法。一般实施心理咨询与治疗的总次数不多于10次。

▶依据对象分类

我们还可以根据对象的不同，把心理咨询与治疗分为学校心理咨询与治疗、企业心理咨询与治疗、军队心理咨询与治疗等；或根据对象的年龄不同，分为儿童心理咨询与治疗、青少年心理咨询与治疗、老年心理咨询与治疗等。

　　除了以上分类方法，还可以有其他分类方法，比如个人付费的心理咨询与治疗，政府、企业等组织付费的心理咨询与治疗，公益的心理咨询与治疗，地面面谈的心理咨询与治疗等，就不在此一一列举了。

心理咨询与治疗发展简史

　　带有心理咨询与治疗性质的活动是人类的基本活动之一，在文明一开始就已经存在了。各个古文明也都有对心理的关注——关于心理健康的思考，以及改善心理的方法。

　　原始的巫术、医术，原始崇拜，原始宗教及后期较为先进的宗教，原始艺术活动及各种仪式，实际上都带有心理咨询与治疗的性质。东西方哲学中，也都把人的心灵作为重要甚至最重要的关注对象，提出了有心理治疗性质的哲学思考并付诸实践。不同古文明的观点虽然不完全相同，但是也有很多一致或类似的地方。

　　比如古希腊文明中，柏拉图更重视人的理性，提出理性是灵魂中最高级的部分；印度教重视冥想中所达到的宁静；中国的孔子更重视人性中的高级情感——仁爱。

　　他们对心灵中低级部分的描述更为类似，柏拉图说人除了理性和高贵的情感外，还有低等的情感；印度教指出低等的心灵状态是愚昧无知、激情（和孔子、柏拉图不同的是，印度教认为即使是善良状态也是低等的，是心灵受到束缚的结果）[①]；孔子也把低级的欲望看作心灵出现问题的原因。

　　柏拉图认为我们生存的世界是一个更完美的"理念世界"的投影，

---

① 柏忠言，张蕙兰．瑜伽：气功与冥想［M］．北京：人民体育出版社，1986：380．

而不是一个真实的存在；印度的宗教也同样认为世界是一个幻想；孔子则持有把这个世界当作真实存在的态度。

▶西方心理咨询与治疗的发展

现在的西方心理治疗活动，最早源于对精神病的治疗。

19 世纪前的西方，精神病人和心理疾病患者被当作魔鬼附体，因此受到了残酷对待。1792 年，法国精神病医生比奈尔提出废除对精神病人肉体上的约束。19 世纪中期，催眠术开始被用于对精神和心理疾病的治疗，这可以看作心理治疗的前身。19 世纪末，医生出身的心理学家弗洛伊德创造了精神分析疗法，用于对心理障碍的治疗，这算是心理治疗的开端。

弗洛伊德的巨大影响使心理治疗成为一种新的职业活动。从弗洛伊德的精神分析团体中，逐渐分裂出几个不同的心理治疗学派，它们都有自己独特的方法。也有一些心理学家受到精神分析的影响，创立了新的心理治疗方法。

20 世纪初是心理咨询的发端时期。

它的来源之一是当时的职业指导运动。1908 年，弗兰克·帕森斯最早创立了"就业辅导局"①，对人们进行职业选择指导。因为在进行职业选择时，需要有对自己的正确认识，所以职业指导中包含了最早的心理咨询。

英国心理学家弗朗西斯·高尔顿等发起的对个体差异的研究和心理测量运动，也促进了心理咨询的发展。

法国心理学家阿尔弗雷德·比奈和西蒙合作完成了第一个智力量表，并用于鉴别弱智儿童。心理测验为有关机构提供心理咨询服务创造了条

---

① 汤宜朗，许又新.心理咨询概论［M］.贵州：贵州教育出版社，1999：20.

件，第一次世界大战期间，美国军队为对新兵进行甄别和分类，委托心理学家设计智力测验。这个事件对心理测验的发展和心理咨询的发展有促进作用。

一个特别的事件也促进了心理咨询的发展。美国青年比尔斯因精神失常住进了精神病院，目击并感受到了医院对患者的冷漠和虐待。出院后，他大力呼吁改善精神病患者的待遇，以及加强对精神疾病的预防。他所著的书《一颗找回自我的心》轰动一时，1908 年，他发起成立了第一个心理卫生组织。[1] 心理卫生运动由此开始，这也使得心理咨询活动有了巨大的拓展。

早期的心理咨询工作和心理治疗之间的界限比较明确，心理咨询的工作大多限于心理测量，以及在心理测量的基础上提供一些咨询和指导。心理卫生组织的工作多为宣传和预防。只有心理治疗者才能对心理疾病进行深入的干预和矫正，而心理治疗工作主要由医生出身的人来做。

1942 年，美国心理学家卡尔·罗杰斯开创了非医生进行心理咨询，并在心理咨询中解决心理疾病或心理障碍性问题的新潮流。

行为主义心理学创立，特别是伯尔赫斯·弗雷德里克·斯金纳研究了操作性条件反射之后，一些行为主义取向的学者开始研究基于行为主义原理的行为矫正程序。从 20 世纪 50 年代开始，行为矫正的工作开始走向应用阶段[2]。进行行为矫正的科学家针对的对象和心理咨询与治疗的对象基本是一致的，因此行为矫正也融合到了心理咨询与治疗中，成为行为疗法。

随着时间的推移，心理咨询与治疗的影响越来越大。心理咨询与治疗工作者在社会上的影响力逐渐增加，心理咨询与治疗的新方法也层出

---

[1] 马建青.心理卫生学［M］.浙江：浙江大学出版社，1990：24.

[2] 米尔滕伯格尔.行为矫正的原理与方法［M］.胡佩诚，等译.北京：中国轻工业出版社，2000：15.

不穷，目前已达到数百种。如果我们仔细研究，就会发现大多数疗法脱胎于精神分析疗法、以罗杰斯为主要代表的人本主义取向的疗法和以行为矫正为基础的行为疗法。20 世纪后期，是西方社会心理咨询与治疗兴盛的时期。

目前，西方心理咨询与治疗有一些新的变化：

第一，以认知为基础的治疗，如认知疗法、理性情绪行为疗法已经与行为疗法合流。与精神分析疗法、人本主义疗法等相比，认知—行为疗法更为简便易学，治疗所需要的时间比较短，而且也比较适合用实证的方法进行研究，所以它的影响逐渐增加。

第二，一些采用了更新的科学观的疗法影响开始扩大，如源于系统思想的系统家庭治疗，有东方传统特点的心理疗法，以及超个人心理疗法等。

第三，随着脑科学研究及生物学研究的发展，将会有新的药物疗法或者新的基于脑科学成果的疗法出现，并且其影响逐渐扩大。

▶中国心理咨询与治疗的发展

早在 20 世纪初，我国就有介绍心理治疗的理论和技术的文章，也有一些有关的实践，如 1917 年江苏成立"中华职业教育社"等，但是总体非常零散，不成规模。

根据钱铭怡教授的总结，中国的心理咨询与治疗的发展阶段为：

① 1949—1965 年，启动阶段。

这个阶段的工作比较零散，也有限。如 20 世纪 40 年代末至 50 年代初，心理学家黄嘉音曾在精神科做过心理治疗的尝试，并出版了几本著作。这个阶段影响比较大的是神经衰弱的"快速综合治疗"。

快速综合治疗的理论基础为巴甫洛夫学说，治疗的方法包括医学治疗、体育锻炼、专题讲座、小组讨论等，讲解治疗方法和神经衰弱的知识，以及脑力和体力劳动的关系，并要求来访者合理安排时间，积极面对生活中的问题和自己的疾病。快速综合疗法的代表人物包括李心天、王景和、李崇培等。到20世纪80年代末，李心天把这种方法改称"悟践疗法"。

不过，在李心天和他的学生的具体实践活动中，悟践疗法的操作和快速综合治疗相比有很多改变，比如，快速综合治疗主要是在团体中操作，而悟践疗法多为个别咨询。

② 1966—1977年，空白阶段。

"文化大革命"时期，由于受环境影响，心理学被当作伪科学受到批判，心理咨询与治疗的实践也不可能继续进行。强大的外界压力使心理学、心理咨询与治疗工作陷入停摆状态。

当然，这个阶段也并非完全空白。钟友彬等人在70年代也尝试过用精神分析的一些方法进行神经症的治疗。

③ 1978—1986年，准备阶段。

1978年改革开放后，国外的心理学思想开始传入中国。从1979年起，一些有关心理咨询与治疗的文章开始发表。这个阶段，文学界、美学界和心理学界都在翻译出版心理咨询与治疗大师的著作，如弗洛伊德、荣格、艾里希·弗洛姆、卡伦·霍妮、马斯洛等。这个时期出现了一些心理治疗的短期培训班，学术会议上有了心理咨询与治疗方面的交流，在一些医院和高校中，也开始出现心理咨询与治疗的门诊。

在这个阶段，心理咨询与治疗的培训内容大多还局限于心理咨询与治疗的基本理论和方法，缺少具体的技能训练，所以心理咨询与治疗工作者总体上业务水平有限，大多是用支持、教育和简单的行为上的矫正方法。只有少数人尝试探索心理咨询与治疗的新方法，如钟友彬在精神分析理论基础上，结合中国文化创立了认识领悟疗法，鲁龙光提出了疏导疗法。

④ 1987—21 世纪初，初步发展阶段。

在这个阶段，中国的心理咨询与治疗发展速度加快。医院和高校纷纷开设心理咨询与治疗门诊，有的地方也开始建立心理咨询中心。心理咨询与治疗的译著、论著和论文也陆续出版和发表，其中，钟友彬的《中国心理分析——认识领悟心理疗法》和鲁龙光的《疏导心理疗法》的出版，标志着中国化的心理咨询与治疗方法初具雏形，并且钟友彬提出的认识领悟心理疗法在中国的影响比较大。

心理咨询与治疗的培训班不仅数量、深入具体的训练内容有所增加，质量也在不断提高。其中影响比较大的是中德高级心理治疗师连续培训项目，其分别在 1988 年、1990 年各举办了一届，在 1997—1999 年举办了第一期（为期 3 年的）连续培训，授课者主要为来自德国的资深心理咨询与治疗工作者，取得了很好的效果。一些留学归来的学者也把在国外学习到的心理咨询与治疗方法用于实践。

有关的学术团体纷纷建立并组织活动，如 1990 年成立了中国心理卫生协会心理治疗与心理咨询专业委员会，1991 年成立了中国心理卫生协会大学生心理咨询专业委员会。这些团体的成立及其活动对心理咨询与治疗的发展起到了很大的促进作用。

少数新的本土化方法也在被尝试，如我创立的意象对话心理咨询[①]，是从精神分析、荣格的分析心理学出发，结合佛家、道家的观点，应用心理意象作为心理咨询与治疗的主要媒介。张亚林、杨德森提出的道家认知疗法[②]，把道家的思想总结为几句简明的话语，通过具体步骤传递给来访者，这种方法注重实证研究。

---

① 朱建军，孙新兰. 意象对话技术 [J]. 中国心理卫生杂志，1998，12（5）：316-317.
② 张亚林，杨德森. 中国道家认知疗法——ABCDE 技术简介 [J]. 中国心理卫生杂志，1998，12（3）：188-190.

我认为在钱铭怡教授总结的这几个阶段之后，大约在 2001 年以后，中国心理咨询与治疗工作进入了加速发展时期。2001 年 4 月，原劳动保障部推出《心理咨询师国家职业标准（试行）》。2002 年 7 月，原劳动保障部启动了心理咨询师国家职业资格项目。2002 年 9 月开始试点心理咨询师培训和心理咨询师证书的发放。截至 2017 年，有超过百万人通过考试获得了心理咨询师证书。

但是在心理咨询师的培训和证书发放过程中，出现了一些问题。比如有些地方出现了滥发证书的情况，也有很多持证心理咨询师水平较低，引起了质疑和争议。于是 2017 年，人力资源和社会保障部停止了心理咨询师资格的认证。

在 2008 年汶川地震期间，很多心理咨询师参加了震后的心理救援工作，给社会留下了深刻的印象。虽然这个印象并不都是正面的，有些心理咨询师表现不佳，也引起了很多质疑，但这个事件让心理咨询更多地被人们关注。

2012 年颁布了《中华人民共和国精神卫生法》，2018 年对其进行了修订。虽然这是众望所归，但是其中有一条引发了争议。其第二十三条第二款规定，心理咨询人员不得从事心理治疗或者精神障碍的诊断、治疗。但是，轻度的精神障碍，如神经症范围内的抑郁症、强迫症、焦虑症和恐惧症等，一直属于心理咨询的适应症，如果这被定为违法，则心理咨询工作会受到阻碍。好在现实中这个问题并没有给心理咨询带来很大的影响。

近 20 年来，心理咨询与治疗的译著、论文和论著的发表数量快速增加；心理咨询与治疗的教育（包括学位教育和培训）机会在增加，质量也在提高；心理咨询与治疗从业人数在稳步上升；社会各界对心理咨询与治疗的关注明显增多。心理咨询与治疗需求快速增长的趋势已经十分明显。

第二章

心理咨询与治疗的主要体系

SYCHOLOGICAL

自现代心理咨询与治疗活动开始以来，各种心理咨询与治疗理论不断涌现，据说已有 400 种以上的方法。[①] 但是，有些理论并不是全面研究人，而只是对心理的某个局部进行研究并提出一种解释；有些方法也只是针对某个具体的心理障碍进行调节，并没有完整的体系；有些理论和方法与其他理论和方法有很大的重合性，甚至是用一些新的术语重新阐述其他人已经发现的理论和方法；有些方法只是某个过去的治疗体系的变式或者是某种方法在具体心理问题上的应用。本书不可能，也没必要对所有这些理论和方法进行介绍。

　　另外，各种心理咨询与治疗方法之间并不是完全独立的，往往有一定的关系，如某种方法的创始人学习原有的一种理论和方法，后来自己的特点逐渐强化，与原来学习的理论和方法之间产生越来越大的差异，于是独立出来形成了自己的新理论和方法。这种新方法虽然和旧的不同，但是依旧会有一定的类似性，因此可以归入同一个体系。也有一些不同的心理学家会不谋而合地独立形成一些类似的理论和方法，这些也可以归入同一个体系。

　　心理咨询与治疗的各种不同理论和方法之间的关系和差别，大致可

---

① 杨广学. 心理治疗体系研究［M］. 吉林：吉林人民出版社，2003：4.

以用动物进化来做比较。某种更早期的心理咨询与治疗理论可以看作原始的动物物种，随着进化中环境的改变、生存区域的隔离、类似物种的杂交等方式的改变，新的变化和差异逐渐显现。

如果变异很小，我们不会把它看作一种新的方法，比如一个人的手长了 6 根手指，我们并不认为他是一个新人种。如果变异大到一定程度，就可以看作新的理论和方法，正如东北虎和孟加拉虎是不同的亚种，狮子和虎是不同的动物。但是我们可以把狮子和虎归于同一科，心理咨询与治疗的理论和方法也一样，有些不同的理论和方法可以归于同一个理论和方法体系。

本章将重点介绍一些主要的心理咨询与治疗的理论和方法体系，以及这些体系中主要的疗法。我希望通过这样的介绍，使读者对各种心理咨询与治疗的疗法所从属的体系有所了解，也对任何新的理论和方法所属的体系有一定的分辨能力。

心理动力学体系

心理动力学体系是由以精神分析疗法为基础分化形成的各种疗法组成的。这个体系中的各种疗法的共同特点是：更关注潜意识的作用、人的动机的影响，以及人格的深层结构和功能；不以静态的视角看人的心理，而是从整体出发，关注人格中不同部分的相互作用。

这个体系更多地采用人文主义或现象学的心理学范式，不采用严格的实证主义方法。

弗洛伊德的经典精神分析疗法是第一种动力学的心理疗法，此后心理动力学体系中的每一种疗法都受过精神分析的影响。其中一部分是从精神分析学派中发展出来的——它已经明确承认自己不再是精神分析学派——包括阿德勒的个人心理疗法、荣格的分析心理疗法、赖希的躯体疗法等。

有一些是根据精神分析的原理创造的，如埃里克·伯恩的交往分析疗法是把经典精神分析的理论用于人际交往过程的分析。还有一些疗法对经典精神分析做了一定程度的改变，但是还留在或自称属于精神分析学派，如精神分析的社会文化学派、自我心理学、自体心理学等。

有些疗法不被精神分析主流派承认，但是也属于这个体系，比如拉康的精神分析。还有一些是原来并未受到精神分析主流派承认，但是现在逐渐获得越来越多的承认，明显融入并改变着精神分析主流的，如客体关系学派。

实际上，心理动力学体系之外的疗法也或多或少受到精神分析学派的影响。

认知疗法的创始人阿伦·贝克就学习过精神分析，并明确指出他研究的自动思维是处于精神分析所说的前意识领域的心理活动。人本主义心理学家马斯洛曾经和阿德勒等心理动力学派的人物有密切交往，并学习过许多东西。罗杰斯早年工作的地方也是弗洛伊德的弟子奥托·兰克的一个疗法中心。格式塔疗法的创始人弗里茨·皮尔斯也是精神分析师出身。系统家庭治疗的创始者们也大多是精神分析师出身。

这些疗法虽然在很多方面不同于精神分析，甚至离开了心理动力学的体系，但是或多或少依旧保留着一些精神分析学派的影响。

▶经典精神分析

经典精神分析理论是一种本能基础上的决定论，早期弗洛伊德认为本能主要体现为性的能量，后期他扩展为生和死的本能能量。在表面看来，有些行为不是被决定的，比如偶然的口误，但是弗洛伊德引入了一个新的重要概念——潜意识，并指出有些能影响到人类行为的因素是人所意识不到的。考虑到这些因素的影响，人类的行为是更具决定性的。

经典精神分析把所有人的人格分为本我、自我和超我三部分：本我遵循快乐原则，自我遵循现实原则，超我遵循道德原则。本能能量一开始在本我中，随后因一些心理机制的作用注入自我和超我。

动力学的基本思想是"把精神生活还原为'冲动力'和'阻力'之间的正反相互作用"。冲动力就是能量发泄作用，阻力就是反能量发泄作用。本我只有能量发泄作用，而自我和超我兼有能量发泄和反能量发泄作用。反能量发泄对一个人来说是一种内部挫折，会加重人的紧张情绪，但是一定程度的反能量发泄是必需的，因为人不可能为所欲为。

对能量发泄的过度或不合理的压抑是形成心理障碍的原因，在心理治疗中我们需要做的就是发现这些压抑的情绪，并找到恰当的方式来缓解压抑。

经典精神分析认为人和人之间的人格差异源于他们应对各种挫折的方式。人们应对挫折的方式有：认同作用（另有称为求同作用）、移置作用和升华作用、防御机制，以及通过本能之间的融合与妥协达到的本能转换。

认同作用有四种：自恋性认同作用，认同和自己相似的人；目标定向性认同作用，认同成功者；对象丧失性认同作用，认同所丧失的对象；强制性认同作用，认同权威人物提出的戒律。超我结构就是通过第四种认同作用形成的。

移置作用指的是把心理能量从一个发泄对象转移到另一个对象。例如，本来通过喝奶获得口腔的满足，可以移置为通过抽烟获得满足。如果移置后所做的发泄行为刚好能符合社会的要求，有社会意义，则这个移置作用就称为升华作用。例如，通过从事性科学研究满足自己的性欲望就是一种升华作用。

防御机制（又称心理防御机制或自我防御机制）是自我采用的缓解焦虑感的一系列方法。这些方法在当时能使人的焦虑减少并感到舒适，但是其副作用是歪曲对现实的知觉。

本能转换是不同本能融合或妥协的结果。例如，性本能驱使人进行性行为，但是有的情况下受到了压抑，人们可能做出妥协，用一种柏拉图式的精神恋爱代替。

经典精神分析认为人格的发展分为口欲期、肛欲期、俄狄浦斯期、潜伏期和生殖器期。人们在不同的年龄阶段满足自己性冲动的方式不同，在每个阶段发展的情况是否良好会影响到成年后的人格状况。因此，经典精神分析对童年生活非常重视。

极其概要地说，经典精神分析认为心理疾病的产生是由于童年期的问题，使心理能量固结在早期发展阶段，因而导致性格问题，并出现症状。

治疗的方法总体上是通过解释，让潜意识中的传统意识化而得到纾解。具体技术包括：自由联想、梦的解释、移情和反移情的解释、阻抗的解释等。

▶阿德勒的个体心理学

在动力学的理解方面，阿德勒和弗洛伊德是相同的。阿德勒的个体心理学和弗洛伊德的经典精神分析最基本的区别是：阿德勒不认为性本能在人的精神生活中有决定性的重要作用。他也不认为人的生活是被动地由性本能或其他本能驱动的。

阿德勒认为对人非常重要的是意义：人为什么而活？对这个问题的不同回答给了人生不同的意义，也决定了一个人的生活。

人的生活建立在不可回避的三大方面：

第一，"我们居住在地球这个贫瘠星球的表面，无处可逃。我们必须在这个局限下，借我们居住之处供给我们的资源而成长"。

第二，"我们四周还有其他人。我们活着，必然要和他们建立联系"。

第三，"人类有两种性别"[1]。

生活中的每一个问题都可以归结于这三个方面：职业、社会和性。

我们在童年就逐渐确定了生活意义，以及相应的生活风格。正确的生活意义是"对团体贡献力量"[2]，这意味着懂得通过合作来解决这三个问题。

错误的生活意义使人失败。第一种失败者是有自卑情结的人。童年的某种缺陷，使他感到自卑并只关心自己的生活。第二种失败者是过分放纵私欲者。由于被过度宠爱，他认为别人都应该顺从自己。第三种失败者是被生活忽视的人。因为他被冷漠地对待，所以他"不知道爱和合作是什么"[3]。而心理治疗的目标，就是教育这些人懂得合作之道。

阿德勒也同样重视童年，因为童年形成的生活风格会延续到成年。他特别重视对儿童最早记忆的分析。他发现最早记忆包含了个人对自身和环境的基本估计。

与经典精神分析不同，阿德勒认为人有更大的主动性，而不是被童年环境决定。例如，自卑的人的心理并不一定会出现问题，如果他积极地补偿自己的自卑，他反而会有更大的成就。正是因为这种对人的主动性的强调、对意义的强调、对合作的强调，阿德勒的理论对美国的新精神分析和人本主义心理学都有启发性的意义。

阿德勒认为引起心理疾病的原因是选择了不适当的生活风格，不懂得合作。

---

① 阿德勒.超越自卑［M］.刘泗，译.北京：经济日报出版社，1997：28.

② 同上，29.

③ 同上，37.

阿德勒的治疗方法与弗洛伊德类似，也是以对潜意识的解释为主，但是对人的意识过程和主动性有更多的关注。

▶荣格的分析心理学

荣格在动力学思想上、在强调潜意识的作用上，都与经典精神分析相同。与弗洛伊德的不同之处在于，荣格反对夸大性本能的作用。荣格认为心理能量可以以性能量的方式体现，但是也可以是其他能量形式，更重要的是人的精神性需要。

荣格对经典精神分析的贡献，主要是提出了"情结"的概念。情结是"联想的凝聚"，它是"以某种方式与心理反应、心脏的循环过程、血管的轻微收缩、肠道的状态、呼吸及皮肤神经活动相联系的。……它有一种类似于机体的东西，有它自己的某些生理特性"[①]。

荣格的另一个新发现是，除了弗洛伊德发现的潜意识领域，还有一个更深层的潜意识。荣格把弗洛伊德所发现的潜意识层面称为个人潜意识，把更深的层面叫作集体潜意识。集体潜意识中的内容是"集体性"的，主要为原型和原型所化现的原始意象。原型是一些先天的知觉、情绪和行为的心理倾向，结合了具体形象后成为原始意象。

荣格对人格的分类有一种独特的观点，他认为人格首先可以分为内倾和外倾两类。前者心理能量主要投注于内心，后者心理能量更多地投向外界。另外，心灵的功能有感觉、直觉、情感和思维四种，每个人的这四种功能不是等值的，总是有某种功能更占优势。根据占优势的功能，又可以把人格分为感觉型、直觉型、情感型和思维型四种。当然，人往往会兼具不止一个类型的特点。不过荣格指出，偏好感觉的人不容易有

---

① 荣格.分析心理学的理论与实践[M].成穷，王作虹，译.北京：生活·读书·新知三联书店，1991：76—77.

直觉，反之亦然；偏好思维的人也不容易有情感，反之亦然。原因是感觉和直觉是相反的方式，前者注意细节，后者注意全体，两者相互之间不容易共存。思维需要情绪抽离，所以和情感也不容易共存。考虑到内外倾和四种优势功能这两个维度，我们可以把人格分为八种主要的类型。

荣格认为个人的心理健康发展过程是一个个性化（或称为自性化）过程。在这个过程中，一方面个体的心理逐渐分化，体现出个别化的特点，另一方面这些得到分化的部分整合为一个有机的整体。我们也可以把每个人的心理发展看作这个人的独特个性形成的过程，同时也是这个人和整个人类整合为一个整体的过程。

这是一个辩证的过程：如果一个人没有实现分化，他的心理就是一团混沌，看起来像是整体，但是实际并没有整合；分化过程让每个部分的独特性得到实现，看起来似乎是把整体分开了，但是实际上反而给整合提供了坚实的基础——貌似相反反而会相成。

荣格认为心理疾病的产生是因为压抑了集体潜意识，因此和集体潜意识中的原始智慧脱离了接触，片面地使用理性，而忽视了感觉和直觉等心理功能。

治疗方法主要是通过荣格式梦的解释、主动想象等，使来访者和自己内心的原始意象建立联系，让原始意象帮助他获得整合。

认知与行为治疗体系

认知与行为治疗体系由实证性的心理学理论和以实验为基础形成的各种疗法组成。这个体系中各种疗法的共同特点是，关注人的行为、认知这些可用实证科学研究的对象，而对难于实证研究的所谓人格深层结构、潜意识等的存在和作用持怀疑态度，治疗的目标也只是行为和认知的改变。

行为疗法是第一种行为治疗，其理论基础是行为主义心理学，技术基础主要是在动物的条件反射实验研究中发现的规律。行为治疗有非常明确的目标，那就是把人们认为不适当的行为改变为适当的行为。行为疗法也试图用标准化的步骤去完成治疗过程。

最初的行为疗法不认为心理咨询师的人格在治疗中有任何影响，也不认为心理咨询师和来访者的关系值得关注，因为按照行为主义的理论，只要心理咨询师的操作步骤正确，必定会有疗效，和心理咨询师的人格没有关系。但是在后期的实践中，他们在这方面慢慢地有了一些改变，例如现在的行为疗法心理治疗师的培训会要求受训者进行"自我体验"。

此体系中的其他疗法大多并非从行为疗法中衍生，而是在基本思想上与之有共同之处。其中的主要变化是，最早的行为疗法不考虑认知活动的作用，后来创立的疗法开始把认知活动的作用引入理论和实践中。阿尔伯特·艾利斯的理性情绪行为疗法、贝克的认知疗法都建立在关于人的思维和认知活动的理论基础上。

此体系中有一些应用范围更单纯或者说更狭窄的疗法，例如仅仅针对创伤后应激心理障碍的眼动脱敏治疗、针对不自信的人的肯定性心理训练等。这些疗法并不试图构建全面的心理学理论体系和治疗理论，而只是把对某种治疗有效的方法集合起来，以达到实用的效果。因此，有些疗法中包含了一些并不符合实证心理学研究基本思想的具体技巧，例如，佛家思想和实证主义心理学是不同的，而一些自称属于认知行为治疗体系的方法却引入了佛家的一些治疗方法，如正念治疗。

▶ 行为疗法

行为疗法认为，行为就是人所说或做的事情，它可以被观察、记录、描述和测量。行为是受自然规律支配的，其基本规律就是条件反射的规律。

行为疗法的特点是：研究领域集中于人的行为，程序和方法以行为学原理为基础，强调当前环境事件的重要性，对行为矫正程序进行精确的描述，通常由日常生活中的人们实施，强调对行为改变的测量，不再将过去的事件作为引发行为的原因加以重视，拒绝使用对行为的动机的潜在动因进行假设。①

行为疗法进行的第一项工作是对行为进行精确测量。在此基础上，运用行为学原理进行调节。这些原理包括：行为强化的原理、行为消退的原理、惩罚起作用的原理、刺激辨别和泛化的原理、操作性条件反射的原理等。

具体调节的方法包括：差别强化，即通过强化适当的行为，不再强化不适当行为，以增加适当行为出现的概率；塑造，是使来访者能产生一个从来没有的新行为的方法。这个新行为叫作目标行为。具体方法是先强化和接近目标行为的一个行为，当这个行为稳定出现后；强化更接近目标行为的行为……最后达到目标行为。

另外，还有刺激控制的促进和转移、泛化的促进、行为联结、行为训练、消退、惩罚、代币法、放松技术、系统脱敏技术、行为契约以及自我管理等许多方法。关于这些方法的具体操作，我将在后文中做较为详细的描述。

▶理性情绪行为疗法

理性情绪行为疗法的创始人是阿尔伯特·艾利斯，其基本理论观点

---

① 米尔滕伯格尔．行为矫正的原理与方法［M］．胡佩诚，等译．北京：中国轻工业出版社，2000：8-9.

用一句话就可以总结：人类的问题并非来自外部事件，而是来自人对外部事件的观点和信念。①

艾利斯认为，如果一个人的思想理性，他的情绪就会适当；如果一个人的思想不理性，他的情绪就会失调和呈现病态。因此，心理治疗如同教育，是要教来访者学会理性思考。

艾利斯的治疗技术主要是通过辩论、质疑、劝说等方法，与来访者讨论现实中的问题，使来访者放弃非理性的信念。

▶认知疗法

认知疗法在西方是新近很流行的方法。从广义上说，所有以调节认知活动来改变人的情绪和行为，并且以实证主义方法论为基础的疗法，都属于认知疗法，理性情绪行为疗法也是其中之一。狭义的认知疗法主要指贝克所创立的心理疗法。

认知疗法的基本理论是，人的感受和行为在相当程度上受思维方式的影响。治疗的过程就是心理治疗者与来访者共同研究问题、解决问题的过程。

认知疗法认为，每个人都有自己积极或消极的核心信念。核心信念是潜在的，但是它会通过自动思维的方式影响我们。有消极的核心信念，在特定的情境下，就会自动地产生消极的想法，从而带来消极的情绪，进而带来不适当的行为。

认知疗法和理性情绪行为疗法非常相似，但是也有一些细微的差异，如认知疗法更学术化，诊断时要有很严格的程序，前测、后测都很严格，因此也更符合实证研究的标准；理性情绪行为疗法更重视实践活动而非研究工作，更强调一种积极的、人本主义倾向的哲学观。前者主要应用

① 杨广学.心理治疗体系研究［M］.吉林：吉林人民出版社，2003：177.

于抑郁和焦虑问题，后者适用的范围更广；前者心理治疗者和来访者的关系比较平等，后者心理治疗者的权威性更强。

存在—人本主义体系

存在—人本主义体系包含一些不同的疗法，这些疗法拥有一些比较接近的基本思想。如果更细致地区分，存在主义疗法和人本主义疗法的基本思想有明显的差异。

这个体系中的各种疗法的共同特点是，更关注人的自觉意识、人的存在感、人的价值、人生的意义等，关注人之所以为人独有的一切。这个体系同样采用人文主义的或现象学的心理学范式，而不采用严格的实证主义方法。这些疗法反对精神分析把人还原为生物，也不同意人对自己的心理大多是无意识的这一观点；同样，这些疗法也反对行为疗法把人当作低等动物甚至机器看待，认为这样的心理学否认人的自由并贬低甚至抹杀了人的尊严。

这个体系认为心理咨询与治疗应能使来访者体验到存在的价值，发挥心理潜能，并获得自我的成长、整合和自我实现。

虽然存在—人本主义治疗是反对心理动力学治疗的，但是在历史上，这些疗法的创立或多或少受到心理动力学中某个分支的影响。如前所述，马斯洛、罗杰斯和皮尔斯等人都直接受到心理动力学的影响。另外，荣格的分析心理学中也蕴含存在—人本主义心理学的一些基本思想。例如，作为人本主义最核心观念的"自我实现"概念，实际上已经以某种方式存在于荣格心理学中。荣格认为在意识到的自我之下，一个人有一个潜在的但是真实的核心，那就是潜意识中的"自我"（Self，或译自性）。人的心理发展过程，就是这个核心逐步"现实化"或"实现"的过程。

实际上，荣格对自我实现的陈述比马斯洛的陈述更合乎逻辑，并且更富有操作性。

▶ 个人中心治疗

个人中心治疗又称为来访者中心治疗，是美国心理学家罗杰斯创立的一种心理咨询与治疗方法。

罗杰斯的理论观点大致是："每个人都存在于以他自己为中心的，不断改变的体验世界中。"个人的情绪、行为都是对这个主观世界的反映。在别人看起来不合理的行为，从这个人自己的主观世界中去看，就是合理的。

这样一种观点，显然更多是现象学的，不同于实证主义科学的立场。

正因为每个人的心理取决于自己独特的、主观的内心世界，所以心理治疗的基础也就是对这个人独特的主观世界的理解。顺理成章地，心理咨询与治疗必然是一种以来访者为中心的治疗，也必然要求有办法去了解来访者独特的主观世界，并且要求尊重来访者独特的视角，而不能把一个看待世界的外在视角强加于来访者身上。

罗杰斯认为自我是个体知觉域的一部分，而价值观和自我有密切关系。某些情况下，个体能直接地体验价值，有时个体会从他人那里接受一些价值，但是这些价值未必适合这个人自己。

如果一个儿童在某些方面不被父母接受，则他有可能为获得父母的接受而歪曲自己的体验，从而失去真实的自我感受，这又会带来一些内部的不一致和紧张。如果一个人的自我概念和他的真实体验不一致，而为了维护这个不真实的自我不得不歪曲体验，自我概念就会越来越僵化，种种心理问题也会由此而生。

如果我们能接纳一个人的真实自我，他就不必歪曲体验，他就可以发现真实自我，并允许自我按照自己的方式发展，心理问题也就可以得到化解。因此，心理咨询与治疗应当持一种接纳态度，并且要珍视一致性和真实性。

当然，全面接纳来访者有一个前提：相信来访者"性本善"，相信在具备良好环境的情况下，按照他的自然发展趋势，他的自我将向对他自己和别人有益的方向发展，相信他的自我会成长而不会自我毁灭。对这一点，弗洛伊德显然是有怀疑的，而罗杰斯则对此深信不疑。

出于这样的理论和信念，罗杰斯的治疗方式似乎十分简单。他不需要做很多主动的干预，只要保持一种恰当的态度：共情、尊重、表里如一和无条件地积极关注，来访者就可以自我发现、自我调节，并获得成长。

▶ 格式塔疗法

格式塔疗法是皮尔斯创立的疗法。

格式塔疗法的理论基础是现象学而非实证主义。现象学认为，心理治疗工作者应搁置自己的任何假设，关注那些被意识到的直接的心理内容和体验。关注时需要的觉察力是格式塔疗法中非常重视的心理能力。更高的觉察力是心理健康的基础和标志。健康的心理活动体现为一个觉察循环：我们体验到心理内容，识别、判断并评估这些内容，从而使我们产生行动的欲望并随即行动。行动使我们完成了和自我或他人的接触，带来了满足动机的消退，并恢复平静。

心理问题的产生，源于觉察循环无法顺利完成，从而导致一种"未完成状态"。

格式塔疗法的核心是帮助完成这个循环。完成这个循环的方法，主要在于促进来访者对心理内容的体验和觉察。格式塔疗法中设计了许多具体的技术，以促进来访者对自己的感觉、情绪和思维等心理内容的觉察。

格式塔疗法对经典的精神分析提出了批评，认为精神分析致力于对儿童期的事件进行分析，结果是回避和阻碍了对心理治疗当下体验的觉察。格式塔疗法提出此时此地的原则，代替精神分析对过去经验的关注。

▶ 意义疗法

意义疗法的创始人是犹太心理学家维多克·E. 弗兰克尔。

作为犹太人，弗兰克尔在纳粹当权时期曾经被关入集中营，经历了生死的考验。而这个经历也考验了弗兰克尔的心理治疗理论，弗兰克尔之所以能够幸存，一定程度上也是意义疗法的基本思想支持着他。

简单地说，意义疗法的基本思想是：人需要意义感。有人生意义的情况下，人能够耐受很大的痛苦，而如果没有人生意义，人的心理平衡就很容易丧失。

在集中营里，弗兰克尔观察到，如果一个人有某个人生的意义，觉得活下去是有意义的，这个人就会有很大的力量坚持下去。而如果一个人丧失了人生的意义感，或者丧失了希望，这个人就会很快病死、自杀或者被集中营的纳粹分子杀害。

弗兰克尔把人生的意义分为三类：创造的意义、体验的意义和坚持的意义。

创造的意义指的是从创造性的活动中获得意义感。例如，在科学家追求新的发现、艺术家进行艺术创作，以及家庭主妇在做饭布置家的过程中，都可以获得这种意义感，即因为我为世界增添了什么，所以我觉得没有白白度过一生。

体验的意义指的是在体验中获得意义感。例如，享受了大自然的美丽，享受了天伦之乐，得到了爱情或亲情的满足，等等。

弗兰克尔认为，在某些极端的情境下，一个人没有机会去创造，也得不到美好的体验，例如在集中营就是这样。这个时候，人生依旧可以有意义，那就是坚持的意义。坚持自己的人生观，坚持自己的理想，坚持保有希望，就可以在这个极端不利的情境中获得意义感。

但是在我看来，坚持的意义并不需要单独分为一类。我个人认为这种意义实际上是前两者的特例。一是在集中营的时候，人们还可以保有对未来创造性人生或美好体验性人生的希望。例如，希望有一天离开集中营，又可以得到创造性的生活或美好的享受机会。因此，使我们保有意义感的，是未来的意义。二是在集中营之类的极为严酷的情境中，人们依旧可以有所创造和有积极的体验。例如，我们可以想出创造性的方法，帮助自己或他人减少痛苦。再如，我们体验到自己有一种意想不到的坚强品质，能够坚忍于如此可怕的环境，能够不崩溃、不屈服，这本身就会给我们带来十分积极的高度自爱的体验。

弗兰克尔的治疗要点，是辅助来访者发现自己的人生意义，发现痛苦背后也有其意义，从而使来访者具备承担自己命运的力量。

超个人疗法与后现代疗法

上述三大体系是西方心理咨询与治疗的主要体系，随着该领域的不断发展，逐渐出现了一些不属于上述体系的疗法。这些疗法中，有些疗法正在逐渐形成一个新的体系——超个人心理治疗，有些疗法归属于后现代体系，有些似乎并不能严格地归属于任何一个体系——如近年来影响很大的系统式家庭治疗。此外，还有一个趋势，就是出现了很多折中的或者综合了多种体系方法的疗法。

▶超个人疗法

正在构成中的超个人心理治疗体系，开启了对自我超越的关注，纳入了一些来源于宗教、神秘主义和原始巫术的方法，对转换的意识状态保持着开放性。佛家禅修、中国道家、古印度瑜伽、苏菲密教、巫术等都成了他们的知识来源，旨在开发人性中更大的潜能，得到超越性体验，获得更高的真理等。

这些疗法的理论基础是超个人心理学，超个人心理关注的是主流心理学所忽视的、超越个体自我的那些心理现象。其发起者之一萨蒂奇指出：超个人心理学特别关注对成长、个人和种族的超越需要，终极价值，统一的意识，高峰体验，存在价值，神入，神秘体验，敬畏，存在，自我实现，本质，极乐，惊叹，终极意义，超越自我，精神，一体性，宇宙意识，个人与种族的协同一致，最高的人际了解，日常生活的神圣化，超越现象，宇宙的自我幽默和嬉戏，最高的觉知、反应与表达，以及相关的概念、经验和活动等实证与科学的研究；对它们的认真贯彻实施和研究发现。

格罗夫的全回归呼吸法

格罗夫的"全回归呼吸法"属于超个人的心理疗法。[①]

最初格罗夫体验过致幻剂 LSD（麦角酸二乙胺），它所唤起的非常态的意识，让格罗夫产生了强烈的兴趣。他认为这种非常态意识，具有治疗性、转化性和进化性的潜力。之后他致力于唤起非常态意识的研究，先是使用致幻剂，后改为使用"全回归呼吸法"。

格罗夫认为全回归的意识，是一种比我们日常意识更具整体性的意识，在这种意识中，人融入了这个世界。全回归意识可以展现出我们的

---

① 斯坦尼斯拉夫·格罗夫. 非常态心理学——现代意识研究的启迪 [M]. 刘毅，王芳，曾荣，等，译. 云南：云南人民出版社，2004.

死亡和"重生"过程，也可以有其他超个人的体验，能扩充我们的心灵，并帮助我们更好地度过灵性开启的某些艰难阶段。这些阶段中人的表现看似像患有精神疾病，其实是心灵和机体试图清理（往世和现世的）创伤烙印的一种努力，如果心理咨询师能给予充分的理解和支持，灵性应激状态中就蕴含着自我疗愈的强大潜能。

全回归呼吸法，是一种伴随着音乐进行的具有节律性的呼吸方法。通过全回归呼吸，深层潜意识的经验会浮现，包括前世经验、围产期经验等，灵性清理得以完成。全回归呼吸练习后，格罗夫还会要求来访者自由地画出曼陀罗，以强化这些心理经验。

魏斯的前世催眠

魏斯的前世催眠，也是一种超个人疗法。

魏斯的理论很简单，他认为人的很多心理疾病，是因前世的创伤所导致。通过前世催眠回忆起前世，并释放这些创伤的能量，就可以治愈心理疾病。

前世催眠是催眠技术的一种，专门用于唤起对前世的记忆。这种方法为主流学界所质疑的是，"轮回"是不是存在？魏斯自己以一些案例为根据，坚称前世和轮回是真实存在的。

东亚地区流传有多种不同的心理疗法，尤以中国台湾地区为多。这些方法，多杂糅了各种神秘主义或宗教的理论和方法，以简单的舞蹈、吟诵、音乐等为载体，但也常有一些令人质疑的地方，且在操作中常有如传销一样的形式，现在在中国大陆已声名狼藉。

▶后现代疗法

以后现代哲学为基础的心理疗法，包括叙事疗法、合作对话实践等。与其他体系的疗法不同，后现代疗法并不认为有客观存在的"心理障碍"，也不认为专家掌握着"正确"的知识，而指出意义都是在交流和语言中建构出来的。心理咨询与治疗并不是一个权威专家指导教育来访者的过程，而是参与建构并与来访者共同创造出新的情境和意义的过程。

叙事疗法

叙事疗法的理念是，生活中所发生的事件非常之多，人们不会记得所有经历过的事情，人们会选择生活中的一些事情，连起来构成一个故事，用这个故事来理解自己的生活，建构自己生活的意义，进而影响之后的生活。

如果来访者的故事是痛苦的、悲惨的、挫败的，那么来访者就会感到需要通过心理咨询来改变自己。但是这并不意味着过去的故事是"错的"，这只不过是用生活素材创造的一个生活故事。心理咨询师与来访者可以创造一个新的故事。新的故事会带来不同的感受和行动，带来新的未来。

合作对话实践

合作对话实践的理念是，心理咨询师应采取"无知"的态度，不要对来访者有任何预设，不要干预来访者，只需要保持好奇心去倾听，对来访者说话时，也不要有自己的立场，在这样的启发性对话中，创造出更多的可能性。

焦点解决疗法

焦点解决疗法不认为解决问题需要发现问题产生的原因，它认为问题往往是互动中通过循环逐渐产生的，而不是某个固定的原因导致的。症状和问题之所以会产生，恰恰是因为人们试图解决问题，却带来了更大的问题。心理咨询与治疗应关注来访者的资源而非缺陷，提供机会帮助来访者获得成功。

海灵格的"家庭系统排列"

海灵格的"家庭系统排列",其基本操作方法是让来访者在团体中选择一些人,分别作为自己家中各个人的代表,在场上不同位置面对不同方向站立或行动,以反映出家庭关系中的问题。因这个方法号称这样做了之后,不知情的家人也会改变其行为,所以这个方法有超现实和超个人的成分。

家庭系统排列的核心理念认为,一个家庭或团队是一个系统、一个整体,系统中表现出症状的人,常常只是承载整个系统的焦虑和问题的那个人。因此,心理咨询与治疗要针对整个系统进行,而不是只针对表现出症状的那个人。

意象对话疗法、回归疗法、强迫症的体悟疗法等诞生于本土的心理疗法,核心理念深深印刻着东方儒释道思想的痕迹,因此也可以归入这个体系。

各疗法之间的比较

我们可以从许多不同的维度对各种疗法进行比较。我认为有两个维度可以很好地区分各疗法:促进觉察—不关注觉察、干预性—非干预性。这两个维度构成一个平面,所有的疗法在此平面上都有一个独特的位置。因为有些疗法本身包含的内容比较多,所以在此平面上也许并非体现为一个点,而是体现为一个二维区域。

有些疗法更多地以促进来访者的自知或自我觉察为中心,有些疗法对此却关注比较少。以我的判断,如果我们从高到低排列各种疗法对促进觉察的重视,大致可以说:最重视觉察的是佛家心理学,其次是道家心理学、格式塔疗法、荣格心理学,再次是躯体疗法、经典精神分析、阿德勒心理学等,最后才是其他各种人本与存在主义疗法——虽然人本主义疗法与存在主义疗法在理论上很重视觉察，但是我认为它们缺少促进觉察的具体方法和技术。认知疗法对觉察的促进很有限，纯粹的行为疗法中某些治疗方式对觉察毫无促进作用。

不同的疗法希望来访者觉察的内容是不同的：经典精神分析希望来访者觉察的是潜意识的冲动如何影响人；荣格心理学希望来访者觉察的是集体潜意识中的原型力量如何影响人；阿德勒心理学希望来访者觉察的是童年经验如何影响人的生活方式；赖希的躯体疗法希望来访者觉察的是人的性格盔甲；存在主义疗法希望来访者觉察的是人的有限性、必死性，以及人的选择能力等；人本主义疗法希望来访者觉察的是价值、意义对人的作用，以及人的现象场等；格式塔疗法希望来访者觉察的是身体的感受、自我等；道家心理学希望来访者觉察的是道的法则；佛家心理学希望来访者觉察的是空性和妙有；现实疗法希望来访者觉察的是我们想要什么，以及什么阻碍了我们得到想要的东西；认知疗法希望来访者觉察的是我们的不合理信念等。

各种疗法在干预性上也有不同，有些有更多的主动干预，有些则更少主动干预，让来访者自我改变。如果我们从高到低排列各种疗法的干预性，大致可以说：行为疗法具有最高干预性，然后依次是其他各种认知与行为治疗体系中的疗法，如阿德勒心理学、格式塔疗法等方法，荣格心理学、躯体疗法、经典精神分析等方法，最少干预性的是佛家心理学、罗杰斯的来访者中心疗法和道家心理学方法。

这两个维度之间并非完全独立，而是相互影响的。一般来说强调促进觉察较多的疗法，相应的干预性比较少。但是，有些强调觉察多的疗法，也可以有稍多的干预性，比如格式塔疗法；有些干预性非常少的方法，如罗杰斯的来访者中心疗法，并不是促进人对自己的觉察最多的方法。

除此之外，我认为我们还可以从主要关注层次的角度来区分各疗法。

在最低的层次中，我们可以说心理活动主要受到生理活动的影响，并且是以简单的反射和条件反射的方式活动的。在低层次影响人，我们可以运用传统的行为疗法。在这个层次，人和动物之间的差异并不大，因此，传统行为疗法的治疗方法也可以说和训练动物的方法无本质差异。药物治疗也是在这个层次影响人的心理。

在更高的层次上，影响人的是我们可能未意识到的本能，以及有关的情绪和原始思维活动。对这个层次施加影响的是心理动力学体系中的各种疗法。

更有意识的心理活动是我们的意识思维。在这个层次影响人，可以使用的疗法包括存在与人本主义体系的各疗法，以及各种认知疗法。

在最高的层次上，是我们超越了个体层面的意识。在这个层面上影响人，只能使用各种超个人的心理治疗，例如东方佛道之中的心理学方法或现代心理治疗中的超个人心理学方法。这个层面被称为"灵"的层面。

我认为，由于人的心是一个整体，一般来说，任何一个层面的改变都必将导致各个层面的相应变化。因此，在不同层面施加影响都是可以的。如果问题主要出现在某一个层面，我们的治疗主要在这个层面进行，效果会更直接，也更好。

特殊情况下也有一些问题是局限于某个层面的，或者说某个层面不解决，其他层面传过来的影响不足以彻底解决问题，所以我们的治疗更不能回避这个层面。例如，如果一个人因脑瘤导致情绪问题，但我们不在医学上进行干预，这就很难解决问题；如果一个人因信仰而出现问题，对他的性本能进行经典精神分析，一般也不足以解决问题。当然，性本能层面的问题得到良好的解决，可以使信仰问题的解决更为容易。

对各疗法的特点以及它们之间关系的了解，可以使我们在解决具体人的具体问题时，能够恰当地选择更合适的疗法。此外，心理咨询师在学习的过程中，对某种疗法所处的位置、影响的层次等有了解，更易于知识整合，形成自己的思想体系。

第三章

心理咨询与治疗的过程和阶段

SYCHOLOGICAL

在论述心理咨询与治疗的过程时，用"过程"一词谈心理咨询与治疗容易造成一种误解，似乎是存在着一个确定的先后程序和步骤，每次心理咨询与治疗都要按照这样的先后步骤进行。有些心理咨询与治疗固然有这样确定或基本确定的程序，但是并非所有心理咨询与治疗都是如此。我认为，真正的心理咨询与治疗活动并非如工厂的流水线作业那样，按部就班地进行，心理咨询与治疗也没有一个完全确定的步骤或先后程序，而是一种具有自发性的人际交互。

我们把心理咨询与治疗的全过程大致分为几个阶段——初始阶段、改变阶段、结束阶段，当然，并不是说这些阶段是固定的和相互分离的。实际上，每个阶段固然有每个阶段的主要任务和主要活动，但是被我们归于另外阶段的那些任务和活动也多多少少存在于这个阶段，例如我所划分的第二个阶段是改变阶段而非评估阶段。但是在这个阶段，对来访者的重新评估工作也是持续不断地存在着的。

把心理咨询与治疗的过程划分为几个阶段的主要作用是：提示心理咨询师注意不同阶段的重点和特点。没有这样的提示，缺乏经验的心理咨询师可能会犯一个错误，即失去对心理咨询与治疗过程的整体把握，失去概观自己的心理咨询与治疗活动的能力，而陷入一个个具体的细节工作中。阶段的划分，可以提供一个大的框架性结构，便于心理咨询师有一个整体的视角。

初始阶段及其任务

心理咨询与治疗的初始阶段的任务，主要为评估、建立咨访关系、确定目标与计划。这个阶段所需的时间，可以是一次咨询，也可以是四五次咨询，甚至更多。当完成了这些任务，转为心理矫正活动，则此阶段结束。

▶ 评估

这里所谓的评估，特指心理咨询师对来访者的心理状况进行诊断和评定的过程。其目的是使心理咨询师对来访者有所了解，以便建立关系并采取干预措施。

评估的方法有很多，在不同流派的心理咨询与治疗中，评估的方式也有所不同。

精神医学评估

方式之一是精神医学评估，又可称为心理诊断。在这个评估中，心理咨询师把来访者表现出的症状及其他信息与一些诊断标准进行对比，从而得到标准化的对此来访者的心理障碍的命名。目前，我国常采用的诊断标准有 ICD(《国际疾病分类》)、DSM(《精神障碍诊断与统计手册》)、CCMD(《中国精神障碍分类与诊断标准》) 等，这些诊断标准会不断有新修订的版本。

精神医学诊断标准的优点是详尽而精确。用这种方式进行评估和诊断，有助于不同取向的心理咨询与治疗工作者进行学术交流。

对精神医学工作者或取向接近于精神医学的心理咨询与治疗工作者来说，这个标准的治疗意义比较大，因为精神药物的使用必须建立在准确的精神医学诊断基础上。而对其他取向的心理咨询与治疗工作者来说，这个标准的意义要小一些。这种诊断过分复杂而且难于掌握，对实际治疗来说，做这样的诊断也没有太大的必要。因此，其他取向的心理咨询与治疗工作者在实际工作中，并不会对每位来访者都做精神医学诊断，特别是不打算发表案例分析报告的时候。

心理动力学评估

方式之二是心理动力学评估。在这个评估中，心理咨询与治疗工作者需要做的工作是：观察来访者的各方面表现，通过会谈了解来访者的症状并发现来访者的特点，了解其病史和生活史，在此基础上根据心理动力学的理论模型，对来访者的症结进行综合判断，初步判断来访者的防御机制是什么，心理障碍是什么，什么样的经历及应对过往问题的心理机制使来访者形成了现有的心理模式。

心理动力学评估的优点是，不仅有对现状的分类，还有对心理障碍形成原因的判断。也就是说，不仅使人知道"问题是什么"，还初步解释了"是怎么形成了这样的问题"。这样的评估，有助于深入理解来访者，有针对性地对来访者进行下一步治疗。虽然其他学派的研究者也许会指责心理动力学评估不标准化，但是对这个学派的心理咨询师来说，是否标准化并不重要，重要的是治疗，因为这个评估有很大的实用价值。

认知与行为治疗体系评估

方式之三是认知与行为治疗体系评估。这个评估方法是最客观且标准化的。如果评估的对象是行为，评估中就会精确地对这个行为做定义，会用非常严格的程序来测量这个行为出现的情况。如果评估的对象是认知，也会用很具体的、严格的方式来发现和记录来访者的认知。

与第一种方式不同，这个评估并不给出精神医学诊断。与第二种方式不同，这个评估也不建立在对人格发展和心理障碍的复杂理论基础上。

行为疗法的原理非常简单，刺激通过条件反射原理导致现状，我们只要发现是什么刺激导致了问题行为，就可以设计方法来改变问题行为。

认知疗法的原理也很简单，错误的认知带来问题行为，只要发现这些错误的认知并改变它们，问题行为就会解决。与第二种方式类似的是，认知—行为的评估也是与治疗过程直接联系着的。

实际工作中，很多心理咨询师的评估不是上述的某一种，而是综合的、折中的评估。有些评估是高度标准化的，有些是非标准化的相对经验性的评估；有些借助量表和其他评估工具，有些只是靠心理咨询师的个人经验。不同的人所用的心理评估方式有很大不同。

除评估心理障碍的性质外，也包括评估心理障碍的严重程度、心理障碍的预后等其他方面。有些评估是特别针对某个问题的，比如，评估自杀危险的大小，这就是一种针对自杀问题的评估。或者，对来访者的社会支持的评估。这类评估往往是经验性的评估，而不限于某种心理治疗的理论。

▶ 建立咨访关系

良好的咨访关系是心理咨询与治疗成功的基础。

心理咨询与治疗的过程不会总是很舒适的，不会总使来访者感觉良好，有些痛苦是心理成长过程中必须经历的。如果来访者和心理咨询师之间没有建立咨访关系，如果来访者对心理咨询师不喜欢、不信任、不认可，来访者就缺少了度过困难时期的支持性条件，很容易产生脱落（指在心理咨询中，来访者既没有获得咨询师的同意，也没有达到与咨询师共同设定的咨询目标，就决定提前终止咨询的情况），不能完成心理调节的任务。

良好的咨访关系并不一定是表面上双方多么相互喜欢，而是在内心深处存在的一种初步相互接纳的关系，或者说能够初步相互信任的关系。

经验较少的心理咨询师常犯的一个错误就是，忽略了建立咨访关系的重要性，在初始阶段过多地把注意力放在发现和处理心理问题上。他们没有深切地感受到，没有咨访关系的存在，心理咨询师所做的种种干预和帮助，都不会被来访者接受，因而也起不到应有的效果。正如我们平时所说的，"交浅不可言深"，你和一个人关系很浅的时候不能做很深入的重要建议，如果你这样做的话，不仅不会有好的效果，还会带来一些副作用。

新手还有一个常犯的错误是，建立了一种不恰当的关系。比如，有的人把自己塑造为一个权威的形象，与来访者建立了一种权威—信徒关系；有的人和来访者之间建立了一种像朋友一样亲切的关系。

这些关系都不是良好的咨访关系。如果出现了这样的情况，有心理动力学背景的心理咨询师可以分析一下自己，看看自己为什么要建立这样的关系，背后有什么样的反移情或者个人情结。

我们还需要避免一个误区，即对咨访关系有不现实的要求。比如，要求我们自己与来访者的咨访关系不含有如权威关系等不合适的关系成分，这就是一个不现实的要求。

实际上，初步的咨访关系不可能是完美的。来访者不健康的心理，是不可能让他建立一种很适当的人际关系的，只有在心理咨询与治疗的后期，才可能真正建立理想的咨访关系，而那个时候也是心理咨询或治疗该结束的时候。

实际上，我们需要的是"还好的咨访关系"，并且能够对咨访关系中的问题有意识，这就可以了。

形象地说，咨访关系可以看作心理咨询师与来访者之间的一个纽带或者绳索，它使得双方之间有了联系，使得心理咨询师能把自己的影响力传递给来访者。

有时，表面上看咨询在进行着，但是实际上在内心深处，来访者根本没有听心理咨询师的话，心理咨询师也根本没有真正看清来访者的内心，双方在内心深处是各说各话，这就是没有建立咨访关系。这样的情况下，心理咨询与治疗不能产生真正的治疗作用。

▶ 确定目标与计划

确定目标对于心理咨询与治疗工作非常重要，有了目标，双方就会有更强的动力，也才会有明确的方向。

心理咨询师不能把目标强加给来访者，应该和来访者一起确定目标，这样，双方才能共同努力以实现这个目标。

但是，这并不意味着心理咨询师在确定目标时不影响来访者。实际上，确定目标的过程就是一个咨访双方互动的过程，这个过程中双方进行交流，互相影响，以最后确定目标。

有时，来访者的目标不符合心理咨询师的期望。这时候，有些流派的治疗会想办法让来访者调整自己的目标。最常见的情况，比如来访者的目标只是找到一个人倾诉，让自己感到舒服，或者是让心理咨询师为自己做一些重要决定。而心理咨询师则认为，自己不应该代替来访者做决定，咨询与治疗应不仅仅是让来访者感到一时舒服，而应该有更深入的调节。

此时，心理咨询师就会对来访者施加一定程度的影响。即使是双方共同明确了目标，也并不意味着双方真的目标一致，双方的目标还是会有一定程度的差异。双方对这个差异也许很清楚，也许不太清楚，但只要这个差异不是很大，就可以看作完成了确定目标。

如果心理咨询师和来访者在目标上差异太大，无法达成一致，则此心理咨询与治疗就难以收到足够好的疗效，心理咨询师可以考虑把来访者转介给其他心理咨询师。

各个不同的心理咨询与治疗流派所追求的目标，以及在初始阶段确定目标的详细程度等都不同。例如，行为疗法的目标是减少消极行为出现的频率，增加适当行为出现的频率。在初始阶段，行为疗法需要很具体地确定目标。双方必须明确：需要改变的行为是什么？如何核查行为的改变？希望能够在多长时间内达到这个目标……行为疗法中的目标要签订在文字契约上。精神分析治疗的目标并非仅仅改变行为，而主要是人格的重塑。精神分析的目标并不如行为疗法那样明确，也往往无法按照明确的时间计划达成目标。

虽然我们要在初始阶段确定目标，但是实际上，多数心理咨询与治疗流派都认为目标并非完全不能调整。

初始阶段要制订心理咨询与治疗的计划。行为主义流派的心理咨询与治疗中，计划制订非常详细，而精神分析流派的计划则是较有原则性的。

在我的经验中，初始阶段应有一个战略性的咨询与治疗计划。这个战略计划主要由心理咨询师根据对来访者的总体判断来确定，并非与来访者共同确定。

确定此计划时最主要是考虑如何安排各阶段的治疗，以保证获得最好的效果。我认为此战略计划主要有两种：一是先解决一些小的心理问题，以使来访者更有信心，然后再去解决作为心理障碍根源的最主要的心理问题；二是先解决最主要的心理问题，然后就可以很容易地解决枝节性的小问题。这两种战略各有利弊，需要根据具体情况和心理咨询师的判断来决定使用哪一种战略。

改变阶段及其任务

改变阶段是心理咨询与治疗的核心时期，正是在这个阶段，心理咨询师和来访者会产生各种各样的互动，心理咨询与治疗的各种方法被应用，以求获得满意的效果。

▶ 主要任务

这一阶段的主要任务是按照初步确定的目标，在初步建立的咨访关系和初步了解来访者问题的基础上，想办法改变来访者，矫正其心理障碍，并实现预期的目标。

和初始阶段重点确定战略不同，这个阶段的重点是要确定具体方法，要解决具体问题。为实现总体的目标，在这个阶段中我们要把总目标分解为一个个具体的阶段性目标，并逐一去实现它们。

在实际操作中，这个阶段又可以分为几个小的阶段，每个阶段解决一个局部问题，直到最终达成总目标。而这些小阶段的划分会因疗法和来访者的不同而各不相同。

▶ 重要问题

在这个阶段中的重要问题是，如何恰当地使用咨询与治疗技术。心理咨询师对技术的熟练使用是成功的关键。

当然，除了技术，这个阶段更是体现心理咨询师各种综合素质的时期。因为在咨询与治疗过程中，会出现各种困难和阻碍，需要心理咨询师即时做出比较正确的反应、准确的判断，并且找到恰当的方式来推进咨询与治疗过程。除了那些已经模式化的疗法，多数疗法都要求心理咨询师能够随机应变，这对他们的创造力和应变力等各种能力都有一定的要求。

▶ 最大考验

最大的考验还是在咨访关系上，随着心理咨询与治疗的逐步深入，来访者各种问题的根源逐步显露出来，必定会给改变带来阻力。比如咨访双方的移情关系更加明朗化，这使咨访关系中有越来越大的张力或冲突出现。能否处理好这些问题，能否保持并改善咨访关系是这个阶段成功与否的最重要因素——甚至比治疗方法的使用是否恰当还要重要。

▶ 进一步明确诊断

在初始阶段虽然已经进行了初步诊断，但是改变来访者的过程和进一步了解他的过程是密不可分的。因此，在这个阶段继续深入分析、了解来访者，进一步明确诊断也是心理咨询与治疗工作的一部分。除少数行为疗法外，在大多数心理咨询与治疗中，诊断都是持续不断地进行的。

同样，在此阶段也可以对目标做一些局部性的或小幅度的调整，因为在更深入地发现问题所在之后，也许我们会发现原来的目标并不十分恰当，或者并不被现在有所改变后的来访者认同。一般来说，我们不会完全改变目标，除非我们发现自己在初始阶段对来访者的认识完全是错误的。

▶ 克服阻抗

虽然因疗法不同，这个阶段发生的事情并无固定的模式，但是大致在评估基本完成、改变过程开始时进入这个阶段，首先遇到的情况常常是来访者是否能接受"要改变"这件事。

虽然表面上是为了改变自己的状况，来访者才来咨询，但是实际上，很多来访者并没有真正做好改变自己的准备。他们愿意让自己的心情更好，生活更幸福，但是很多人并没有下定决心改变那些使自己心情不好、生活不幸福的性格特点和行为方式。毕竟改变自己，并非一件轻松愉快的事。在初始阶段，虽然来访者多多少少意识到了这一点，但是并没有真切的体会，而到了第二个阶段，当心理咨询师真的帮助他们改变时，问题就出现了。

有些来访者来咨询，本来就没有打算改变自己，无非只是想找个人诉诉苦，安慰一下自己，或者为自己出出主意而已。这些人在这个阶段，也许会顽强地坚持继续诉苦，尽量避免改变。这就是阻抗现象。

因此，只要改变过程一开始，克服阻抗就成了一个主要问题。如果处理不当，会有两种常见的结果：一种结果是心理咨询师受到来访者的影响，实际的改变活动停滞，咨询与治疗过程变成了仅仅是倾诉和安慰的过程（在我看来，这也是一种有用的人际活动，只不过不应称为心理咨询与治疗，而应称为心理按摩）；另一种结果是来访者不能继续进行治疗，脱落和停止了治疗。

除以上两种常见的结果外，也可能出现：随着真正的治疗开始，咨访关系中的一些问题暴露得更清晰，来访者感到了消极的移情，对心理咨询师产生不满，造成脱落；或者因治疗效果不好，来访者感觉不好而放弃治疗。

在以往经验中，很多心理咨询与治疗都是在大约进行了 5 次的时候脱落，这往往就是上述原因造成的。因为这个时间往往是初始阶段结束后不久，改变过程已经开始的时候。当然，如果心理咨询师发现咨询与治疗存在一些问题，可以转介来访者给其他心理咨询师。

当然，这个小阶段如果能够成功通过，一般来说，将会有一个持续稳定发展的小阶段。虽然有种种困难，但是咨询与治疗过程在持续生效，来访者的心理问题也在获得改善。咨访双方的目标差异如果不是很大，往往在这个小阶段中会解决一些心理问题或障碍，进而就可以进入心理咨询与治疗的结束阶段。

但如果我们的目标是人格的重塑之类，一个小阶段的完成就只是另一个小阶段的开始。一般来说，这些小阶段的转换是连续的，我发现多数心理咨询师并没有清晰地意识到这些小阶段的存在，他们往往只是不停地治疗下去而已。

如果你希望自己的心理咨询与治疗过程有更多的自觉，你可以这样分辨这些小阶段：每个小阶段完成后，你会有松一口气的感觉，感到问题总算解决了；但是在下一次，或者隔次治疗的时候，你发现新的问题出现了、新的主题出现了，这就意味着新的小阶段开始了。当然，这并非坏事，因为每完成一个小阶段，来访者的状态就上了一个小台阶。

人的心理完善之路是没有终点的，因此这个过程可以一直持续下去，就算心理障碍完全消除，我们还可以继续做发展性的咨询。当然在实际操作中，一般到了某个时候，我们就可以结束改变阶段，进入结束阶段。

▶"相持不下"

在心理咨询与治疗中，会出现"相持不下"的情况。虽然我们采用了许多方法，但是心理问题还是没有解决。在这种情况下，缺乏经验的心理咨询师往往会不断地试用新方法，或者希望得到自己的心理督导师（简称督导师）的帮助，或者沮丧地承认失败。实际上，有时相持不下并不是你的方法有误，只是一个人性格改变需要时间而已，只要你坚持并耐心等待，也许就可以等到柳暗花明的一天。当然，什么时候可以等待，什么时候必须改变方法，这种判断并没有固定的规则。心理咨询与治疗本来就是一个灵活的过程，你需要用经验和判断力告诉自己什么时候应当做什么。

结束阶段及其任务

结束阶段的任务主要是处理分离与效果评估等。

当心理咨询师意识到心理咨询与治疗工作结束在即，需要开始为之做准备的时候，就是结束阶段的开始。

在实际操作中，对心理咨询师来说，心理咨询与治疗的结束有些是主动的，有些是被动的。

来访者脱落，或心理咨询与治疗失败，或出于某种客观原因（比如来访者生活的城市改变，不能来做心理咨询了）不得不转介，对心理咨询师来说，就是被动地结束心理咨询与治疗。

心理咨询与治疗的任务得到一定程度的完成，心理咨询师认为可以结束的时候，有计划和有步骤地结束咨询与治疗，则为主动结束。结束的时机应当是心理咨询与治疗的任务完成时。如果心理咨询与治疗的任务是人格重塑，不可能完全完成，则结束的时机应选择某个小阶段结束的时候，而非某个小阶段进行中。

有些疗法结束的时间是确定的，因此对双方来说是可明确预期的。例如，一些团体治疗的次数是确定的，到期结束。有些疗法中，结束的时间是不确定的，例如精神分析治疗。结束的方式也是多种多样的，比如可以采用逐渐延长会面间隔时间的方式结束，从每周一次咨询改为每两周一次，过一段时间改为一个月一次，逐渐延长间隔直到慢慢过渡到结束。

不论以何种方式结束，处理分离、效果评估、强化的回访工作都是心理咨询师所需要完成的任务。

▶ 处理分离

与心理咨询师的分离过程，对来访者的心理会有一定的影响。如果双方之间已经激发了强烈的移情，或者已经建立了深入的人际关系，则分离过程对来访者的影响会更大。因此，妥善地处理分离过程是非常重要的。若处理得当，则成为一种对来访者的心理训练和教育，使来访者在生活中能更好地面对其他分离。若处理不当，这个过程就有可能对来访者造成创伤，甚至使已经取得的治疗成果遭到破坏。

分离过程中需要处理的来访者方面的问题，包括：如何看待此次心理咨询与治疗的结束，因此次咨询与治疗产生的或改变的对心理咨询师以及对心理咨询与治疗的看法，因此次咨询与治疗而产生和改变的对自己的看法，分离过程中的依恋或依赖情绪，面对分离时的心理反应和有关情结，等等。

如果来访者把此次咨询与治疗看作失败的经历，则他对待心理咨询师以及心理咨询与治疗活动的看法就会变得更为消极，亦可能出现多种消极的情绪反应，如愤怒、不满、失望和抑郁等。因此，心理咨询师应当对此做一定的工作，可以预留伏笔，使来访者的这些反应有所减弱或缓解。如果来访者到别的心理咨询师那里求助，或者过一段时间后再回到自己这里求助，这些工作可以减少那时候来访者求助的困难。

如果来访者把此次咨询与治疗看作失败的经历，则他的自我认知也会受到一定的消极影响。例如他也许会想："我接受了很多次咨询都没有效果，可见我的心理障碍是无药可救了。"心理咨询师应尽量减少这一消极影响，至少让来访者对未来保留一定的希望。

处理来访者对心理咨询师的依恋和依赖情绪也是一个常见的任务。这个任务在长时间治疗中尤其重要。心理动力学或人本主义取向的治疗往往都耗时很长，需要几个月甚至几年的时间，来访者已经习惯了和心理咨询师相处，而且与之有相当深入的人际互动，从中获得了很多心理上的收获，因此必定或多或少在感情上有所依恋。如果有正性的移情存在，则依恋程度会更高。

更何况，结束意味着来访者以后将很难得到心理咨询师像此时一般直接的支持和帮助，必须自己面对生活中的种种问题。因此在面临分离的时候，来访者不舍的情绪、分离焦虑及其他多种复杂的情绪就由此而生，需要心理咨询师加以处理。

还有的来访者原来的情结就与分离有关，比如幼年时母亲因和父亲离婚而离开，使来访者有被抛弃的创伤性感受，所以与心理咨询师分离时，也许这个情结会被激发而产生相应的创伤性感受。这时心理咨询师必须加以处理，使这个情结得到一定的缓解。这可以看作心理咨询与治疗的改变过程的延续。

处理分离的方法因具体情况不同而不同。在结束时间确定的咨询与治疗中，往往也有相对固定的处理分离的方法。例如，固定次数的团体心理咨询中，也许会设置一些告别活动以处理分离带来的情绪，而精神分析治疗中，对分离焦虑的精神分析则为常见的方法。

处理分离的过程中，还有一个重要的任务就是处理心理咨询师自己在分离中产生的情绪，以及心理咨询师自己可能存在的情结。

▶ 效果评估

效果评估的作用，首先是使我们更明确地了解心理咨询与治疗带来的改变，以确定咨询与治疗在多大程度上获得了成功。

其次，效果评估可以作为来访者进一步改进自己心理的指导。通过评估，来访者可以知道自己心理的现状如何，哪些方面有了改进，下一步需要如何改进，从而为自己以后的心理成长提供有用的资料。

在某种意义上，我们可以把一个阶段心理咨询与治疗结束时的效果评估，看作以后将开始的新一次心理咨询与治疗的初始阶段的诊断。由于来访者在心理咨询与治疗中已经或多或少地学会了如何改进自己的心理，通过效果评估知道了自己的现状，来访者也可以以此为依据进行自我调节。

再次，效果评估强化了来访者的信心。来访者心理上的进步多为缓慢渐进的，如果没有效果评估，来访者就可能意识不到自己与以前相比有多大的变化。来访者可能会因我们进行的效果评估而意识到，自己和刚刚进入心理咨询与治疗时相比，已经有了很大的改善，这样的话，来访者对自己、对心理咨询与治疗的信心都会大大增加。信心也是一种力量，信心增加后，来访者就会更容易坚持积极的改变，使心理咨询与治疗的成果得到更好的维持。

最后，效果评估可以帮助来访者发现问题所在，使来访者知道自己还有哪些心理问题尚待解决。

对心理咨询师来说，效果评估的作用也很大，它可以让我们分析为什么有些治疗方法没有效果，为什么有些治疗方法效果显著，可以让我们对自己使用心理咨询与治疗方法的作用和效果有更明确的认识，从而有助于改进心理咨询与治疗工作。

可以用标准化的量表进行效果评估，以了解来访者某一方面的改变，也可以用会谈的方式，对效果进行主观评估。

评估的过程，应当由来访者和心理咨询与治疗工作者共同完成。在共同评估的过程中，可以进一步改善来访者的心理状态，使心理咨询与治疗的作用得到更好的发挥。

▶ 回访

回访，实际上是心理咨询与治疗结束之后所做的工作，但是我们也可以把它看作结束过程的延伸。因为有回访存在，在来访者心目中，实际上和心理咨询师的关系并非在咨询与治疗结束后就完全不存在了，这使得来访者能够获得一种更积极的感受。

如果我们结束咨询与治疗的方式是逐渐延长会面间隔时间，则在咨询与治疗结束后三个月或半年后回访，来访者感觉似乎是间隔时间更长后的一次简化的咨询与治疗。来访者感觉和心理咨询师还保持着某种联系，这对来访者来说往往是一种有帮助的体验。

回访也可以使我们明确地知道心理咨询与治疗的效果是否能够保持很长的时间，这也是效果中非常重要的一部分。如果在回访中发现了问题，也可以做一些简单的调整，如果有必要也可以重新开始一次心理咨询与治疗。

通过上述三个阶段的心理咨询与治疗，如果来访者的心理和人格获得改善，心理咨询与治疗工作就可以看作完成。有时，心理咨询师还可以附加做另外一项工作，那就是总结整理个案材料，或撰写论文、书刊，以保存、分析和理解这次心理咨询与治疗的工作经验，为自己和他人未来的心理咨询与治疗提供参考。

第四章

咨访关系与心理咨询师

SYCHOLOGICAL

如前所述，心理咨询与心理治疗之间并没有可以截然分开的界限。因此，很多我们要论述的内容，都同时适用于心理咨询师和心理治疗师。

咨访关系

很早之前流行的电视剧《编辑部的故事》，其中有一集是写一个女孩想要自杀，于是编辑部好心的编辑决定阻止她自杀，他们使用了种种方法，晓之以理动之以情，最后女孩终于打消了轻生的念头。但是她告诉编辑们，并不是他们的方法用对了，他们的方法实际上根本没有预期效果，她打消轻生念头是因为当她看到大家想方设法地帮助她时，她意识到了这个世界是有爱的，是值得活的。

这个故事说出了心理咨询中最重要的一点：虽然种种心理咨询技术很重要，但是最重要的并非技术，而是人际关系。只有一个人能够对另一个人有帮助，而不是一种技术能对另一个人有帮助。良好的咨访关系才是咨询与治疗成功的关键。

▶什么是咨访关系

什么是咨访关系呢，有人定义说："咨访关系是需要心理帮助的人与能给予这种帮助的人之间结成的一种独特的人际关系。"[①] 当然，双方必须是处在心理咨询关系中，而不是生活中两个帮助和被帮助的人。但是，并非只要心理咨询师和来访者坐在咨询室中交谈，咨访关系就形成了。所谓咨访关系，是双方真正建立了共同合作的关系。

在这样的关系中，心理咨询师对来访者有真正的人性关怀，来访者对心理咨询师有基本的信任与接受。这是人和人的关系，是人和人的交往。

咨访关系不同于礼节性交往。礼节性交往是一种情绪卷入比较少的交往模式。在这种交往模式中，每个人要做的事情都有一定的规范，但是，在这种交往中我们很少能看到每个人个性化的特点——我们只能看某个人的行为是不是符合礼节。

咨访关系也不同于职业性交往。职业性交往是为了一个共同的现实目标，人们之间进行的合作性交往。在这种交往中，对我们最重要的，是对方是否适合现实的目标，而不是双方心理的互动过程。比如一个警察发现他的搭档是一个很有趣的人，但是枪法极烂、粗心大意、胆小如鼠，那这显然不是一个好的搭档。

咨访关系与交往分析（Transactionl Analysis，TA，也译为沟通分析）理论中所说的心理游戏性交往的关系比较复杂。理想的咨访关系，应当不是心理游戏性的交往。但是，现实中咨访关系或多或少还是有一些心理游戏性的交往——这样的交往中双方有自己的潜在心理模式，但是对此并没有清晰的意识。每个游戏好像都有一个套路，双方会无意识地按照这个套路去互动，最后，双方会得到这个游戏带来的情绪——往往是

---

① 江光荣.心理咨询与治疗［M］.合肥：安徽人民出版社，1995：128.

消极的。当咨访关系越来越好后，心理游戏性交往会逐渐被意识到，并且被转化为人和人之间真诚的关系。

心理咨询师和来访者的关系，在潜意识层面和意识层面也许是不同的——在潜意识中也许他们之间是一种移情关系，在现实中则是一种助人和受助的关系。比如一个来访者在意识层面，当然知道对方是一个心理咨询师，自己是来求助的来访者，但是，在潜意识层面，来访者却把心理咨询师看作"父亲化身""浪漫情人""邪恶巫师"等角色。当然，随着心理咨询的进行，这些移情也许会被意识到，并且得到转化，最后双方的关系成为人本主义心理学所说的真正的"相遇"。

▶各流派对咨访关系的认识

各流派对咨访关系有一些共性的理解，也有一些不尽相同的看法。

来访者中心疗法

罗杰斯的来访者中心疗法，是最关注咨访关系的一种心理学方法。罗杰斯提出使心理咨询有效的核心因素就是咨访关系，并归纳说良好的咨访关系中心理咨询师应当对来访者有共情、无条件积极关注、真诚或者说表里如一的一致性，以及尊重与信任等。而且，罗杰斯认为良好的咨访关系本身就足以有治疗作用。

来访者中心疗法中，心理咨询师和来访者的关系是较为平等的。来求助的人，也就是罗杰斯称为"来访者"的人，在这个关系中更多处于中心地位。心理咨询师只是为来访者提供一个良好的人际氛围，并且辅助他进行自我心理调节。有人说"咨访关系是朋友关系"[①]。这样的说法，实际上只是一种隐喻，因为我们知道咨访关系不可能是朋友关系。但是，我们可以说，在来访者中心疗法中，心理咨询师和来访者的关系看起来

---

① 毛丰勤.主要心理治疗流派的咨访关系比较 [J].黄冈师范学院学报，2002，22（2）：76.

比较类似于朋友关系。

之所以采用这样一种咨访关系，是因为和来访者中心疗法理论中对人性的基本假设有关，这个理论认为人本质上是好的，认为人都有发展自己、改善自己和实现自己身上最好品质的潜能。只不过在不良的人际环境中，人的潜能被抑制，没有得到发挥。来访者并不需要心理咨询师告诉他怎么做，因为他知道什么对自己是最好的；他更不需要心理咨询师用各种控制的手法矫正他的行为，因为他有能力主动改变自己。心理咨询的作用，只是提供一个良好的、支持性的环境，让他有机会不受阻碍地自我探索、自我发现，从而发挥出自己的潜能。

精神分析疗法

精神分析疗法则有所不同。精神分析理论认为，在治疗过程中，来访者往往会对心理咨询师有移情，把自己对过去生活中重要人物的情感投射到心理咨询师身上。心理咨询师也会对来访者有反移情，从而把自己过去的情感投射到来访者身上。这就是双方潜意识层面的移情关系。移情关系建立了心理咨询师和来访者之间的联系，是治疗的基础。

但是仅有这样的关系，不足以使治疗有效或成功。实际上，我们还需要心理咨询师和来访者之间有另一种关系，那就是来访者身上相对健康成熟的部分与心理咨询师建立在相互信任基础上的一种合作关系，从而双方可以共同努力，解决来访者心理方面的种种问题。这种关系叫作工作同盟。

精神分析理论对人性的看法，没有像来访者中心理论那样乐观。精神分析认为，人对自己的行为背后的动机大多是不知道的，是那些藏匿于潜意识中的动机，暗暗驱动人们做出种种行为。这种"无知"使得人难于清楚地知道什么是对自己好的，更难以干预自己的行为。而那些潜意识中的动机，也只是根据人的本能需求在行动。人的本能也是盲目的，它只是驱动人们去满足自己的生存和繁衍的需求。

虽然自我和超我使得人对社会现实有适应性，但是，这个适应过程大多也是人意识不到的。更何况人常常会自欺欺人，为了解自己增加了很大的困难。正因为如此，人需要借助心理分析师的帮助，加强领悟和自知。我个人觉得，精神分析的咨访关系最像医患关系，也有一点点类似师生关系（弗洛伊德也都是要给他的学生做精神分析治疗的）。

行为疗法

"传统的行为疗法不太重视咨询与治疗过程中咨访关系的作用"，理性情绪行为疗法也不重视咨访关系的作用。"其代表人物艾利斯认为：即使来访者对咨询者反感，仍然能实现有效治疗"[①]，这和行为主义心理学的理论有关，传统的行为疗法认为只要给予适当的刺激，就可以带来行为的改变，咨访关系无关紧要。但当代的行为疗法已经改变了，他们吸收了其他学派的成果，也开始重视咨访关系。行为疗法中，咨访关系有一点像教练和学生之间的关系，心理咨询师如同教练，训练和教育来访者，来访者在教练的指导下练习，掌握新的行为模式。

咨询特质

所谓咨询特质，指对建立良好咨访关系有帮助的特质，包括共情能力、接纳能力、理解能力和尊重的能力等。

▶共情

最早提出共情概念的罗杰斯认为："所谓的共情是指站在别人的角度考虑问题，它意味着进入他人的私人认知世界，并完全扎根于此。"

---

① 毛丰勤.主要心理治疗流派的咨访关系比较［J］.黄冈师范学院学报，2002，22（2）：76.

这个定义只是描述性的，对其内涵和外延的界定都不是很严谨，使得不同心理学家对此概念的理解有所不同。

有些心理学家理解，共情就是"能设身处地地理解别人"。这当然也可以说是共情，但是共情显然不仅仅是设身处地。因为人与人之间的不同，"设身处地"实际上并不能保证一个人对别人的理解是正确的。有的人设身处地去想文天祥被捕后的处境，会觉得国家已亡，坚持不降毫无意义，而忽必烈又拿出了求贤若渴的态度，降蒙古是情理之中。但是文天祥却坚持不降，他们只能认为"他被道德高标准架上去了，没有办法"。因为他们并不知道什么是"正气"。

有些心理学家把共情分为低级共情和高级共情。"设身处地地理解别人"，称为低级共情，除此之外还有高级共情。高级共情才是"完全知道别人真实的感受"。

在我看来，高级共情是借助人对其他人的感情、欲望和冲动等内心活动的直接的知觉，实现相互理解过程。

高级共情（以下简称"共情"）的基础，是一种人所共有，却很少有人知道的能力——直接感受到他人心理经验的能力。这并不是思维或者潜意识思维，想象或者潜意识想象等任何信息加工和处理，而是对他人心理的"直接的知觉"。

我们的一个最基本的假设是：人们的心理世界，在惯常的状态中是"不相通的"，每个人都只能体验到自己的内心。这种现象可以说是每个人的日常常态——"人心隔肚皮"。

在不相通的前提下，我们的交流必须在"符号化"之后，通过交流符号才能进行——不论这符号是舞蹈动作、音乐、语言，还是任何什么符号体系。

符号化后的交流就已经不再是直接的心理体验了，所以这样的交流说到底并没有交流真实的体验，而只能交流符号。这将给人类带来一种根本上的孤独性，心灵不相通的人们实际上一生只能活在自己的心理世界中，或者说囚禁在"自我意识"的牢笼中。因为符号是有限的，而体验是无限的，所以即使是极为善于运用符号的人，也不可能把体验的精微之处充分地传达给别人，不可能通过符号完全了解别人。

更进一步说，"自我意识"也是有限的，除了在自我意识中的那些体验外，我们知道别人或者别的生命，还有其他的意识，但是我们不会知道意识到的内容。比如作为男人的我，就不可能知道女性在生育时的心态，这是一件非常痛苦的事。只有少数心灵敏感的人才能意识到这种痛苦，而其他人却把这种痛苦转化为更具体的痛苦。

我们的另一个基本假设是，在某些时候，心理世界也是可以相通的，这就是我所说的共情时刻。这个时候，我们感受到别人的心理世界如同感受到自己的，不需要任何符号化的手段。

庄子明确地指出有一种"知"是"不需要凭借任何东西的"，即我们要传递的东西不需要凭借任何手段，甚至也没有一种神秘的未知的"物理场"来传递信息。我们发现这样的时刻非常少，以至于大多数人一生也没有意识到自己有过这样的时刻，并且大多数人根本不相信有这样的事情发生。目前狭隘的科学观似乎也不相信这样的事情。因为，机械唯物主义哲学不能说明这个现象——"人和人的心理相通，而有不凭借任何物理的信息传导方式"，这似乎完全是神秘的现象。但是，伟大的艺术家、热烈的恋人或者宗教信徒都相信这个现象的存在。

这种现象的存在似乎不会被一些心理咨询师所认同。一些心理咨询师对共情的理解显然没有这样"玄妙"。他们还是用通常的心理交流来解释共情，比如说"共情"是心理咨询师对来访者理解的过程。也就是说，心理咨询师根据自己过去的经验、专业知识等去了解来访者，与一般的了解相比，更强调"以来访者为参考系去看问题"；或者把"共情"说成想象的产物，心理咨询师想象来访者的处境，从而获得一种对来访者的理解。

我不同意这个观点，我认为有一些现象与这个说法不符：一是这样的共情需要时间，思考和想象都需要时间，而在实际的心理咨询与治疗中，共情有可能更快地出现；二是根据内省发现，有时并没有这样进行思考的想象活动；三是共情并不需要心理咨询师有类似的生活经验或知识，相反，有些时候恰恰是没有经验的人的共情更准确。

在共情能力的基础上，心理咨询师在咨询过程中，内心所感受的情绪或其他体验实际上包含：对来访者的共情体验，心理咨询师被来访者的行为所刺激而产生的情绪或其他体验，心理咨询师自己产生的情绪或其他体验。第一种体验实际上不是心理咨询师自己的情绪和体验，后两种才是心理咨询师自己的情绪和体验。这些体验共同存在于心理咨询师的"现象场"中，也就是说，它们都是心理咨询师感受的体验。

因此，心理咨询师有可能会混淆这些来源于外界的体验和来源于内部的体验。如果他把来源于来访者的体验误以为是自己的，那么他就会产生投射性认同；如果他把自己的体验误以为是来访者的，那么他就会产生反移情或把它投射给来访者。只有当心理咨询师明确地知道哪些体验是来访者的——只是通过共情被自己感觉到了，哪些体验是自己的，才会有准确的共情。

心理咨询师体验到了来访者的体验，并且能够正确地把它归于来访者，并不能完全实现共情。心理咨询师还需要准确地表达自己感受到的来访者体验，并对比来访者的体验与自己的体验，看出这正是自己的体验，共情过程才会更好地完成。

表达感受最基本的方法是用言语描述，实际上，这就是来访者中心疗法常用的"内容反映"和"情感反映"技术。我们也可以用其他方式表达感受，比如通过描述意象、绘画等手段，以及某些体贴的行为等。

此外，不用言语、不用行动，也一样可以表达我们对来访者的共情感受，而且这样的表达也一样有可能被来访者理解。这种情况就是我们常说的"尽在不言中"或者"心心相印"。从表面上看，这是最简单的方式，实际上却是最难的方式。这种方式的实质是心理咨询师有能力唤起来访者对自己的共情，从而把自己对来访者共情的理解，通过共情的方式传递给来访者。

如果心理咨询师能做到这些，他就能完成自己的共情过程。当然，共情是否能传达给来访者，还要看来访者是否能够理解心理咨询师表达的内容。只有来访者理解了，共情的全部过程才能得到最充分的实现。

▶ 无条件积极关注

无条件积极关注也是罗杰斯提出的，是指心理咨询师不去评判来访者，而是无条件地从整体上接纳来访者，关注来访者，把来访者看作本性善良美好的人。

根据罗杰斯的经验，在无条件积极关注的态度下，来访者可以产生积极的转变。在他的理论中，他认为产生心理问题，正是因为：如果父母对孩子付出爱时是有条件的，那么孩子就会扭曲自我，以符合父母的条件，从而换来父母的积极关注。这样做的后果，就是人会失去真实自我。如果来访者在心理咨询师身边能够随时得到无条件的积极关注，那么他就有机会找回自我，恢复心理健康。

在我看来，事情也许没有这么简单。毋庸置疑，罗杰斯所说的情况一定会存在，甚至可能很普遍地存在。但是，是不是所有的来访者都是这样的情况呢？

被关注，对人有很重要的意义，因为被关注意味着关注者和"我"之间建立了一种关系。这对人来说有两种意义：一是满足了人的存在感，从别人的眼中，"我"知道了"我"不是可有可无的，"我"是存在的，

"我"是对别人有影响的——大小好坏暂且不论；二是缓解了人的孤独感，因为"我"和别人之间有联系。我想，心理咨询师理所当然应该关注来访者。

积极关注，对被关注者来说是一种被爱的体验，这当然也很重要，人人都需要被爱。被爱会给人满足感，并且会对缺失爱的体验的人有治愈作用。

但无条件积极关注，真的总是有益于来访者吗？会不会对某些人来说成为一种纵容？罗杰斯认为不会，因为他坚定地相信"人之初，性本善"，但是其他心理咨询师未必同意这一点。

退一步讲，就算"人之初，性本善"，但是当一个人的性格已经很扭曲，是不是我们给了他这样无条件的爱，他就一定会"改邪归正"，而不是利用宽松的人际环境继续他的某些不良行为？

在我看来，一岁之前的儿童，需要的是父母"无条件积极关注"。因为那么小的孩子，还没有能力做什么主动的行为，父母所给的都应该是无条件的积极关注，这会让孩子感到自己"仅仅因为自己的存在"就值得被爱，而不需要什么附加条件，从而获得一种根本的对被爱的信心。

而一岁之后，父母就不可能也不需要对孩子无条件积极关注。在孩子学习走路、排便控制、学习说话等过程中，父母肯定会对孩子的进步更为"积极关注"，这样的"条件"实际上给了孩子一种被指导的感觉，一种方向感和自我控制中的力量感。

"有条件积极关注"并不一定是坏的，如果父母所肯定的和孩子的健康本性相差不远，那么有条件积极关注就是有利于孩子健康发展的。只有当父母有意识或者无意识地提出的条件和孩子的本性冲突的时候，孩子才会面临那种"或者放弃自我，或者失去父母的爱"的两难选择，并且会因此出现心理问题。

因此，未必所有来访者都需要"无条件积极关注"。

作为一个普适的咨询特质，我们与其选择"无条件积极关注"，不如选择"有爱心"或者"有接纳之心"。

▶ 真诚

罗杰斯用"表里如一"来表达真诚。

心理咨询中的真诚，就是对来访者说真话，告诉他自己的真实感受、思想和看法。

心理咨询师之所以要真诚对待来访者，是因为有非功利性的理由：也许有些心理咨询师的价值观中，认为一个人就应该真诚对待另一个人，不应当有所欺骗，而不是因为这样做有什么好处。

当代的心理咨询师主流人群似乎不是很严格地遵守这种价值观。事实上严格保证自己完全真诚、完全表里如一，是一个不可能达到的目标。但是当代心理咨询师的主流价值观认为，我们应当基本上对来访者诚实。虽然我们都知道，有时候隐瞒或者欺骗来访者，也许会给来访者带来好的结果——安慰剂效应就是如此。

另外，真诚体现出了对来访者权利的尊重。心理咨询师不隐瞒任何东西，那么，来访者的选择就完全是自己的选择。真诚意味着心理咨询师倾向于不控制来访者，让来访者更自由。

当然，真诚也有其功利性的益处。

真诚可以使来访者得到最准确的反馈，从而准确地了解一些有关的事情，这对来访者增加对自己的了解，从而决定自己未来的行为方式是有益的。由于心理问题的影响，许多来访者不知道自己的真实状态，不知道他人的真实想法，关于他人对自己的真实看法是什么也有歪曲，如果他们知道了实情，对他们往往是有好处的。

来访者知道心理咨询师是真诚的，给他的信息是可信的，也会因此有一种安全感。

真诚可以让来访者更了解心理咨询师，减少对心理咨询师的误解和理想化，这往往有助于来访者的心理成长。

但是，真诚也并非在任何情况下都有益，有时它是危险或有害的。比如，来访者承受不住真相，心理咨询师真诚地告知对方这些真相，可能会伤害来访者的自恋或者自我保护，使他们感到受伤、痛苦等，有可能使他们的心理健康受到损害。

还有一点必须考虑，真诚也不是轻易能得到的，换句话说，心理咨询师想说真话，也未必就一定说的是真话。心理咨询师看到的，以为是真相的，也未必就是真相。心理咨询师潜意识中的一些动机，也会扭曲他所看到的东西，从而使他自以为真诚的话实际上并不真诚。这样的"真诚"对来访者来说，也往往是有害的。

尽管有种种复杂的影响因素，大多数心理咨询师还是相信，一个真诚的心理咨询师对来访者来说是更有益的。

▶ 尊重

汉语中"尊重"这个词的意思，原本是指尊敬和重视。不过在心理咨询领域，这个词的意思主要是指心理咨询师对来访者个人权利的认可，以及在行为上不强制来访者做某事或接受某个观点等。

尊重的核心是界限或者说权限，每个人为自己的人生负责，其他人可以提出建议、施加影响，但是不能代替对方决定他的生活，不能代替他选择他的未来。心理咨询师是心理咨询师，来访者是来访者。

不尊重来访者，意味着侵入或者破坏对方的界限。在言语和行为上贬低来访者，是一种恶劣的不尊重行为，因为侵犯并且破坏了对方的界限。把自己的看法强加于来访者，即使是出于保护来访者、帮助来访者等友善的动机，也包含着一种不尊重，因为同样侵入了对方的界限。

心理咨询师就像是观看别人下棋的人，可以"支着儿"，但是不能推开别人，自己去替别人下棋。有时，心理咨询师对来访者的某种不尊重，是来访者所鼓励甚至要求的。比如一个依赖性很强的来访者，要求心理咨询师干预自己的生活、替自己做决定，或者对心理咨询师的要求多于必要的介入。

不尊重来访者，最主要的后果是伤害来访者的自尊，破坏他的自我界限，使他受到损伤。

我们必须注意到一个约束条件或者说例外，那就是并不是每个人都可以完全为自己的人生负责。儿童，因其心智尚未完全成熟，不能完全为自己负责，因此需要监护人为他负起一部分责任。严重的精神病患者，例如精神分裂症患者，在发作时几乎完全不能对自己负责。轻微的心理疾病患者，或者说有心理障碍的人，是不是完全能为自己负责呢？对此，各流派的心理咨询师的态度并非完全相同。来访者中心疗法认可来访者可以为自己负责。而我个人认为，那些有轻微心理问题的来访者，为自己负责的能力当然会大于或远大于严重的精神病患者，但是与心理更健康的人相比，还是要稍微小一点。

我个人认为，咨访关系中的心理咨询师有权比一般人更多地突破来访者的界限——当然，程度是多少，这是需要仔细考虑的。建立咨访关系，就意味着来访者愿意给心理咨询师多一点权利，如果有必要，心理咨询师可以在一定程度上突破来访者的界限。如果没有这种授权，心理咨询工作几乎是难以进行的。当然，心理咨询师应遵守心理咨询师的职业道德，只在对来访者有益的时候才使用这样的授权。有时，来访者给予过多的对心理咨询不必要的授权，心理咨询师也应当拒绝接受。

我可以用"衣服"来说明这个问题，衣服是我们身体的界限标志。我们应当尊重别人，也就意味着我们不可以随便脱别人的衣服。但是儿童需要父母帮他们穿脱衣服，病人也许需要护士为他们穿脱衣服，如果我们是父母或者护士，在这样的情况下我们可以为儿童或者病人穿脱衣服。当然，这些脱别人衣服的人必须遵守道德规范，只在必要时才这样做——即使病人愿意，医生也不能在非诊疗时脱病人的衣服。

对心理咨询师的要求

心理咨询是心的交流过程，是人和人的互动过程，许多研究都已经证明，心理咨询的效果主要取决于人——心理咨询师和来访者，而使用的技术并非至关重要。一个有经验的心理咨询师，不论他是精神分析学派、认知行为学派，还是人本主义心理学派，都比一个没有经验的心理咨询师有更好的治疗效果。由此可见，心理咨询师本身的特点是影响咨询效果的主要因素。

我们究竟需要什么样的心理咨询师呢？虽然众说不一，但是总体上我认为大概有如下几个要求。

▶心理咨询师应有足够的理论知识

理论知识对于心理咨询来说，主要的作用是提供一个理解来访者的心理和行为的认知框架。人的心理和行为是如此复杂，如果没有一套理论框架，就如同航海没有导航的罗盘一样，必将会导致迷失。虽然各个学派的理论有所不同，但是有任何一套好的理论作为框架，我们就会有办法去理解一个现象。

心理学研究中人类的一般行为模式及特点有许多发现，并总结为一些特别的理论。这些可以为心理咨询师理解具体的某一个人提供启示性的背景性知识。

人格心理学中关于人格的理论有不同的类型。我们在理解和评估一个具体的来访者时，就可以根据这些理论，把来访者放到某个类别中，从而使我们对他有一个基本的判断。比如，我们根据汉斯·艾森克的人格理论，通过相应的测验，把某个来访者分到"高神经质、低精神质、内向"的类别中，我们就可以大略知道，这个人可能比较容易紧张、比较敏感，而且在多数时候是不善于人际交往的。虽然这个人也许并不总是如此，但是这样背景性的了解对心理咨询师有一定的指导作用。

社会心理学中对人的社会行为的种种一般性知识，也可以指导心理咨询师和来访者的交往。比如，社会心理学中关于态度如何改变的理论，可以指导我们如何去影响和改变来访者的一些不适应的或者有害的态度。而我们知道人在抗拒改变时可能会攻击那个试图影响自己的人，也就会更好地理解来访者为什么有时候会攻击心理咨询师——这个本意是来帮助他的人。如果"非言语行为"的知识比较丰富，心理咨询师也更容易从来访者的一些姿势、动作、语调等方面，了解来访者没有说出口的那些情绪和思绪，从而成为更有效能的心理咨询师。

我认为，熟悉发展心理学对心理咨询师很重要。因为心理障碍都是在人的发展过程中出现的。在不同的发展阶段，我们心理的发展任务不同，内心的特点不同，因此当出现不利的内外因素时，引起的心理障碍也会不同。

类比于生理发育，我们知道如果母亲在怀孕早期感染了风疹病毒，可能会导致胎儿畸形等严重问题，而如果这个孩子已经长到十几岁，那么感染风疹病毒就不会导致畸形，只会引起风疹而已。心理发展的不同阶段遇到不良因素的情况也是一样：1 岁不到的孩子如果离开母亲，又没有很好的替代性抚育者，可能会导致很严重的心理创伤；18 岁的孩子如果离开母亲，多数时候反而对他们的心理成长有利，至少不会有那么大的危害。心理咨询师如果熟悉发展心理学，就可以更好地理解来访者。

关于变态心理学或者精神病学的知识，是理解那些行为不同于常态人群的来访者的基础。如果这方面的知识不够多，有可能会带来严重的误解，使得适当的心理咨询与治疗工作不可能进行。比如，如果一个心理咨询师不会识别精神分裂症，也不懂得精神分裂症的妄想特质，试图说服一个精神分裂症患者放弃其妄想，那可想而知会是多么徒劳无功，甚至可能会贻误及时的精神科治疗。

心理咨询师还应该有心理学之外的知识或理论储备。比如，心理咨询师最好有一定的医学基础知识，能识别出哪些问题是生理原因，而不是心理问题导致的。心理咨询师应当对社会文化有一定的了解，从而有助于了解来访者所在文化中的行为模式，知道来访者行为在这个文化中的意义……理想情况下，心理咨询师甚至应该有足够的文学知识，熟悉经典文学作品的内容等，从而增加理解来访者的能力。

▶ 心理咨询师应有足够的技术训练

心理咨询是一种实践活动。心理咨询师需要完成的任务，是通过实际操作，使得来访者的心理状态、人格特点和行为模式有所转变。因此，仅有丰富的理论知识是远远不够的，他们必须具备实践活动需要的实际技术，有能力正确有效地运用这些技术达到自己的目标。

技术的掌握，要靠操作性的练习，以及专业指导下的训练等方法。

关于台球碰撞后会如何运动，最好的理论可能就是牛顿的力学理论。运用牛顿力学理论，我们可以精确地预测每一次碰撞后台球的运动轨迹。但是，牛顿并不会因此成为打台球的高手。打好台球更多的是需要实操技术。

我们要根据目测，而不是理论推算或仪器测量，就能估算出我们应该击打哪个球，用多大的力，而且我们要能够让我们的手臂放在最恰当的位置，发出恰到好处的力量，从而让球得到最合适的击打。这不是熟悉理论的人就能做到的，而需要训练——我们一次次地击打球，从而让我们的身体知道什么样的力量会得到什么样的效果，知道如何操控我们的手臂……

心理咨询也一样，心理咨询师必须反复训练，才能具备一些必要的能力，并且经过更多的训练，使自己的这些能力得以改进。通过训练，心理咨询师有能力理解来访者的潜意识，可以听出来访者语气中的抑郁，看出来访者眼神游移中可能隐藏的内容，表达出对来访者的感受。

心理咨询师要反复训练，才能熟悉并正确地使用某种心理咨询与治疗方法——如何分析移情、释梦；如何找出行为的强化物；如何找到不合理信念；如何进行建设性的表达……如果没有足够的训练，心理咨询师可能依旧只是在理论上知道该如何做，在实际工作中却做不到该做的事情，或者找不到当时适用什么理论——心理学中有太多的理论。

少数人可能会无师自通，但是，心理咨询师要想有很好的专业水平，应该在专业指导下进行训练。早期最大的心理治疗流派精神分析学派，在这一点上做得很好。这个学派严格要求所有精神分析的从业者接受足够的训练，这种训练长达上千小时。

当然，说到这里我必须提到一个不幸的现实，那就是现在心理咨询行业还真的是有不少这样的从业者，他们学习过心理咨询理论并获得了证书，但是技术上并没有受过训练。没有人愿意让一个学习过外科理论（甚至考试成绩很好），但是没有动过手术刀的人为自己做手术，恐怕也不会有谁愿意找一个有理论但是没有足够技术训练的心理咨询师。所以，除了知识储备外，心理咨询师还应有足够的技术训练。

▶ 心理咨询师应当心理健康、人格健康

心理咨询是人和人的互动，心理咨询师并不是一个单纯的"技师"，而是一个影响者。如果心理咨询师自己的心理有不健康的地方，必然或多或少地对来访者造成影响。

在实践中我们发现，心理咨询师有任何未解决的心理问题，都会影响到咨询过程，使来访者受到影响。即使心理咨询师有一个很轻微的，平时我们甚至不会注意到的小问题，在咨询中的影响也会大很多。一个心理不健康的心理咨询师，不论技术多么好，好像都不应当去从业。

但是，我们必须接受一个现实，那就是没有哪个人能绝对没有心理问题，也很少有人能达到"自我实现"那样的人格基本健康的状态。我们每一个人都或多或少有一点心理问题。因此，虽然我们知道最理想的状态——心理咨询师应该是一个心理很健康的自我实现者，但是在实际生活中，我们也必须满足于心理咨询师的心理和一般人一样健康就行了。当然，他们的心理健康程度如果稍高于一般人，那就再好不过了。不过，他们的心理健康水平不应该比一般人低，更不能有明显的心理疾病。

心理咨询师存在轻微的心理问题，的确可能会对来访者有影响，但是这是我们必须接受的。我们的世界是不完美的，所以我们也不可能有完美的心理咨询师。实际上，我们在生活中接触的每一个人都不是完美的，而他们也都或多或少对我们有影响，这些影响有好有坏，这就是现实。

如果恰当利用，心理咨询师轻微的心理问题有时可能会对心理咨询过程有益。来访者看到心理咨询师也不是一个完人，从而避免对心理咨询师过分理想化。心理咨询师在咨询过程中发现自己的问题，并应对自己的问题，可以给来访者一个示范，让来访者知道心理咨询师是如何对

待心理问题的。这些对咨询都可能会有益。有时候，甚至正是心理咨询师的不完美使得来访者有机会成长。

▶心理咨询师应当遵守职业道德

职业道德，是心理咨询师应接受的价值观，也是保护心理咨询、保护来访者和心理咨询师的必要工具。遵守职业道德，可以避免一些打破底线的事件发生。

最基本的职业道德，就是心理咨询师要保护来访者的利益，做对来访者有益而不是有害的事情。而且，心理咨询师也不能利用来访者满足自己的不正当利益。

一般来说，违反道德规范的心理咨询师大多是心理健康或人格健康方面有某种问题的人。比如，一个和来访者发生性关系的心理咨询师，也许是对自己的性不够自信，所以需要利用来访者提高自信。而心理健康的心理咨询师就没有这种强烈的违规需求。

不过，在某些心理咨询师眼中，也许有些职业道德过于死板，也许有些打破职业道德规范的事情有时也会对来访者有益。因此，他们会觉得自己的某些违规行为对来访者是有益的——他们想，虽然与来访者发生性关系，在绝大多数情况下对来访者有害，难道不会有个别时候对来访者是有益的吗？说实话，我们并不能绝对排除这种可能性。也许真的有万分之一的可能性，这样做会有少许益处。但是，我们依旧不能以此为理由允许发生违反职业道德规范的行为。

第一，那些相信自己的违规行为有益的心理咨询师很可能潜意识地在自欺，合理化自己的不道德行为。我们不能相信心理咨询师任何时候都有能力鉴别自己的潜意识有没有自欺，因为我们都知道，再好的心理咨询师有时也很难分辨潜意识对自己的欺骗。

第二，即使某一次违规本身无害，但是我们纵容了这次违规，也会给以后的其他违规敞开大门，这样必定会带来很多有害的事件。

一个有理论、有技能、有健康、有道德的心理咨询师，才能保障来访者的利益。

第五章

心理咨询师的心理素质训练

SYCHOLOGICAL

人本主义心理学家罗杰斯曾经表达过这样的意思，只要心理咨询师能够和来访者共情，无条件积极关注来访者，表里如一地真诚对待来访者，给来访者应有的尊重，那么，即使心理咨询师其他什么事情都不做，什么技术都不用，来访者也能够自我成长。一个人的心理成长并不需要外人去教，而是他自己本来就有的潜能。

这听起来似乎很简单，真的做起来却很不简单，因为共情、无条件积极关注、真诚和尊重，并非心理咨询师想做到就能够做到的。

就像中国古人说的，只要能做到一念不生，你就可以明心见性，了知万物的空性。这听起来很容易，但是，我们知道多少出家人一生也没有达到这个境界。

或者像一个女人对追求者说，我只要你能够一生全心全意地爱我，不需要任何其他条件，我就会接受你的爱。这听起来多么容易，而追求者也会觉得自己理所当然地能做到。但是，真的做起来，他会发现这件事的难度并不比赴汤蹈火容易。

或者就像父母对多动症孩子说，你只要上课不说话也不做小动作，要什么奖励我都能给你。孩子也想要奖励，但是他还是做不到。

那么，我们怎样才能更好地共情，给来访者更好的积极关注，更有能力表里如一，更懂得尊重来访者？

如果我们没有回答这些问题，那么一切就都是空话。

我们想要对来访者共情，但是我们如果没有能力体会到来访者的心情，我们根本想不通来访者为什么会那样想、那样做，就没有办法帮助这个来访者。其他方面也是一样。

有些天赋好的心理咨询师，可能在这方面比一般人要好，所以只要发挥自己的天赋，就可以共情来访者并使咨询有效果。但是，对于天赋一般的人，就需要进行提高这方面能力的训练。有人认为共情能力是不能通过训练提高的，只能由天赋决定。我不这样认为。

假如有一个人，学习了一套非常高超的拳法，出拳神出鬼没，无人能及，是不是他就可以战无不胜？不是。如果这个人是几岁的孩子，力气很小，而他的对手是一个彪形大汉，即使这个孩子每一拳都准确地打中那个大汉，大概率也只是形同搔痒而已。如果不是孩子，而是一个体弱多病、弱不禁风的人，恐怕也一样不能让这拳法发挥作用。具备基本的身体素质很重要。

同样，一个心理咨询师，不论心理咨询的理论和技术掌握得多么好，也必须有基本的心理素质，才能发挥出理论和技术的潜力，做好心理咨询工作。

人的身体素质，有一部分是先天的。运动员的儿子，估计孔武有力的概率要比一般人大。体院招生的时候，必定不会随便找一个人就允许他入学，而必须要做一定的选择。选择先天条件好的人，就比较容易把他培养为优秀运动员。

不过，后天的训练也很重要。只要进行训练，身体素质就可以得到一定的提高。训练得法的话，身体素质甚至可以有很大的改善。

霍元甲的身体素质，据说在他的兄弟中是最弱的，但是经过训练，他成了最优秀的武术大师——不仅技能出众，身体素质也一样出色。

　　人的心理素质，多少是先天的，多少是后天的呢？

　　这个问题还没有确切的结论，但是我们至少可以知道，不管是先天的还是后天的，对一个人都有影响。有的人天性温和，有的人天生就有对别人心理更好的直觉，这些人当然更适合心理咨询师这个职业。而后天的影响及有意识的训练，肯定能改进人的心理素质，使得他们成为更好的心理咨询师。

　　我觉得在心理咨询师的教育领域，对心理咨询师的心理素质进行的培养和训练还是不够的。这也许是因为，对于如何通过训练改进心理咨询师的心理素质，教育者们的研究还不够多。

　　我们知道如何讲授心理咨询与治疗的理论，也知道如何教技术，但是，如何提高心理咨询师的心理素质，我们还所知不多。记得有心理咨询专家说："共情能力本身是一种天赋，不是后天能培养的。"如果持这样的观点，那我们所能做的，只是找到并筛选出那些天赋高的人做心理咨询师而已，对天赋低的人就无能为力了。但是我不这样认为，在实践中，我发现通过训练，一个人的共情能力可以得到提高，甚至是非常惊人的提高。因此，对心理咨询师进行心理素质训练，是很有意义的事情。本章将简述一些心理素质训练的方法。

提高共情能力的技术

　　共情能力是心理咨询中最重要的能力，是对心理咨询与治疗效果影响最大的一个关系特质。心理咨询师和来访者之间存在共情，可以使来访者有被理解等非常积极的感受，可以使心理咨询师全面地、深入地切身体会来访者的感受，从而使心理咨询与治疗活动进行得更顺利。共情是否存在，关键在于心理咨询师有没有对他人共情的能力。

因此，了解心理咨询师能否共情来访者，是了解某个具体咨询关系的关键；增强心理咨询师的共情能力，是提高其心理咨询效果的关键；改善心理咨询师的共情能力，是我们对他进行训练的关键。

在实践中我发现，通过心理素质训练，可以大大提高一个人的共情能力。在我的意象对话小组中，经过长期训练的心理咨询师，有的人的共情能力可以达到惊人的高度——他们可以非常准确地体察到来访者的细微感受，甚至不需要来访者说任何话，不需要看到来访者的表情，就可以对来访者的心态了了分明。

不同的心理学家对共情的看法不同，他们所说的共情有不同的层次，因此，也有不同层次的共情训练。

下面我们谈高级共情训练。高级共情包含三个部分：第一部分是心理咨询师在自己身上能体验到来访者的感受和情绪；第二部分是心理咨询师能够分辨所感受到的内容是他自己的还是来访者的；第三部分是心理咨询师能够准确地表达自己感受到的来访者的感受。

▶ **直接的知觉**

第一部分是对他人的心理体验的一种"直接的知觉"，如同在"我"的心理世界中，像眼睛看见物体一样，直接体验到别人的体验。这个活动并不是思维或者潜意识思维，想象或者潜意识想象等任何信息加工和处理的产物。眼睛一睁开就能看到东西，不需要我们去另外做什么，这是一个自发的过程。同样，共情的第一部分也是一个自发的过程。

虽然我没有找到有关研究，但是从经验中看，这种"直接的对别人体验的知觉"的能力似乎是先天就有一定区别的，有些儿童从小似乎就更容易体会别人的感受。对这个过程本身，我们做不了什么训练，就像我们没有办法对眼睛感光看到视像这个过程做什么训练一样。

我个人认为，艾森克的人格问卷（Eysenck Personality Questionnaire, EPQ）测验中，P因子就是所谓的"精神质"分数，似乎和共情能力的天赋有关。高精神质分数的人，好像欠缺一种对别人"感同身受"的能力，所以即使他们非常聪明，非常善于判断别人的感受和思想，他们也不会体会别人的感受。而低精神质得分的人，在我看来共情能力的天赋很好，容易对别人的感受感同身受。高精神质的人，会给人一种冷漠的感觉，也正是因为他们不善于共情。

虽然我们不能对这个过程本身做什么训练，但是，我们可以练习如何让这个过程更容易出现。

某人希望自己的海域中能引来很多美丽的热带鱼，他可以做一些事情，为鱼儿来这里生活提供条件。比如他可以在海底沉放一条船，让鱼能有居所；他可以撒放一些饵料，让鱼有东西吃；他也可以想办法驱走一些凶恶的鱼，使环境比较安全；他甚至还可以用塑料做一些假鱼，吸引同类的真鱼来这里……所有这些都是有用的。但是，即使把沉船等都准备好，热带鱼也未必一定会来。不过，我们必须承认，沉船等物的确可以增加热带鱼来到这里的可能性。

共情也是一样，它本身是否出现，出现的可能性有多大实际上都不受我们意志的直接控制。不过，在某些条件下，我们确实更容易出现共情。

首先，在实际的心理咨询与治疗中，我发现，如果我们的身体比较紧张，使得我们不能产生和来访者一样的身体反应，对我们的共情的确有损害。因此，心理咨询师可以做的第一个加强共情能力的训练，就是练习"相对放松地咨询"。

我们可以让受训的心理咨询师在模拟咨询中，有意识地关注自己的身体，看自己的身体是否基本放松。特别是在咨询开始的时候，如果发现自己很紧张，可以有意识地调整一下，让自己放松。如果只是比较轻微的紧张，也可以不去管它——因为完全的放松是不可能的，也是不必要的。

其次，另一个有助于共情的训练是自发的身体模仿。社会心理学在对非语言行为的研究中发现，两个关系比较亲密的人之间，会有一种自发的身体的"一致性"。比如，两个朋友走在街上，他们会节奏一致地走路，就仿佛有一个人在喊口令。两个谈话很投机的人也有一致性，当其中一个人无意中做了一个什么动作，比如，换一下腿的姿势或者摸一下头发，另一个人很可能会做同样的动作。我们的经验表明，这样自发的身体模仿可以使双方之间更容易相互共情。这样做的时候，也许是因为我们共同的姿势会给我们带来共同的感受，也许相反，是我们共同的感受使我们有共同的姿势，也许这两者都有。因此，心理咨询师可以做一个训练——训练自己相对自然地模仿来访者的姿势。

放松是模仿的基础，身体放松，就会带来自发的模仿。心理咨询师可以在此基础上，再关注一下自己的姿势，看看自己在倾听来访者述说时，是什么姿势。如果有条件，心理咨询师可以观看咨询的录像，看看来访者在述说而自己在倾听时，自己的姿势和来访者的姿势是不是有些相似。

如果心理咨询师的姿势自发地随着来访者变化，说明心理咨询师有比较好的共情。如果心理咨询师的姿势固定而僵硬，则很可能是共情不够好。在一个人过分关注自己的角色，总记得自己是心理咨询师、教授或医生的时候，他的姿势就可能偏于固定和僵硬。

心理咨询师可以自问：他这样说的时候，我感受如何？同时，模仿来访者的姿势——如果来访者抓自己的脑袋，心理咨询师也可以抓抓自己的脑袋；如果来访者咬自己的嘴唇，心理咨询师也可以咬自己的嘴唇。

不过，我们必须注意，模仿的时候要尽量自然，千万不要夸张或者太明显，否则来访者会感到自己被冒犯。

如果我们集中注意力关注来访者，我们对来访者体验的感受也会更强烈。这就仿佛我们的眼睛盯着某个方向，这个方向的东西就会被我们更多地注意到。当我们的心灵之眼关注来访者时，来访者的体验就会更多地在我们的心中产生共鸣。

心理咨询师要练习，让自己习惯去关注自己的身体感觉和内心感受，这会让我们对来访者"更有感觉"。

另外，那些低级共情过程——理解、想象，以及其他我们能想到的过程，对我们感受来访者有一定的影响。有时，这些理解可能会造成一种干扰，一种先入之见，因而破坏了我们对来访者的直接感受。有时，这些理解却如同前文所说的"沉船"、"饵料"和"塑料鱼"，可以激发我们对来访者的直接感受并促进共情。

虽然这些过程可能引起共情，共情却并不是这些活动的结果，或者说理解等过程能影响共情出现与否，但共情却不被这些过程决定。这听起来似乎有些矛盾，但是实际上正是如此。海洋中的鱼可能是沉船招引来的，但并不是沉船所"生育"出来的。

▶分辨别人的感受和我们自己的感受

共情训练的第二部分，是学习分辨别人的感受和我们自己的感受。

如上所述，共情是对他人的心理体验的一种"直接的知觉"。我们认为，这是一种人人都具有的能力，即使是那些所谓"共情天赋差"的人，也一样具备这种能力。因此，当我们和别人在一起的时候，别人的心理感受，会映照在我们的心中。

当然，与别人在一起的时候，我们心中也会产生一些自己的感受。

别人激惹，我们可能会愤怒；别人痛苦，我们可能会怜悯；别人抱怨，我们可能会内疚……实际上，当我们和别人在一起的时候，我们内心的感受是由两部分构成的，一是自己的感受，二是通过共情感受到的别人的感受。它们混合在一起构成人的复杂的内心感受。

共情训练的基础是"玻璃窗比喻"。我们面对一面玻璃窗时，不仅外面的景象会映照在玻璃窗上。屋子里面的景象也会映照在玻璃窗上。我们在玻璃窗上看到的东西，有些是外面的，有些是屋子里面的。我们把通过玻璃窗看到的外面的事物，比作共情感受到的别人的心理感受；把玻璃窗上映照出的屋子里面的事物，比作我们自己内心产生的感受。

根据这个比喻，我们可以这样说，共情的感受实际上每个人都能感觉到，只是有的人不善于分辨哪些感受是自己的，哪些感受是别人的。我们也可以教一个人学会如何分辨哪些感受是别人的，哪些感受是自己的。当一个人的分辨能力提高后，他就可以知道别人的感受是什么了。

所以，在我们看来，所谓的通过训练改善共情能力，实际上是改善一个人分辨感受属于谁的能力。

训练这种分辨能力的方法，可以参考"玻璃窗比喻"：玻璃窗上的图像，我们怎么分辨是里面还是外面的呢？

方法一：先弄清楚，哪些东西是屋子里面的，哪些是外面的。比如，如果我们知道屋子里面只有一张桌子、一张床，并没有树。而我们在玻璃窗上看到了一张桌子、一张床，还有一棵树，我们可以判断，这些东西中的树是外面的。

在训练共情能力时，对应这个方法的是：我们让受训的心理咨询师多对自己做心理分析，让他了解自己有什么情结，总结出自己在各种情况下，容易产生的主要情绪和感受。当这个心理咨询师和来访者在一起时，他就会知道自己内部产生的可能是什么感受。这样，那些不同于这种感受的，感觉上有异己感的，可能就是来访者的感受通过共情感染了这个心理咨询师。

举一个例子，有个心理咨询师通过长期自我分析，知道自己有些"恋母"，对年长的女性普遍有一种亲近感和安全感。有一天，某男性来访者在谈论某个他生活中的年长女性时，心理咨询师感受到了一种恐惧。这种恐惧和他一贯对这类年长女性的感觉不符，于是，他估计这也许是一种共情，真正对年长女性感到恐惧的，也许是面前这个来访者——虽然他并没有说他有恐惧情绪。

有了这个判断后，心理咨询师询问来访者："当你提起这个人的时候，我感觉到了一种恐惧情绪，我觉得像是从你这里发出来的。是这样吗？你有恐惧感吗？"

如果这个共情是准确的，来访者在这个时候往往会给出肯定的回答："是，我的确刚刚觉得很害怕，你的感觉很准确，是这样的。"

在心理咨询师的训练中，我们可以让受训的心理咨询师轮流扮演咨询师和来访者，在这个过程中，通过感受自己和对方，找到机会提高共情能力。

当然，这种方法并非万无一失。有时候，也会不准确。就如你屋子里有一张桌子，并不一定你在玻璃窗上看到的桌子就是你屋子里桌子的投影，也许屋外刚好也有一张桌子呢？

有时，心理咨询师对自己的情结不一定都知道。也许，某一次心理咨询师产生的，他以为不属于自己的某种感受，实际上只不过是他自己不常见的一种情绪而已。把这种感受说成是别人的，就犯了一个错误。或者心理咨询师在某种情绪下会有某种情绪，比如愤怒，但是同时他也通过共情感受到了来访者的愤怒，因此，他可能会误以为他感受到的愤怒只是自己的，而忽视了来访者也有愤怒的事实。这样的错误，是无法绝对避免的。

一般来说，通过询问来访者，我们大致可以确定我们的分辨是否正确。多数时候，来访者的回答是可靠的，除非来访者的自我界限感比较差，如果来访者是边缘性人格或者重性精神病患者，那就不可靠了。如果我们推断某种感受来源于我们身边的来访者，而询问时，来访者却不承认自己有这样的感受，那么心理咨询师需要对自己的判断存疑。

方法二：如果在不同屋子中的几个人，通过电话联系的时候，都说在玻璃窗上看到了某种共同的事物，那很可能他们看到的，是他们屋子外面的东西。比如，不同屋子里的几个人，都在窗上看到了一棵同样的树，那可能这棵树是这几间房子外的院子里的树。

在一个以训练心理咨询师为目标的小组中，这种方法是更实用的。具体操作是要求小组中受训的各个心理咨询师，共同去感受一个对象，共同尝试体会这个对象人物的情绪和感受。在这样做的时候，大家都有可能分辨不清，所以说出来的那些心理感受有些是自己的。但是，这个小组中大多数人共同感受到的，甚至全部人都感受到的某种情绪或者感受，就很可能是这个对象人物的情绪或感受。也就是说，一个小组中大多数人认为这个对象人物有什么情绪或者感受，他们的意见往往是正确的。

当然，这种方法也并非绝对可靠。因为有一种可能，那就是小组中的大多数人有一个共同的误区——假如一个宾馆的各个房间中的人，都看自己的玻璃窗并且电话联系，大家都说自己的玻璃窗上有两张白色单人床的图像，这并不是因为宾馆院子里放了两张大家都看得到的白色单人床，而是宾馆标准间中都有两张白色单人床。比如"文化人革命"期间，虽然大多数人都会有共同的思想，但大多数人都错得很离谱。

方法三：看玻璃窗的时候，如果不论看哪里，都看到有某种事物，那它可能是屋子里面的。

也就是说，如果有一个心理咨询师与许多不同的来访者在一起时，总是在这些来访者身上感受到同一种心理感受，那有可能是心理咨询师的投射在起作用。如果你感觉每一个来访者都有压抑的攻击性，那有可能是你自己有压抑的攻击性；如果你感觉每个来访者都有性压抑，那有可能是你自己有性压抑。

来访者接受罗夏墨迹测验。来访者看一张图片，心理学家问："这张图片像什么？"来访者说，"像一男一女做那个事"；再看一张，来访者说"像男人的那东西"；再看一张，来访者说"像女的那地方"；再看，来访者说"像一男一女做那个事"……测验完成后，来访者问心理学家："你测出什么了？"心理学家说："从测验可以看出，你对性的关注非常高。"来访者大怒："是你总让我看那些性的图片，怎么倒说是我对性的关注度高。"这个故事对心理咨询师也有借鉴意义。

方法四：看玻璃窗的时候，如果屋子里的灯非常亮，那么在玻璃窗上看到的所有东西，可能都是内部的；如果屋子里的光线非常暗，而外面比较亮，那么在玻璃窗上看到的所有东西，可能都是外部的。

屋子里的灯非常亮，象征着高度的自我关注。如果心理咨询师自我关注度非常高，而不关注来访者，他看到的种种情绪和感受可能都是自己的。屋子外亮，象征着对别人的心理关注度高，这时心理咨询师感受到的情绪，很可能就是别人的，这就是共情。

方法五：借助优秀的督导师，分辨自己的感受和共情。

在训练心理咨询师的时候，督导师会要求心理咨询师尽量全神贯注在来访者身上，尽量忘掉自己，这样，他就能更好、更多地感受来访者的感受，有更好的共情。督导师会借助自己的观察和体会，去看受训者是不是把注意力全部放在来访者身上。

督导师如果发现受训心理咨询师有自我关注的杂念，就可以把自己所发现的告诉受训者，让受训者有机会知道自己的杂念。这样，受训者或者可以消除自己的杂念，或者至少知道自己的杂念是什么，不会把自己因此产生的感受和共情得到的别人的感受相混淆。

优秀的督导师，不仅应当有能力更准确地分辨出哪些感受是自己的、哪些是别人的，还应当有能力分辨出这些感受是谁的：是受训心理咨询师的，还是来访者的。这样，在必要的时候，督导师可以告诉受训心理咨询师，某种感受是受训心理咨询师自己的，还是他的来访者的。借助心理督导，受训心理咨询师可以分辨这两种感受主观体验的不同，从而渐渐能够分辨这两者。

方法六：应用心理意象训练共情能力。和日常的语言相比，象征性的意象更适于表达人的感性体验、情绪等。因此，应用心理意象进行心理咨询师的训练和督导就有明显优势。

通过检测心理意象差异，我们可以了解一个心理咨询师是否有很好的共情能力。

具体做法是：让心理咨询师设定一个基本内容，引导来访者进行放松的、自由的想象，比如让来访者放松后想象一座房子，在来访者想象中会出现各种具体的细节，或出现一些人物、活动情节，在想象进行的过程中，来访者随时把自己想象到的东西说出来。心理咨询师也根据来访者的表达去想象情景。要检测共情是否良好，心理咨询师就可以在自己的想象中观察某个意象的细节，并要求来访者也说出相应的细节，对比两个人的心理意象在细节上的差异大小，差异越小就表示有越好的共情。理想中最好的共情是毫无差异，但是实际上这样的共情程度比较难达到。

在小组中对心理咨询师进行训练时，可以让他们互相扮演来访者和心理咨询师，并通过检测心理意象的差异来检测共情的程度。

提高心理咨询师共情能力，通过心理意象也很容易做到。那就是让心理咨询师不断地按照对方的意象来校对自己的意象。在这个过程中，提示心理咨询师要专注地感受对方，忘掉自己，不要进行理智性的推论，开放地说出自己脑海中冒出来的心理意象，并与来访者的意象进行比较。

心理意象能起到的作用，就如同生物反馈训练时仪器所给出的信号，是对共情是否准确给出明确的反馈。我们潜意识中的心理结构可以根据反馈调整自己，用这种方式学会更好地共情。

▶ 表达感受到的东西

共情训练的第三部分，是训练我们表达感受到的东西。

心理咨询师提高表达能力的第一种方法是，提高"情绪与感受的词汇量"。也就是说，对于各种类似但是稍有不同的情绪，心理咨询师应当有不同的词汇区分它们。比如，同是悲哀类的情绪，我们要知道悲伤、伤痛、幽怨、感伤、哀怜、悲苦、失落……都是不同的，而且我们有词汇表达它们的不同。

这种训练最好借助经典的文学作品进行。因为经典的文学作品中，词汇的使用很准确，我们阅读并体会得多了，对这些词汇的意义就会有很好的理解。

提高表达能力的第二种方法是，习惯于表达自己的身体感受。比如，告诉来访者："刚刚你说那段话的时候，我感觉到心口有些痛。我分辨了一下不像是我自己的感觉，所以我想也许是你的心口疼，是这样吗？"此时，心理咨询师表达自己身体感受到的东西，也就是表达对来访者的共情。

表达身体感受，可以在一些感受维度上进行。这些维度包括：轻—重、热暖—寒冷、胀—收缩、紧张—松弛、痛—舒服、通畅—闷塞、暗—亮……例如，"当你说到……的时候，我感到我的胸口堵得很难受""当你说到……的时候，我感到我的心有些暖暖的"。

提高表达能力的第三种方法是，多练习用形象化的比喻，也就是前文所说的心理意象。

在向来访者表达自己的共情时，心理咨询师可以用询问的语句："是不是这样呢？"来访者的反馈可以让心理咨询师知道其共情是否准确，以及哪里还不够准确，从而可以进一步调节。

提高接纳能力的技术

接纳能力是允许来访者表现其消极面，不去有意识或者无意识地嫌弃、攻击或排斥来访者的能力。从更积极的角度而言，接纳能力是一种以关心和有爱心的方式与来访者相处的能力。正如我们上一节讲过的，我不认为"无条件积极关注"是普适的咨询特质。我认为我们这里所说的接纳更为普适。

接纳，是爱心的一种体现。接纳，至少能大大减少甚至避免咨询中心理咨询师对来访者的伤害。在更理想的情况下，来访者感到被接纳，会给他们带来安全感、被爱的感觉和自我被允许存在的感觉，这对他们的心理是很重要的滋养。

▶提高接纳能力的方法

我们有一些训练心理咨询师的接纳能力的方法。

第一，让心理咨询师总结一下，什么来访者，或者来访者的什么行为最让自己难以忍受，比如偏执、不信任心理咨询师、攻击心理咨询师、欺负别人还觉得很有理、虚伪、装腔作势、软弱无能、欺骗异性等。让心理咨询师体会一下，这样的人和这样的行为带给自己的感受。体验对方引起的厌恶、愤怒、恐惧和不自信的感觉，并分析这种感觉的起因，看是不是心理咨询师有什么情结，如果是，就处理这个情结。这可以减少这种不接纳。

第二，用意象对话促进接纳。基本练习方法是，让心理咨询师想象在不同的消极意象中，哪一个是他最难以忍受的，哪些是他相对可以接受的。比如，想象吃肮脏的东西，想象令人厌恶的虫子或癞蛤蟆、丑陋无比的人、狰狞可怕的鬼、死尸、身体上有可怕的伤口等。

为了达到练习的目的，督导师可以出示这样的图片，让受训练的心理咨询师看，并了解他们最难以忍受的是哪些。这样练习时，督导师要评估一下风险，如果这些图片超出受训心理咨询师的接纳能力太多时，会给受训者带来害处，应当只是稍微超出受训者的接纳能力。

找到了心理咨询师最难以忍受的图片后，对这些图片的象征意义和联想进行分析，从而了解此心理咨询师真正不能接纳的是什么。例如，如果心理咨询师最不能接纳的图片，其象征意义和"性与肮脏"的主题有关，则很可能他不能接纳那些性不洁的来访者。找到了心理咨询师最不能接纳的是什么之后，我们可以分析为什么他最难接纳这类来访者，其中有没有他自己的情结？如果有，可以有针对性地进行处理。

让心理咨询师忍耐不适感，并继续观察那些图片，也可以增强他们的接纳能力。这一练习的要点是不要克制、压抑自己的不适感，让这种不适感存在，保持对这种不适感的感受力。如果心理咨询师压抑自己，让自己脱敏，那么这样的训练将是无益的，"带着厌恶或其他不适感，继续看着这些图片"是训练的要点。

也可以不用图片，只是在想象中找到那些令人不快的图片，并在想象中继续看这些图片——这是意象对话中特有的方法。在训练时，受训者往往发现他会自发地产生一种冲动，想在意象中去做一些事情，让自己更舒服，比如在想象中杀死令人恶心的癞蛤蟆。意象对话训练中的做法是，要求受训者在想象中不杀死人、动物，不论他们多么丑陋或者肮脏（极个别时候会有例外）；不要表现出嫌弃厌恶的行为；不要排斥、贬低和压抑意象中的人和动物，只是带着不舒服去看着这些意象。因为这些意象是"有生命的"，是在想象中随时变化的，也是反映了受训者个性化问题的，所以这个训练的效果比看图片好得多。

第三，让心理咨询师发现自己可能存在的缺点，从而对别人宽容。在心理咨询师训练中，只要心理咨询师发现自己的一个"行为缺点"，我们就会提醒他："回忆一下有没有哪个过去的来访者有这个缺点，是不是现在更能理解他了？"

即使不对照自己，多去理解对方问题所在，也可以增加心理咨询师对来访者的接纳性。当不了解来访者行为的深层原因时，我们较容易只从行为上评判来访者。一旦他的行为让我们反感，我们就可能不接纳他。但是如果我们能深入理解对方，知道其行为的前因，我们就容易接纳对方。

第四，让心理咨询师有意识地想象来访者在没有心理疾病前的样子，以及心理问题改善后的样子。如果心理咨询师想到，现在这个令人厌恶的人"本来天真活泼""本来纯洁无瑕""本来善良美好"，后来因为遇到心理创伤事件，或者身边人的不良影响，或者他自己的错误选择，使他成了现在这样一个心灵丑陋的人，心理咨询师自然会产生一种博大的怜悯——不是一般的那种带着优越感的怜悯，而是由衷地可惜他们。这会让心理咨询师更能接纳他——也许他本质不是坏人，只是犯了错误的人。

想象来访者心理问题改善后，会变成一个什么样的人：那时他将会朝气蓬勃或者勇敢坚强，或者幸福快乐……这会让心理咨询师愿意为此耐受暂时的不适感——就如同医生想到自己的病人痊愈后的样子，能让他们更容易忍受现在病人疮口上散发的臭味一样。

这样的想象，应当是以心理咨询师自己过去的经验为依据，而不是盲目幻想。盲目幻想是无益的，甚至会导致对来访者现状的格外不满——因为他们和心理咨询师美好的幻想太不相同了。

第五，心理咨询师如果能够做到接纳，就会更进一步希望自己能成为更有爱心的人。不过要知道，爱心不是我们想要有就能有的，如果我们要求一个心理咨询师更有爱心，这是没有任何用处的。我们对自己说"我应该喜欢这个味道"，这并不能让我们真的喜欢这个味道；我们告诉自己应该爱，也不会使得我们多一些爱，我们至多能装出更有爱心的样子，骗别人也骗自己，但是实际上骗不了任何人——至少骗不了人的潜意识。

爱心只能自发产生，我们可以做的，是排除阻碍它出现的障碍，这些障碍是我们的无知、情结、不快乐等。自我中心是阻碍爱心出现的最主要障碍，任何有助于减少自我中心的事情，都会有益于我们的爱心增长。

最能增长我们爱心的，是出于真诚、爱心的行动，以及这个行动自然带来的别人的爱。因此，假如一个心理咨询师偶尔出现了真的爱心，应当付诸行动去爱，这样他的爱心就会增长。督导师发现了心理咨询师真实的爱心，应当指出来，让他知道这就是爱，这会让心理咨询师爱的能力得到增长。

▶ 表达爱与接纳的技术

直接告诉来访者"我接纳你、关心你""你放心我不会嫌弃你"固然也会有用。但是，来访者也许会对此有所怀疑——心理咨询师是真的接纳我吗？是不是心理咨询师假装接纳我？他说的话是他真实的想法吗，还是他只是为了让我安心？……因此，心理咨询师需要更有技巧地表达接纳。

第一种技巧是用"平常化"的语气回应来访者"不平常"的表述。比如，一个来访者鼓起勇气告诉心理咨询师，自己是一个同性恋。如果心理咨询师表现出嫌弃，来访者会感到不被接纳；如果心理咨询师表现出很惊讶，或者表现得很有兴趣，来访者也会怀疑心理咨询师的内在态度；如果心理咨询师刻意强调说"我对不同性取向的人没有歧视"，来访者更会怀疑他的话是否由衷。

我们可以用一种平常的语气回应他的话，仿佛在谈一件很平常的事。让他感觉在我们的眼中，这件事并没有多么异常，这样他就会感到我们是接纳这件事情的。

第二种技巧是询问。当来访者说出担心你不接纳的事情后，你可以温和地询问一些问题，比如有关细节、这件事情的发展过程等。询问是关心的显著标志，你询问他意味着你关注、关心他。

表达共情也是有效的方法，让来访者知道，你能够理解这件事情，能体会到他的感受，他也就不会担心你对他不够接纳了。

有些小动作，比如给哭泣的人递纸巾，轻轻握住对方的手等，也是可以传达爱和关心的。我个人主张避免过多用这些方式，避免给来访者一种"爱心泛滥"的感觉，避免强化来访者的依赖性，或者避免身体接触过多带来的性的移情。

提醒各位，在爱和接纳时，我们要避免一个误区：不要为了表示接纳，混淆了健康和不健康、美好和丑陋、是与非的界限，不要因为爱和接纳而纵容了坏的东西。我们可以宽容，但是不能纵容。

如果来访者蓄意伤害别人，我们依旧可以允许他作为一个不完美的人存在，理解他做这件事情是有原因的，我们可以帮助他发现问题的根源，帮助他解决问题而不是立刻把他抛入道德垃圾箱。但是，我们不能混淆是非，不能说我们接纳他继续这样的行为，也不能帮助他推卸责任，说这些行为只是心理问题带来的结果而已。我们可以接纳他有错误，但是错误毕竟还是错误。

提高尊重他人能力的技术

▶ 了解彼此的不同之处

学会尊重他人，首先需要了解彼此的不同之处。

第一，在心理咨询师训练小组中，可以做一些简单的练习。

每个人分别写下自己最喜欢的颜色、音乐、气味等，以及自己最不喜欢的颜色、音乐和气味，然后轮流读出来。

每个人说一说别人喜欢的东西之中，哪些是自己不喜欢的，或者别人不喜欢的，刚好是自己喜欢的。你是不是有一种冲动想说服别人，自己喜欢的才是对的？

小组讨论，哪些人的哪些情况是"异常的"或者"病态的"，哪些只是无害的个人偏好。对于后者，我们可以向对方表达："我的偏好和你不同，我们谁也不必说服谁，这就是人和人的差异而已。"

每个人分别写下自己喜欢做的事情、感觉最快乐的事情、不喜欢的事情、感觉最痛苦的事情，每种事情可以写不止一件。比如喜欢做的事情可以写几件，最快乐的事情也可以写几件，然后轮流读出来。

每个人都说一说，别人的事情，哪些和你自己的类似；哪些和你自己的不同，但你很容易理解；哪些是你感情上很难理解的。

小组讨论，哪些情况是病态的，哪些可能需要有所改变，哪些只是不同的偏好而已。对于后者，我们可以表达："我们是不同的人，所以我们有不同的偏好。"

　　我们还可以分析、了解，人与人之间的一些基本差异对心理咨询师的不同影响。

　　练习中我们可以用各种人格测量的量表进行测量，把心理咨询师分为不同的人格类型。

　　小组讨论，不同人格类型的特点，对他们的感受、思考和行为模式有什么影响。比如，一个"感觉寻求型"的人，喜欢的颜色会更强烈、刺激，行为上喜欢冒险，这对他生活的各个方面会有什么影响。

　　此外，还可以做的练习是，让心理咨询师区分"我的需要"和"别人的需要"。

　　让心理咨询师看一些来访者的症状或者问题的报告，说出自己希望如何改变来访者，从何处入手。再问来访者的希望是什么。然后比对这两者的异同，分析心理咨询师和来访者的需要分别是什么。

　　心理咨询师要分析自己，看自己在多大程度上有控制来访者的需要。这一点非常重要。

　　每个人多多少少都有控制别人的需要，这并非问题。但是，如果这个需要格外强烈，那么心理咨询师即使非常清晰地知道人我界限在哪里，也知道应该尊重这个界限，但依旧会做不到，因为他内心的冲动会驱使他去做他明知不该做的事情。

　　为什么有些人有格外强烈的控制别人的需要呢？原因多种多样，其中一个很常见。如果一个人有一种弱小感、一种无能为力感，或者一种控制不了自己的感觉，那么他会补偿性地需要控制别人，从而让自己感到舒服一点。这类人会有意识或者无意识地控制别人，如果心理咨询师有格外强的控制别人的需要，就会控制来访者，从而难于做到应有的尊重。

心理咨询师可以通过自我分析探明自身的这个倾向有多大，督导师也可以在这个过程中给予帮助。

▶用合适的方法表达尊重

我们可以用意象对话方法来做尊重训练。

让心理咨询师想象来到别人的院子外，看院子外有什么屏障——篱笆、院墙或者其他什么，看院子的样子，想象如果没有人请你进入，而你却需要进入，那会是什么情况。这样的想象中，会展示出一个人对别人的界限有何种程度的尊重，以及对什么样的界限更尊重等种种信息。

在尊重训练中，我们也要避免过度地强调尊重，以至于在必要时，不敢突破来访者的心理界限。心理咨询中总需要一定程度的干预性，需要一定程度地突破对方的心防，这与尊重原则并不矛盾。

内心有了对来访者的尊重，还需要懂得用合适的方式来表达。

首先，表达尊重最基本的一点是关注对方。

没有注意到一个人，是对他最大的轻视。因为这隐含一种意思，好像这个人的存在与否并不重要。有的人宁愿被别人仇恨，也不愿意被忽视，就是这个道理。

有一次，我们几十个人参观精神病院，医生带我们去重性精神病患者的住所，我发现大家的注意力都在与医生的交流上，或者观看设备设施等，对那些精神病患者并不关注。于是我把目光投向了那些精神病患者，我发现，几位精神病患者马上有了变化，从一开始的表情茫然变成了眼睛发亮的样子，一位患者甚至激动地给我敬了一个军礼（后来听说他本来是个军人）。

训练时，心理咨询师要注意交流时如何适当地用眼神关注对方，如何在姿势上表现出关注对方等。

其次，心理咨询师和来访者接触时，要注意基本礼仪。不要表现出不耐烦、不在乎或轻视的样子，也是表达尊重的一种方式。由于有些来访者心理有障碍，导致他们的行为令人厌烦，心理咨询师要平等对待对方。在心理咨询师训练中，督导师如果发现他们有轻视厌烦、不在乎来访者的表现，可以提醒他们自我觉察。

最后，表达尊重的方式就是多询问对方的意愿。在确定心理咨询目标的时候，在采用某种心理咨询方法的时候，都去询问对方的意愿，不要觉得来访者不懂就替他做安排。在来访者不接受心理咨询师的建议时，允许、认可来访者有权自己选择，这也是尊重来访者的表现。心理咨询师可以有意识地练习别人拒绝自己意见时的恰当反应。

提高真诚能力的技术

真诚是不给来访者提供虚假信息，如实地表达自己的看法、感受和情绪。

提高真诚能力，包括两个方面：一是有能力看到真实，二是有能力恰当地表达。这两者往往是相互交织的，所以真诚和表达真诚的训练是不能分开的。

▶训练勇气

不是说我们想真诚，就可以做到真诚。心理咨询师想要做到真诚，首先需要有勇气面对真诚带来的问题。其中最常见的一种情况是，心理咨询师担心真诚的行为会破坏自己在来访者眼中美好或权威的形象。心理咨询师也知道，自己对来访者有责任，因此必须考虑，表达不适当的真诚可能对来访者有害处。因此提高真诚能力，首先要训练心理咨询师的勇气。

▶训练判断力

心理咨询师还要训练自己的判断力，从而明白何时需要说出真相，说出多少真相，用什么方式说出真相。真诚并不是口无遮拦说出自己眼中的一切真相，而是必须适时适度，才能对来访者真正有益。

▶自我分析、自我体察、内省

每个人对自己的潜意识都了解甚少，每个人对自己潜意识范围中的情绪、感受及念头都所知甚少。因此，心理咨询师表达自己时，没有谁能做到完全真诚。我们试图表里如一，但是真正的表里如一是不可能完成的任务。不过，心理咨询师如果尽力去自我分析、自我体察和内省，就可以对自己的潜意识知道得更多一些，从而也可以更真诚一些。

▶运用自我表露技术

表达真诚的一个方法是自我表露，也就是心理咨询师可以在恰当的时候，暴露一些自己的信息，以帮助来访者。

恰当的自我表露，可以使来访者对心理咨询师更加信任。来访者感到心理咨询师对自己如此坦诚，就会有一种安全感。另外，在心理咨询师的自我表露中，提到自己如何面对和解决自己的心理问题，也可以给来访者一个借鉴和模仿的机会，有助于来访者的心理成长。

不过，如果自我表露的分寸、内容和方式不当，也可能会有不利的影响。比如心理咨询师暴露了自己的一些弱点之后，来访者因此对心理咨询师产生不信任，觉得"你自己还有心理问题呢，怎么可能帮助我"。

还有，心理咨询师也要注意自我保护，心理咨询师必须为来访者保密，来访者却不一定能为心理咨询师保密，而且有些来访者心理问题严重，很可能会利用心理咨询师暴露的自我信息，作为攻击心理咨询师的材料。因此，心理咨询师在自我表露时，也需要有自我保护意识。

提高真诚能力，可以做一个练习——"你们不知道的我"。这实际上是一种自我表露的技术，可以在团体训练中进行。

小组人数在 3 ~ 7 人为宜。有组长做引导。每个人可以轮流做自我表露，表露的时间在 5 分钟以内。所说的话以"你们可能还不知道，我……"这个句子开始，要说一件别人不知道的、关于自己的事情。一个人说完之后，其他人可以进行反馈，每个人反馈的时间控制在 1 分钟左右。之后这个表露者再用 3 分钟左右的时间表达自己的感受。

在这个练习中，表露者表露的内容对自我的威胁性最好是轻微的，最多是中度的，不适合把一些对自我很有威胁的隐私事件暴露出来。

通过表露，并得到反馈，以及对自己的感受做总结，一个人能逐渐知道自己能够承受后果的表露程度，也可以找到比较合适的表达自我的方式。如果在这个过程中，表露者遇到了威胁自我的反馈，组长可以引导和协助他学习如何应对。如果他的自我表露过多，内容对自我的威胁太大，组长也可以提醒他保护自己的隐私。

▶ 角色扮演

可以用角色扮演的方法，练习既真诚地表达又避免伤害。我们可以假设一些情境，让受训者练习如何对来访者说真话。比如，如何告诉来访者，她的男友实际上并不像她以为的那样喜欢她；如何告诉来访者，他"心平气和"的话在心理咨询师看来是很有攻击性的。这些情境可以从容易处理的，逐渐过渡到比较难的。

▶ 假设性表达训练

试图更真诚时最容易出现的问题——心理咨询师心里如果对来访者怀有怨气和不满，很可能会以真诚为理由发泄自己的攻击性。比如说，"让我真诚地告诉你，你以为你是谁？你自己很了不起吗""你让我感到很难受"等。真诚，成为心理咨询师忍不住想攻击来访者时说服自己超我的理由。

为了避免这个问题，我们可以进行"假设性表达"的训练，让心理咨询师练习如何真诚表达而不带有攻击性。方法之一就是，不说"你让我如何如何"，而是说"当你这样做的时候，我感到如何如何"。这种表达的转变，潜在意思是：当你这样做的时候，我有这样一种不舒服的情绪，但这未必是你做得不好，也许有我的原因，我只是看到这种现象，这种现象不归咎于你。假设性表达可以减少来访者受到攻击的感觉。

▶分析心理咨询师的心理

仅仅在行为上进行训练是不够的，更重要的是对心理咨询师的心理进行分析，找到妨碍他们成为表里如一的好心理咨询师的内在原因。

有些心理咨询师习惯虚张声势，他们喜欢把自己藏在白大褂、博士学位、能力证书和权威的身份之后，制造一个虚假的"权威心理学家"的外表。在与来访者交流的时候，他们会有意无意显露自己的权威，不让来访者有机会发现自己作为"凡人"的一面。这种不真诚带来的后果是：来访者也许会因此产生对权威的迷信和盲目遵从，难于发展出自我的个性；或者把心理咨询师的咨询理想化，当理想化破灭时会造成巨大的痛苦。

这类心理咨询师的行为，往往是为了掩盖自己内心的不自信。如果我们通过心理分析，帮助他们看到自己的不自信，并且找到他们不自信的原因，经过心理调节之后，他们就有可能减少自己的这种倾向。他们还可能是为了用职业化的自我形象来回避与来访者交往中的情绪冲击。这种情况，我们就需要训练他们的心理耐受力。

有的心理咨询师习惯扮演"好人"形象。他们会刻意地表现出善良、有爱心和对来访者的关心。这些心理咨询师会压抑自己的愤怒，哪怕这些愤怒是合理的。在长久的心理咨询过程中，来访者会越来越感到这些心理咨询师的虚假，并且感到他们实际上"站在远处"。这类心理咨询师往往不善于管理自己的情绪，尤其不善于表达自己的消极情绪。他们通过心理分析，看到了自己的真实情况，就可以逐渐转化。

提高洞察力的技术

这里所说的洞察力，和共情能力是有一定程度重叠的。对暂时性的心理状态的觉察是共情的一部分。不过，对人的稳定的心理特质的觉察就不是共情了。

▶ "看树" 练习

有一种技术叫"看树"，用来训练心理咨询师对来访者气质的洞察力。

让模拟来访者的人站在面前，受训心理咨询师看着他。这个训练要求受训心理咨询师认真去看，并且用心体会对方给自己带来的感受，不要用语言去总结，只是看和感受。

看大约一分钟后，心理咨询师闭上眼睛，利用记忆把来访者的形象保持在眼前。少数人有"照片式的记忆"，这时能清晰地"看到"来访者，仿佛没有闭眼一样。但是多数人没有这个能力，所以眼前能留下的只是一个模糊的印象，但这并不妨碍练习。

培训者告诉心理咨询师，你眼前的这个形象将逐渐转化为一棵树的样子。

要求心理咨询师看一看：来访者的形象在你眼中转化为一棵什么样的树？是大树还是小树？叶子是什么形状？树有没有开花或者结果？如果你知道这棵树的名字，它是什么树？

告诉心理咨询师，在这个过程中不要思考，只是观看。树的名字不知道没有关系，只要看到了它的样子就可以。

看完后，把这棵树大略画出来，并且用标注的方法写上这棵树的特点。

同时，来访者也可以看看自己"是什么样的树"，并且同样画下来。

"树"的样子，可以反映出一个人的气质、精神状态等。我们可以把心理咨询师所看到的，和来访者看到的作比较。一般来说，来访者对自己的"树"会看得更清楚（如果模拟来访者的人有心理问题，他自己看到的可能会不准确），因此，我们可以把来访者看到的作为"参考答案"，以此看心理咨询师观察到的准确度有多高。

我们也可以比较多个受训心理咨询师画的"树"，看其共性和不同。一般来说，多个心理咨询师画的树，其一致的方面，往往能真实反映来访者的气质特点。

这个练习难度比较大，因而即使是洞察力不错的心理咨询师，画的"树"也不会和来访者的很相似。训练时，培训者要说明这一点，避免使心理咨询师太受挫。

但是，有些洞察力很强的心理咨询师画的"树"，树上什么位置有疤痕，甚至什么地方有虫蛀等都能看到，因此可以知道来访者在多大年龄受过心理创伤等很精准的信息。

培训者可以用意象分析的方法进行分析，但不需要解释太详尽。我们要避免这个练习转变成逻辑思维层面的工作。受训者弄不清楚这棵树的象征意义没有关系，做这个练习提高洞察力的过程是潜意识学习。潜意识学习可以是一种"反馈式学习"：他看，我们反馈给他，让他知道他看得准确或不准确，只作为一种反馈，不说明为什么准确或不准确。然后找另一个人模拟来访者，再练习一次。这样一次次练习后，心理咨询师的洞察力就会很自然地提高，他就能对来访者感觉更准确。

▶ 对情绪的躯体反应的练习

练习途径

心理咨询师所需要的能力中，一个重要的能力是觉察来访者情绪的能力。而要觉察对方的情绪，有两个重要的途径。

第一，在某种情绪出现时，人的语调、表情、身体姿势和身体各部位的反应都能表现出这种情绪，如果心理咨询师能观察到这些变化，并且知道每种变化代表的情绪，就可以知道对方的情绪。这种途径是外显的途径。

第二，在某种情绪出现时，心理咨询师的身心会产生感应，如果心理咨询师能感受到自己身上产生的变化，并且知道这些变化代表的情绪，他就可以知道对方的情绪。这种途径是共情的途径。

从第一种途径进行训练，提高心理咨询师的能力，方法是多看，一定要把各种不同情绪的表现给心理咨询师看，让心理咨询师熟悉各种情绪的外显表现。

我们还可以用各种辅助方法促进观察的效果，比如，让心理咨询师练习分辨各种类似的表情，并辨别是哪一种情绪。还要注意的是，我们不需要让这些知识都成为有意识的，内隐或潜意识的学习也是有用的。

从第二种途径进行训练，我们需要体验各种（来访者在我们身上引起的，或者是我们自己产生的）情绪，知道各种情绪分别带来的是哪些具体的体验。并且，我们还需要表达这些体验，从而获得表达这些体验的能力。任何一种表达某种事物的方法，比如语言、绘画等，都能促进对这种事物的认知。所以，好的表达还有促进心理咨询师体验的作用。

对来访者情绪的躯体反应的觉察练习，可以让心理咨询师体验各种情绪带来的躯体体验，并且去表达。提高心理咨询师对情绪的躯体反应的觉察力，是这个练习的目的。

需要注意的是，心理咨询师如果有自己的情结，他自己的身体对情绪的反应就会受到这个情结的影响。这样，来访者出现某种情绪时，心理咨询师感受到的，将会是来访者的情绪和自己的情结两者共同作用引起的效应。

为了解决这个误差，心理咨询师需要做的事情是尽量消除自己的情结，或至少了解自己有什么情结，才能把自己情结带来的反应"减去"。

练习方法

我常用的练习方法是这样的。

先确定一种情绪，如愤怒，要求心理咨询师找一件会引起自己愤怒的事情。

告诉心理咨询师，练习开始时，尽量生动地想象这件事情发生的画面，从而激发自己的情绪。同时注意观察：情绪引起的感受从身体的哪个地方先开始？情绪引起的感受随后向哪个方向流动？流动时的感受如何？最后的感受如何？

必须仔细或反复地说明，务必让心理咨询师清楚这一要求。

此外需要对心理咨询师说明，情绪感受产生的过程有可能很快，以至于难以进行内省观察。为避免出现这个问题，应在开始前对自己做心理暗示：我要让这个速度不太快，要减慢到我能够观察的速度。

当心理咨询师清楚要求后，开始让他们内省。

内省结束后，要求他们报告自我观察到的感受。先让他们自己选用表达方式，随后让他们用颜色、声音、轻重、快慢、冷热、流动方向等来表达体验到的情绪感受流的状态。

问：你的愤怒产生后，你感到身体体验到的是热还是冷？

如果愤怒没有受到情结影响或压抑，感受到的应该是一股热流。

再问：这热流如果用颜色来表达，它是什么颜色？

如果愤怒没有受到情结影响或压抑，感受到的应该是红色。

…………

我们还可以让心理咨询师用一个综合性的意象来表达情绪的感受。

比如，心理咨询师说：我的喜悦如烟花，从胸中升起，一直向上并爆裂开，五颜六色地向四面八方散开。

我认为，至少对于原始情绪来说，同样的情绪引起的躯体反应所有人应当是一致的，如果有区别也只能是程度的差别，而且此差别应当来源于某个人过去的情结影响。

这个影响一方面在躯体上表现为一种持续的、特异的局部肌肉紧张，而这种紧张使情绪能量的流动方式不同于正常模式。另一方面的表现是"储存"了一些消极情绪，甚至这些长期储存的消极情绪已经产生"变质"，造成不同的表现。

在这个练习中，我们也可以发现心理咨询师的情结。我们可以看某心理咨询师对某情绪的反应，并且把它和没有情结的反应相比较，比较后的差别就是这个心理咨询师的情结所在。我们可以以此为指导解决他的情结。

当然，这里出现的一个问题是：有什么理由判定谁的反应是"没有情结的反应"？在理论上，我们可以根据马斯洛的标准找一个自我实现的人，并把他的反应设定为"没有情结的反应"的一个近似值。如果在实践中没有条件这样做，我采取的方法是，对比不同人的反应，通过分析去判断造成反应差别的原因。

例如，如果在不同的人之中，多数人愤怒时情绪流是向上流动的，个别人是向下的，那么先假设个别人存在对愤怒的压抑。再通过访谈了解他们处理情绪的方式，如果发现个别人的确在生活中对愤怒压抑的行为表现比其他人多，则可以初步判断假设是正确的，从而确定愤怒"本应是向上的"。

用类似的方法，我们也可以大致确定一些情绪的感受特点。另外，也可以参考情绪心理学家研究中已有的结果，确定各种情绪在感受上的特点。

理论上说，将来我们也许可以总结出各种基本情绪的感受特点，并用形象化的表达方式给出基本表达，以此作为工具去判断某一次训练中心理咨询师的反应是否标准。

练习的优缺点

此练习的优点是，可以比较快地提高心理咨询师对情绪的躯体反应的敏感性和觉察力，有助于他们发现自己的心理问题和情结，也有助于他们的心理成长。

现在存在的问题有：不了解更社会化的、更高级的情绪是不是有共同的躯体反应。如果不同的人在更高级的情绪出现时在躯体上的反应不那么一致，则我们就难以建立统一的标准，也难以对照标准发现一个人是不是存在压抑和情结。

另外，当我们让心理咨询师想一件能引起他自己某情绪的事情时，比如想一件令他愤怒的事情，他所想的事情引起的是否真的是愤怒？实际上有些心理咨询师在想一件事情时，被唤起的往往是复杂的情绪，并不一定以他自以为的情绪为主导。

当我们发现他的躯体反应不符合设定的情绪，反而类似其他情绪时，可以通过分析和访谈来判断，是不是有其他情绪存在。比如，如果我们发现某心理咨询师在想象让自己愤怒的事情时，他的反应类似恐惧的标准反应，则可以通过询问来判断他是不是存在恐惧。

也许我们以后可以尝试设计一些"标准的"情节，这些情节可以被假定为能唤起特定的情绪，例如"任何人听了都会愤怒的故事"。但是，由于人的反应的复杂性，是不是能找到这样的故事也是一个问题。

总之，这个练习是很有价值的，但是还远谈不上是完善的。在以后的工作中，我们将继续努力完善这个练习。

心理咨询师对来访者的洞察，不一定都要表达出来。有了洞察，就能辅助心理咨询师和来访者后面的交往。心理咨询师更了解来访者，就能更好地与来访者交流。在需要的时候，心理咨询师也可以把对来访者的洞察说出来，以促进来访者的自知。具体什么时候需要，则要心理咨询师根据咨询中的经验来判断。

提高信任的技术

咨访关系对来访者的人生会产生影响，这种影响是不是来访者需要的，是不是对来访者有益，来访者是不是反而因这种关系受到伤害？对此，来访者难免有所疑虑。做心理咨询不同于买菜，买菜的时候我们可以清楚地看到我们要买的菜，而做心理咨询时，来访者对自己将得到的是什么，看不见摸不着，来访者必须信任心理咨询师，相信自己能得到收益，才能投入到治疗之中。

▶信任是相互的

信任，在心理咨询过程中是必不可少的。心理咨询的各流派都意识到在良好的咨访关系中，来访者需要对心理咨询师有一定的信任——信任心理咨询师有能力帮助自己，从而加强来访者自己能够获得帮助并改善心理问题的信念。

当然，心理咨询师也必须对来访者有基本的信任，才能建立咨访关系。我们必须信任来访者有动力改变自己，有资源去改变，有承受改变过程中困难的基本能力，也有积极的内在潜质。

信任应当是相互的，没有相互信任，就不可能建立咨访关系。

当然，在刚刚建立咨访关系的时候，信任可能并不多。这并不重要，只要有信任，双方就有了共同工作的基础。在这个基础上，心理咨询师可以通过心理咨询与治疗过程，通过过程中的共情和帮助，加强相互之间的信任。随着来访者对心理咨询师的信任一步步增加，在更多信任的基础上，心理咨询师再做更多的、更重要的事情，比如更困难的心理干预。

▶ 增加来访者对心理咨询师的信任

心理咨询师可以借助自己的身份、咨询环境等增加来访者对自己的信任。比如，在咨询机构中悬挂自己的学位证书，张贴介绍自己成就的材料等。不过一定要注意，对自己的宣传要真实，因为虚夸的宣传会透支信用，一旦被发现与事实不符，会极大地损害来访者对自己的信任。

咨询室布置得当，以及咨询机构的信用，都可以增加来访者对心理咨询师的信任。

当然，更重要的是，心理咨询师要用自己的言谈和行为方式让来访者产生安全感和信任感。在谈及自己的时候，不要夸大。自夸可能会一时有效，让来访者对你有信心。但是，一旦来访者发现你自夸中的虚妄，就会加倍地怀疑你。即使是自己真正具有的优点，如果不容易取信于人，没有什么可让人看到的证据，也应该先不多说。

对于咨询过程中可能会有的困难、不利之处，或者发生的让来访者感到不适的事情等，要事先告知来访者。这样，当咨询过程中遇到困难时，来访者不至于因此对心理咨询师产生过多的不信任。

不要过于热情主动地"招揽生意"。对来访者说明必要的情况后，要让他们自己决定是否做心理咨询，不要表现得急于让对方来做咨询，否则来访者可能会对心理咨询师产生怀疑。有时，心理咨询师急于让来访者做心理咨询，的确并非因为自己的需要，而是看到来访者很需要心理咨询的帮助。但是，如果表现得太急切，来访者会对心理咨询师产生怀疑，反而可能减少他们接受适当的心理咨询的可能性。因此，心理咨询师必须要有"平常心"，尊重来访者的选择，哪怕这种选择在你看来对他是不利的甚至是危险的。

遇见那种对心理咨询师不信任的来访者，有时我会给他一个"高门槛"。我会提出，你必须具备一些条件，我才能给你做心理咨询。或者，我在咨询费上坚持不低价。这样，来访者才会相信我是对自己的能力有自信的心理咨询师。

收费的多少，非常影响来访者的信任。虽然来访者希望省钱，但是心理咨询师收费太少，来访者容易怀疑心理咨询师是否优秀，之所以低收费是因为能力较弱。因此，心理咨询师应合理收费，不能盲目减少收费。如果有意减少收费，心理咨询师要考虑周全。如果你减少了收费，很可能同时减少了来访者的信任感，那么你这样做未必对来访者有益。这时候需要自我分析，是什么动机使得你要减少对方的费用？

有时，心理咨询师过分高收费，虽然可以暂时增加来访者的信任，但这种做法是违反心理咨询伦理的，不宜提倡。

▶ 提高心理咨询师对来访者的信任

心理咨询师如何提高自己对来访者的信任？

来访者的行为，往往会让人难于信任。他们可能会放纵自己，可能会言而无信，行为上刚刚有所改进，也许突然就会出现反复。有时候心理咨询师难免怀疑，来访者是不是真的有改变的动机，是不是真能改变。

在这样的困难情境下，心理咨询师如何对来访者保持信心呢？一个方法是：回顾过去发生在某个来访者，或者其他来访者身上的，能够增加心理咨询师信心的一些事情。心理咨询师都有过这样的体验：过去遇到过让自己失望、怀疑，甚至觉得无可救药的来访者，他们最后却有了长足的进步，甚至有了突破性的进展。

回顾这些，心理咨询师可以告诉自己，虽然现在事情看起来很糟，自己感到灰心也是情有可原的，但是要相信，每个人都有成长的内在驱力，每个人都会走向自我成长——只不过不知道要花多少时间。只要有耐心，只要等待，我们就可能看到柳暗花明的那一天。

我们自己的经验如果不够，可以想想其他人的经验。比如督导师，或者其他优秀的心理咨询师一定告诉过我们，他们也有过信心不足的时候，也有过怀疑心理咨询是不是有用的时候，但是最后他们还是成功地帮助了来访者，而他们的来访者也证明了每个人都有成长潜力这个道理。

如果还是不能树立对来访者的信心，我们可以在督导师的帮助下进行自我分析，看看自己的什么情结在起作用，是不是有自己的不自信或其他心理。

当然，我们也需要一种合理的判断，不能对来访者盲目地信任。有时候，来访者的问题的确比较大，目前不可能成长，那么我们就要采取相应的措施。

除了以上这些，心理咨询师的心理素质还有其他需要训练的方面，比如心理咨询师的定力，这里不再一一陈述。这些不同的心理素质之间，并非互相独立的关系，而是一个综合的整体。心理咨询师需要记住，提升自己的素质，是做这一行的人一生中都不能停止的。只有不断地完善自己、训练自己，才能更好地帮助来访者，实现心理咨询师的人生价值。

| 第六章 |

个案概念化的技术

知己知彼，方可百战不殆。能做来访者的知音，才能有效地帮助他们。诊断和评估的作用，怎么强调都不过分。

没有准确的诊断和评估，心理咨询的过程就成了以盲导盲，有可能误入歧途。有了准确的诊断和评估，心理咨询师就可以心中有数，可以因人制宜，可以有针对性地解决来访者的心理问题。

诊断和评估，是心理咨询第一个阶段的主要工作。新手心理咨询师常常会犯的错误，就是在诊断和评估阶段做得很不够，却急于解决来访者的具体心理问题。

我在督导时，经常有新手心理咨询师用这样的句式询问我，"有个来访者说他很压抑，这该怎么解决？""对性变态怎么做心理治疗？""学生写作业特别慢，这个怎么处理？"……对此，我的回答是："首先你需要更多地了解来访者，然后才能谈得上做心理干预。"表现出来的具体问题，背后的原因往往是错综复杂的，对此不了解就贸然出手，不但有可能事倍功半，甚至会弄巧成拙，反而对来访者有害。在心理咨询与治疗的第一个阶段，我们花费更多的精力去"看"，去了解来访者，得到对来访者更多的理解，才能做出准确的诊断和评估。有了准确的诊断和评估，下一步应该如何干预的问题也就容易解决了。

当然，诊断和评估不仅仅是第一阶段的工作。实际上，在心理咨询与治疗的全部过程中，我们都需要不断地对来访者进行诊断和评估。这其中包含两种情况。

一是我们需要在心理咨询与治疗的过程中，参照我们新了解到的信息，修正对来访者的诊断和评估。

在心理咨询刚开始的阶段，由于来访者对心理咨询师的信任有限，他们往往不会暴露自己比较深层的隐私，也不会暴露自己比较难以说出口的心理问题，只是用一些小问题来试探。另外，他们也常常提供虚假信息，歪曲和掩盖真相。有些信息，并非来访者有意隐瞒，只是一开始没有提到。这些信息在后来的咨询过程中可能会被提起。

在心理咨询逐渐深入的过程中，来访者会渐渐地把一些新的、更深入的，或者更真实的信息提供给心理咨询师，而心理咨询师会发现，由于过去得到的信息不准确，自己所做的诊断和评估也是不够准确的，这时就需要进行调整。

二是随着心理咨询的进行，来访者的心理状态、症状表现等都会发生变化，我们应该随时评估这些变化是否与我们预期的一致。根据现状，我们的心理咨询与治疗的计划和方法是否需要做一定的调整。

诊断和评估的对象，可以是来访者的整个人格，也可以是来访者的某种行为模式。我们有时还需要评估咨访关系、来访者的家庭环境、来访者具备的心理资源等内容。

由于不同的心理咨询与治疗流派对心理问题的看法不同，对心理咨询与治疗活动的观点不同，关于人性的观点不同，所用的诊断和评估的方法往往有所不同。在诊断和评估中，各个流派采用的术语也不同。几乎没有一个诊断和评估的方法是各个流派共同认可的。一个心理咨询师在诊断与评估时，主要采用的方法往往会趋近于某个流派，但是往往也会融合或者兼用其他流派的标准和方法。

心理咨询师完成诊断和评估之后，还需要按照某种心理咨询理论，初步给出对来访者心理问题形成过程的假设解释，并在此基础上，对如何进行心理咨询设立一个目标，并且制订一个初步的计划以达成这个目标。

这个从评估到确定目标和计划的过程，就是个案概念化。

对来访者的诊断和评估

不同流派对来访者的诊断，有不同的基本理念、不同术语体系的诊断和评估方法。本节简要介绍各种不同的诊断和评估方法。

▶ 精神医学的诊断标准

精神医学认为心理或精神问题，可以如同躯体疾病一样被分辨为不同的精神疾病。每种精神疾病有其特有的一组症状。诊断就是通过观察来访者的症状，分辨来访者的精神疾病是哪一种。

该理念隐含着一种假设，那就是存在着一些不同种类的、相对实体化的"疾病"。每种疾病有其发生的特定原因，有其特有的表现和影响，也有其特定的治疗方法。因此，精神医学诊断的关键是识别"疾病"，而不是了解"人"，知道了"疾病"，也就知道了解决方法。这种诊断会给每一位来访者一个确定的疾病标签，而且直到治愈一般不需要改变标签。

精神医学诊断中又有不同的标准体系，比如国外的 DSM（《精神障碍诊断与统计手册》），中国的 CCMD（《中国精神障碍分类与诊断标准》）等。这些标准隔一些年会进行微调，每次调整后的版本，会用一个数字来表示——比如，DSM-VI、CCMD-10等。

日常心理咨询中所用的一些心理疾病名称，大多来源于这些标准，但是往往不是非常严格地采用这些标准。比如，日常被称为抑郁症的，在CCMD中，有些被称为心境障碍，有些则被称为抑郁性神经症；日常我们称为癔症的，在DSM中也许是转换与分离障碍——在过去的精神医学中它曾被称为癔症，虽然现在精神医学中已经不再使用，但这个名称成了一个日常用的词语。

如果我们希望详细了解这些诊断标准，可以找最新版的DSM或CCMD手册来学习。

▶ 标准化的心理测验

心理测验所测的并非某种心理疾病，而是某种心理特质，比如人格、态度、智力、情绪等。心理测验本身并不能作为诊断标准，不能单独判定心理问题，但可以为我们的心理评估提供参考。

例如，症状自评量表（SCL-90）常被学校用于筛选心理有问题的人。心理工作者会用这个量表进行普测，谁得分比较高，谁就有可能有某种心理症状，建议其和心理咨询师做进一步沟通。当然，症状自评量表实际上并不能筛选出所有有心理问题的人，有重性心理障碍、自知力缺失严重的人，在这个量表上反而有可能得分不高。

再如，抑郁自评问卷、焦虑自评问卷等，常被用于评估来访者抑郁或焦虑情绪程度。

除了上述这些自评式的量表，罗夏墨迹测验、主题统觉测验等投射类测验也可以用于心理评估。但是，由于这些测验对施测者的技术要求比较高，现实中极少有人使用。

利用量表进行心理测验，优点是比较标准化。但是，对于心理咨询与治疗来说，不能给出对来访者更个性化的心理评估，因此实用价值并不高。

用抑郁自评问卷评估，如果被测来访者的分数是 60 分，我们就可以判断他有一定程度的抑郁。但是我们从量表中所能知道的也仅止于此，我们无法知道他抑郁的原因可能是什么，也无法知道他的抑郁如何表现，对他的生活有什么影响，不能估计其预后。

▶行为疗法中的心理评估

各类行为疗法中，心理评估的基本理念是：行为模式是强化的结果。一个人有某种行为模式，原因是这种行为以往发生时，受到了环境的强化。

比如，一个学生需要被别人关注，但是他的生活中很少有人关注他。学习好的人往往受到更多的关注，但是提高学习成绩非常困难，他过去的尝试不成功，反而带来了很多烦恼。偶然的机会让他发现，当他表现出一些心理问题的行为时，他得到了别人的注意。于是，这种行为就得到了强化，出现的频率越来越高。

行为疗法的心理评估要点是：要具体地、操作性地定义某一种行为。在行为疗法的评估中，我们说一个人有"攻击性"，不能仅仅凭感觉就说这个人的攻击性强，而要对这个人的攻击性做出操作性的定义，比如"推其他同学""大声叫喊""使用骂人的词"等。然后，要精确记录这些行为出现的次数及强度。

有些行为疗法中，还可以分析这些行为的功能。比如，这种行为是否得到了有形的强化物（钱、珍宝或者好看的服装），是否得到了社会关注，是否帮助他逃避了什么不舒服的感觉（逃学，至少在当天避免了在无聊的教室中等待下课的那种难受感），或者是否本身就是一种满足

（比如挖鼻孔）。

评估中，还要观察和记录这种行为发生之前或之后的环境事件及刺激。这有助于我们判断，是什么原因使得这种行为发生，或者帮助我们确定这种行为的功能。在这些资料的基础上，心理咨询师进行干预。干预后，要再次测量和记录行为出现的次数和强度，以确定干预是否有预期的效果。

不同于精神医学模式，行为评估不认为某些行为是某种固定的"病症"的表现，不认为存在着一些固定的"病症"。

行为评估的优点是：所做的观察测量和记录都很有针对性；定义明确，从而避免了含糊性，也减少了心理咨询师的主观性带来的不准确；评估贯穿在整个心理咨询过程中，因此随时对心理咨询有指导作用。

▶心理动力学评估

心理动力学各流派，如经典精神分析、客体关系，以及荣格的分析心理学等，评估的基本理念都认为人的心理是一个整体。我们不能孤立地研究一个人身上的"病"，因为"病"是这个人的有机组成部分。我们也不能孤立地研究一个人的"行为模式"，因为"行为模式"也是人的一部分。

换言之，我们评估的不是"病"，不是"行为"，也不是心理测验中的那些"特质"，而是"人"，是一个有自己的本能和动机，有自己的整体人生目标和整体人格的人。

因此，心理动力学的评估方式是通过访谈等人际互动，或者来访者的信息，由心理咨询师综合分析思考，得到对来访者的全面理解。在心理动力学看来，症状、特质、行为等都是外显的标志，我们需要通过这些外显标志，了解来访者内在发生的事情，这才是最重要的。

心理动力学评估，注重的是来访者的过去经验及内在的心理机制：过去的人生中，来访者遭遇了什么？他用什么样的方式回应？这给他带来了什么信念？使他建立了怎样的人格结构？产生了什么样的心理机制？

心理动力学评估的优点是，它比前述所有方法都更有综合性，从而避免了片面或割裂地理解一个人。但是，心理动力学评估很难有标准化的程序，对心理咨询师的经验要求较高。

心理动力学的评估也不只是一个理性的过程，它还包含着情绪感受、直觉等方面的内容。

在进行心理动力学评估时，心理咨询师不仅要把可以看到的外在行为作为资料，还要把自己的感受、自己对来访者的感觉等作为资料，不仅要分析来访者在生活中的表现，还要分析来访者在咨询过程中与心理咨询师互动时的模式。这也使得心理动力学评估更为困难，因为心理咨询师需要训练自己的感受力，训练自己的自我觉察力，并且懂得关于移情、反移情，以及投射性认同等机制是如何发生影响的。心理动力学评估虽然困难，但是有很大的价值，因为它能够帮助心理咨询师更透彻地理解来访者。

▶经验性的心理评估

在实践中，心理咨询师可能并不会完全按照上述某种流派的方式进行评估，而是用自己熟悉的方式进行经验性的心理评估。

心理咨询师内心往往有一个潜在的评估标准，以及一个进行判断的程序，但是他们自己对此未必有很清晰的认知。这与我们生活中形成对另一个人的印象的过程很类似。

心理咨询师的经验会对他们的评估产生影响。他们的评估也许会零星地采用上述不同流派的一些术语，但未必很准确地使用。

例如，心理咨询师在接触了某个来访者后，可能在心里会有这样的评估："看来这个来访者不好对付，他让我想起过去那个小张，他们都是那种很拧巴的人。而且，我发现他有很强的攻击性，不信任别人。他的问题应该算是'反社会'，还是'品行障碍'啊？他小时候，和父亲关系不好，也许是他这样做的原因，而且他母亲也有点太溺爱他了，把他给惯坏了。"

表面上看，虽然这样的评估不够"科学"，也不够精确，但是实操中这种评估未必就比那些更"科学"的评估效果差。

评估，说到底是心理咨询师的工具，目标是促进更好的咨询。心理咨询师用自己经验性的方法去评估，他的评估他自己最有感觉，最能理解，也最容易为他自己所用。而且心理咨询师自己的咨询经验，最容易融入他自己的经验性评估中，这通常会让他的评估越来越好。

这种评估的不足主要有两点。

一是不适合相互交流。因为没有使用标准化的术语和程序，甚至很多评估活动不是在意识层面完成的，所以心理咨询师未必能和别人说清楚，甚至会有误导作用。比如，心理咨询师转介一个来访者给另一个同事时，对另一个同事说："你要小心这个来访者，虽然她表面很乖很听话，但我总感觉她让我很不踏实，不知道哪天会发生什么大危险。"同事如果问："你有什么理由这样说？她的心理测验结果说她有什么攻击性问题，还是她表现出来攻击行为？或者是你的精神分析得到了这样的结论？"心理咨询师回答："心理测验没有这种问题，行为上也没有攻击性，关于精神分析我也没有什么结论，甚至我都不知道将来她是不是会用攻击的方式，我就是觉得不对劲，我的经验让我觉得有哪里不对，有点悬。"

二是经验性心理评估，受心理咨询师个人经历的影响比较大，也许会有系统性的偏差。比如，某心理咨询师过去的一个来访者自杀了，那么，如果新的来访者相貌上与那个自杀者有些相似，这个心理咨询师就会对这个来访者更为担心，对这个来访者的危险评估会更大。

对咨访关系的评估

同样一句劝告，出自不同的人，效果可能会完全不同。如果心理咨询师和来访者还没有建立足够深的相互信任关系，心理咨询师给出的重要建议可能就没有任何用处。

心理咨询师对咨访关系的现状，必须心中有数。不是见面次数多了，咨访关系就一定会深入。咨访关系的深度，要看在心理层面心理咨询师与来访者是不是真正相遇过，以及双方是不是相互接纳等。因此，心理咨询师需要对这段关系进行评估，从而更清楚现状。

▶依据特定的理论，对咨访关系进行评估

精神医学模式中，不评估咨访关系。行为疗法虽然对评估非常重视，但是忽略对咨访关系的评估。

心理动力学各流派、存在—人本主义各流派很重视咨访关系，因此对咨访关系都进行评估。心理动力学流派，会通过分析移情、反移情、投射性认同等，不断关注咨访关系的现状。他们不仅关注咨访关系整体上是好或者不够好，还会关注咨访关系中的种种具体细节——比如，来访者是否把心理咨询师看作母亲，对心理咨询师是否有性的冲动。存在—人本主义流派，虽然没有很多具体的评估方法，但是也会重视评估咨访关系。

意象对话疗法中，有专门用来评估咨访关系的方法。

其中一种方法叫作"咨询室中"。

在引导来访者放松之后，让来访者想象他沿着一条道路，走向一个有点像教室、有点像医院，又有点像寺庙的奇怪建筑之中。在这个建筑中，有一个房间是心理咨询室。当来访者想象出这样一个心理咨询室之后，引导他继续想象——打开门走进这个咨询室，发现在来访者通常坐的椅子上没有人，却有一只动物或者一种器物，心理咨询师通常坐的椅子上也没有人，也是一只动物或者一种器物。这时，心理咨询师要求来访者说出，他们眼中看到的分别是什么动物或者器物。

如果在来访者的想象中，来访者的椅子上是只动物，就让他继续想象——来访者椅子上的那只动物吐出一股烟，向咨询师椅子上飘去。如果来访者想象中，来访者的椅子上是个器物，也让他想象，这个器物冒出了一股烟，向咨询师椅子上飘去。然后，让来访者想象，接着发生了什么。

通过对来访者想象出来的内容进行分析，我们就可以知道咨访关系的一些特点。因为这是一个广义的投射测验，来访者想象的"来访者椅子上的那只动物或器物"，就是来访者自己的象征，而"心理咨询师椅子上的那只动物或器物"，就是来访者心目中的心理咨询师。想象中发生的事情，就是咨访关系在来访者心目中的样子。

举个最简单的例子，某来访者想象中，"来访者位子上有一只羊，咨询师的位子上有个吸尘器。从羊的嘴里吐出灰色的烟，吹到心理咨询师的位子上，吸尘器把这些烟都吸进去了"。这个想象的象征意义大略是：来访者是一个性情温和但是有点怯懦的人，他抑郁或者有些爱抱怨。他宣泄情绪时，心理咨询师能接纳他。因此，总体上他们之间的咨访关系还好。

当然，心理咨询师需要"定期清空"吸尘器中的"灰尘"，否则他的心理健康可能会受到一定影响。

意象对话中还有一种方法，也适合对咨访关系进行评估。这种方法叫作"双人意象"。

让来访者放松之后，想象自己和心理咨询师一起，沿着一条路走向一个山洞。让来访者想象进入山洞，并在洞内找到一个水潭。来访者想象在水潭中看到自己和心理咨询师的倒影，但这个水潭是魔幻的，所以倒影中的样子都变成了别人的样子，或者是动物或者是鬼神。之后，再让来访者编一个故事，说明这两个人，或者动物，或鬼神，为什么来到这个山洞，他们之间是什么关系，有什么故事。对此进行分析，可以更清晰地了解咨访关系，知道来访者对心理咨询师的移情。

以上这两个练习，心理咨询师也可以自己做，心理咨询师从想象的结果可以分析出自己心目中的咨访关系，以及自己对来访者的反移情等。

▶依据自身经验，对咨访关系进行评估

此外，作为心理咨询师，我们也可以不依赖某种特定的理论，靠自己的经验对咨访关系进行评估。

第一，我们可以根据对来访者的观察评估他们对我们是否信任。

如果来访者对我们不信任，他们可能会直接用语言表达怀疑，可能会用一些行动表达怀疑。他们也可能会做各种各样的试探，看我们是否真的像自己所说的那样。

我们还可以观察在哪些方面来访者更信任我们，在哪些方面不信任我们；是不信任我们的能力，还是不信任我们的善意，或是担心我们利

用他、控制他、剥削他。我们要了解什么会影响来访者的信任程度。从来访者的人生经历看，是不是他曾经受到过某个信任的人的伤害。或是因为我们自身的因素使他不信任，比如我们太年轻让他担心我们的阅历不足，我们的某种行为使他产生怀疑……所有这些都可以通过观察、询问得到答案。

第二，我们可以评估自己对来访者是否了解。

"我对这个来访者了解多少？我能体会到他的喜怒哀乐吗？"我们可以通过询问来访者，确认自己对他的理解是不是到位，自己的共情是不是准确。如果来访者指出我们不懂他，我们往往会本能地否认，认为这是来访者的阻抗。但是，以我的经验，来访者往往在一定程度上是对的。我们应当更认真地对待来访者的说法，不要轻易地归之为阻抗。

第三，我们可以评估自己对来访者够不够接纳。

这说起来很容易，那就是诚实地看自己的心："我对来访者是什么感觉？我喜欢他吗，或是厌恶？我怜悯他，或者是烦他？"根据自己的感觉，以及对"什么是接纳"的理解，我们就可以得出结论。

但实际操作时，这种评估很难准确，因为我们很难做到"诚实地看自己的心"，我们只能尽量做好。所以，如果来访者指责我们不够接纳，我们也不要轻易否定来访者的说法，而应看一看是不是真的如此。

就算我们对来访者的接纳不够，也不是什么罪过。如果我们知道自己接纳不够，可以进一步通过自我观察，了解自己不能接纳来访者的原因，我们的接纳状况就可以得以改善。

第四，我们可以评估自己对来访者是否尊重。

严重的不尊重，表现为训斥、指责来访者，强制来访者做我们认为正确的事情。我们都知道不应该这样做。虽然我也听说过有心理咨询师得意扬扬地说他怎么"骂"来访者，但这种情况很少见。更常见的是，心理咨询师对自己这些不尊重行为是不自知的，他习惯这样做。但是，来访者对这种行为会有反应，比如敌对和反抗，或者是顺从。如果一个心理咨询师从来访者的反应中发现了自己对来访者不尊重的问题，可借助督导师的帮助，进行自我调节。

更常见的不尊重，并不是训斥、指责，而是更隐蔽的形式。比如，心理咨询师以一种关心的姿态，把自己的看法和做法强加于来访者，也是一种不尊重。仿佛一个妈妈以"我是为你好"的理由强制儿女听自己的话一样，心理咨询师有时也会这样做。

和妈妈相比，心理咨询师还有一个理由，那就是"我作为专家，比你自己更知道什么是对你好的"。带着这样的心态，心理咨询师把自己认为好的理念强加给来访者，也是不尊重来访者。心理咨询师可以通过自我观察，评估自己是否存在这种情况。心理咨询师如果发现自己有强烈的急躁、不耐烦，对来访者的无知和顽固感到愤怒，那么很可能存在这种情况。

心理咨询师作为专家，是否比来访者自己更清楚什么对他更好呢？我们承认，很多时候是这样的。只不过，我们必须知道，每个人的生命属于他自己，对于如何度过他的一生，归根结底权利在他自己手里。

同时，我们也要知道，很多时候我们自以为比来访者更清楚他自己，实际上却也未必，虽然我们有更专业的知识，但是他才是与他自己朝夕相处的人，对于自己的情况，他很可能比我们更清楚。

第五，我们可以大略估计来访者对我们的接纳、尊重程度。

我们可以观察来访者对我们的反应：他表现得愿意来做心理咨询吗？他愿意和我一起做咨询吗？如果来访者时常迟到、忘记来咨询，除了阻抗，也可能是他不接纳我这个心理咨询师。如果来访者用轻浮或挑逗的态度，对心理咨询师进行性诱惑，那就是不尊重心理咨询师。

来访者对心理咨询师的评价，可以作为对咨访关系评估的参照。从来访者的评价中，我们可以看出他对心理咨询师的看法和感受，可以看出他是否接纳、尊重心理咨询师。

在对咨访关系进行评估时，最重要的、不可或缺的，就是要评估来访者内部那个可以和心理咨询师构成工作联盟的部分——来访者自己内部的"自我疗愈者"有多大的力量。要评估"自我疗愈者"和心理咨询师之间是否建立了很好的相互信任、相互理解的关系。我们可以凭自己的感受来评估，来访者在情绪可控的时候，是否愿意合作，是否能够与心理咨询师配合，以及是否有自我调节的基本能力。

对来访者心理环境的评估

来访者的心理环境，指的是除心理咨询师外其他任何对来访者心理有影响的人、社会环境和自然环境。

来访者不是活在真空中，而是生活在环境中，因此环境中的一切都或多或少对他有影响。心理咨询师必须对这些影响因素有一定的了解，才能采取适当的干预措施。

▶对影响来访者的人的评估

最重要的是来访者的家庭环境。心理咨询师需要评估来访者和父母、配偶、子女等最重要的他人之间的关系，了解这些人给予来访者的正向支持，以及他们对来访者的消极影响。除了有意识的影响，还需要评估无意识的影响。系统家庭治疗中，对这些关系的评估可以用"家谱图"等技术完成。其他治疗中，我们可以通过询问、调查等非结构化的方法来完成。

工作场所中的他人，也是来访者心理环境中的重要部分，因此我们也需要对来访者与工作伙伴的关系进行心理评估。前文中提到的"咨询室中"意象对话方法，可以稍加改动，把"咨询室中"改为"办公室中"，用于对工作环境中人际关系的评估。具体的操作方法是：

> 引导来访者放松之后，让来访者想象他沿着一条道路，走向一个现实中的工作场所。当来访者想象到了工作场所后，引导他继续想象：打开门，走进工作场所，发现在来访者通常坐的椅子上没有人，却有一只动物或者一种器物；在其他人通常坐的椅子上也一样没有人，而是一只动物或者一种器物。这时，心理咨询师要求来访者说出他们眼中看到的分别是什么动物或者器物。然后，让来访者放松地自由想象接着发生了什么。

除了家庭环境和工作环境，来访者的朋友或别的他认为对自己影响比较大的人，对来访者有什么影响也需要进行评估。可以让来访者自己总结某个人对他有什么影响。心理咨询师也可以通过各种线索做出经验性的评估。

对来访者有影响的人物不一定是现实中的人物，历史人物或想象中的人物，也是来访者心理环境中的一部分，也许对来访者有很大的影响。对此，心理咨询师也需要评估。

▶对影响来访者的事物的评估

除了人，环境中其他对来访者心理有影响的事物也需要加以评估。这其中最重要的、基础性的就是金钱——来访者的经济条件如何？贫穷或者富有，这对来访者的心理有很大的影响。财富状态往往影响到来访者的整体生活方式，以及他自己最基本的生活安全感。经济条件还会影响来访者对心理咨询收费的感受，这对心理咨询过程有很大影响。

来访者的居住环境、周围的自然环境，也对他的心理有一定的影响。这方面往往会被心理咨询师忽视。我建议心理咨询师可以让来访者拍几张照片，心理咨询师通过照片看看来访者的生活环境。

另外，来访者读的书籍、看的电影等，也值得心理咨询师给予一定的关注。不过，如果在心理咨询一开始，心理咨询师对所有这些都进行评估，那就过于繁复了，会让心理咨询师和来访者都感到厌烦。这些不是最重要的评估，可以在咨询的过程中比较自然地完成。

对来访者心理发展阶段的评估

对来访者心理发展阶段的评估也很有意义。

处于不同心理发展阶段的来访者，需要我们用不同的方式对待。例如，如果他们处在人格还没有很好建立起来的阶段，那么我们的心理咨询就应该以"缺陷模式"为主，帮助他们发现缺少的心理要素并补足。如果他们处在人格已建构完成的阶段，我们的心理咨询就应该以"冲突模式"为主，帮助他们发现人格各个部分之间的冲突，并想办法化解这些冲突。

如果来访者的心理发展固结在人我界限还没有很好分化的时期，也就是弗洛伊德所谓的口欲期，那么相对无条件的积极关注实际上对来访者更有用。但是如果来访者固结的时期更靠后，那么无条件的积极关注，就会使来访者缺少界限、规则意识，未必会有理想的结果。

那么，我们如何确认一个人处于什么心理发展阶段呢？

首先，我们需要确定一个心理发展阶段的理论框架。比如用弗洛伊德经典的心理发展阶段论，或者用其变式埃里克森的八阶段理论，或者用客体关系学派的发展理论，或者用皮亚杰的认知阶段理论，或者用其他我们认为适合此次咨询的理论框架。

其次，这些理论虽然表面很不同，但是实际上差异未必很大，只不过关注的重点不相同——就仿佛我们不论是用米还是用米尺都行，只不过不要把不同的尺子一起用，免得引起混乱。

然后，我们可以根据此理论框架，对照各个心理发展阶段的核心特征，以及其外在表现，对具体来访者进行判断。进行判断时要注意，我们必须理解一个发展阶段的核心，然后再兼顾外在表现，而不能仅仅看到一些外在表现就下结论。

比如弗洛伊德所说的口欲期固结，其核心是和母亲的心理分化很少、自主性很少，而其他的一些表现，如是否贪吃等是次要的。外在表现有不同心理发展阶段的特点时，我们要通过对其核心的理解做出更准确的判断。

对预后的评估

对预后的综合评估，也就是对心理咨询是否会有效果，效果可能会有多大的评估，这对心理咨询实操也是很重要的。这个评估的结果，可以让来访者对自己的心理咨询有一个适当的期望，也能让心理咨询师设定合适的目标。

对预后的评估，通常需要综合以下方面。

第一，是不是心理问题。

以对来访者的诊断和评估的结论为主要依据，可以判断来访者的困扰是不是心理问题带来的。如果主要不是心理问题带来的，而是其他原因，则心理咨询的预后就不会好。

例如，来访者缺钱，这可能和心理问题有关，也可能无关。比如，来访者因社交恐惧症，不能去工作，那么心理咨询解决了他的社交恐惧，他缺钱的问题自然也就解决了，这种情况下进行心理咨询就有益。如果他缺钱并非因为他有心理问题，而只是因为刚巧家人得了重病，需要很大一笔钱，那心理咨询对他就没有多大帮助。如果来访者的问题是大脑有器质性病变，那用心理咨询也不会有很好的预后，相反，用药物治疗可能会更有用。

第二，是什么性质、什么程度的心理问题。

正常人群的一般心理问题，预后会比较好一些。神经症水平层面的心理问题，相对困难一些。对于人格障碍，我们预计需要较长的时间进行工作，才能得到相对比较明显的效果。人格的转变一般都需要以年为计时单位。当然，各种不同的人格障碍，预后是不一样的。边缘性人格障碍的预后可能是最不好的，成功率比较低，没有五六年以上高水平的心理咨询，一般没有明显效果。重性精神病，心理治疗单独使用效果不能保证，多需要配合药物治疗。同种性质的心理问题中，心理咨询与治疗所需要的时间，一般和严重程度成正比。

第三，是不是有真实的改变动机。

没有改变动机，就没有治疗效果。来访者的人生是他自己的，且从本质上看，每个人的自由意志都以某种形式在决定着他的人生。改变动机越强烈，心理咨询与治疗的效果就越好。如果不考虑其他干扰因素，动机与效果是成正比的。

评估时要区分表面上的改变动机和真实的改变动机。很常见的情况是，来访者表面上看起来有很强的改变动机，但这只是一个假象。实际上他需要的并非是自己改变，而是找到控制别人的方法，让别人改变；控诉别人，证明别人应该对他的痛苦负责；让心理咨询师给出他需要的安慰、支持和帮助，替他管理情绪（所谓当救火队员）；让心理咨询师帮助他摆平身边的人；让心理咨询师为他做决定并承担责任；让心理咨询师满足他的需要……如果对方没有真实的改变动机，也不愿意自己负责任，那么不论其他条件如何，其预后都不会理想。但是，如果我们能够引导来访者产生改变动机，那么缺少改变动机的来访者也可以预后很好。

我的经验是：青少年被机构或者父母送来做心理咨询，刚来的时候都是没有改变动机的。但是如果我们用恰当的方式引导，他们很容易产生真实的改变动机，并且预后往往比成年人要好得多。也许这是他们成长的内在本能在起作用。

第四，是不是有基本的领悟能力。

精神分析学派比较重视领悟的能力，认为这是决定预后的重要因素。不过，并非所有流派都认为如此。也许，有些疗法对来访者的领悟能力要求比较高，而另外一些疗法对此的要求不那么高。当然，总的来说，领悟能力高总是有益的。

第五，是不是对心理咨询师有基本信任。

这是影响预后的重要因素。基本的信任，是联系来访者和心理咨询师的基本条件。缺乏基本信任，来访者会难以接受心理咨询师的影响，从而大大损害预后。

对心理咨询师缺乏信任的来访者，常常会把责任归咎于心理咨询师，责备心理咨询师不能给出可以信任的条件，并要求心理咨询师"证明"自己可信。但是困难在于，如果心理咨询师试图用种种方法向来访者证明自己是可信的，来访者就把自己放在了"控方律师"的位置上，必然要致力于证明心理咨询师不可信。而心理咨询师证明自己可信，又会被理解为对"控方律师"的攻击，因此来访者为了维护自己，又必须证明心理咨询师不可信。这样的话，心理咨询师不可能"证明"自己的可信性。

对于一开始对心理咨询师有基本信任的来访者，这种问题的影响比较小，可以更容易建立咨访联盟关系，从而较快地获得成果。

第六，有多少社会支持。

从整体上看，社会支持与预后成正比。社会支持越好，预后一般越好。好的社会支持可以增强来访者的心理力量，从而促进其心理成长。但是，有时看起来好的社会支持，实际上却有可能把来访者束缚于原有的心理模式之中。

第七，问题的严重程度。

常规情况下，问题的严重程度和预后成反比。也就是说，越严重的问题，治疗越困难，效果出现得越慢。但个别情况下，也会有例外。有些问题看起来并不严重，心理咨询与治疗的效果却并不好。有时，心理问题相对严重一点，反而激发了来访者更强烈的寻求改变的动机，使得预后更好。

第八，问题持续时间的长短。

问题持续的时间越长，来访者病理性的行为模式越稳定，一般来说，改变也越困难，因此心理咨询与治疗见效也就越慢。但是，并非一概如此。

第九，与心理咨询师的匹配性。

匹配性越好，预后也越好。心理咨询是人际的互动过程，疗效如何，不仅取决于所用的技术，更取决于用这个技术的心理咨询师。心理咨询师的人格更好、技术运用更好，就会有更好的预后。具体到心理咨询师是否与来访者匹配，则是更重要的却没有办法预知的因素。这取决于来访者情结的具体细节，以及来访者过去生活中的人物的某些特点等。

比如，某个心理咨询师的外貌刚好与来访者幼年生活中某个重要人物相似，那么这就会对咨访关系产生影响。这种影响可能是积极的也可能是消极的，而心理咨询师的应对是否恰当，也会带来不同的效果，可能会引起积极的转化，也可能会构成难以突破的阻抗。

第十，与治疗技术的匹配性。

虽然很多治疗技术理论上可以用于治疗多种心理障碍，但是在实际操作中，我们会发现不同的治疗技术还是有其更适合治疗的心理障碍，或更适合处理的心理问题。

精神分析疗法几乎可以用于所有心理问题的治疗，但是我们会发现，经典精神分析更适合处理神经症水平的心理问题，特别是俄狄浦斯期的问题；客体关系理论更适合处理儿童和依恋有关的问题；自体心理学则更适用于处理自恋人格等方面的问题。

现实疗法最初是为解决品行障碍青少年的问题而创立的方法，虽然它同样适用于其他的人，但是在处理有品行障碍的人或者罪犯的心理问题时，它依旧会有更好的预后。

综合以上各种评估，我们就可以对来访者有一个较为全面的理解。

确定目标

▶ 确定目标的意义

确定目标是最重要的一步。目标就是靶子，有了靶子，我们才有方向，才有标准来评估我们以后所做的每一件事。

所有心理咨询与治疗的目标，共同之处是让来访者的心理更加健康。

这一点，不同于商业——商业的目标是盈利。如果我们是为了盈利而进行心理咨询与治疗，我们要思考的就是如何让来访者愿意支付更多的钱。假设来访者有某种心理误区，在这种心理的驱使下，他愿意给心理咨询师付更多的钱。按照商业的伦理，我们不必帮助来访者发现这个误区。商业广告中，商人还需要刻意地利用人们的认识误区，让人们花更多的钱。但按照心理咨询与治疗的目标，或早或晚我们都需要帮助来访者发现这个误区。

这一点，也不同于意识形态的教育或者宗教。意识形态教育的目标是，把一种价值观传递或者灌输给受教育者。宗教也是把一种世界观、人生观，以及相应的价值观传递给受众。

但是，心理咨询与治疗的目标与商业有关，因为心理咨询与治疗是要收费的。所以在心理咨询与治疗的实际操作中，其目标应该是商业和心理咨询与治疗的交集，达到心理咨询与治疗师赚到了钱，来访者心理健康获得了改善的目标。

心理咨询与治疗的目标也与宗教等有关。因为如果我们追问什么是心理健康，回答这个问题时，必然带有一定的价值观。不同的心理疗法，对心理健康的标准看法不同，反映了其中隐含的价值观不同。

有些心理疗法，强调自己是"价值中立"的。其实号称自己价值中立是一种不可能实现的悖论，实际上这些疗法一样有自己的价值观，而不是完全"价值中立"的。因为至少他们认为，"价值中立"是更好的，这就是一种价值观。

实际上，"价值中立"的信奉者可以做到的是，在自己这一方面并不"价值中立"，但是不把自己的价值观强加给来访者。理论上，这些心理咨询师可以做到完全不干预来访者的价值观，只是辅助来访者进行自我发现和自我调节。但是在实际操作中，这几乎是不可能的。如果一个来访者的价值观是严重反社会的，行为是以杀人为乐的，心理咨询师不可能置之不理。当然，"价值中立"的信奉者可以信奉性善论，认为在本质层面没有人会选择那样的行为。但是，这种看法反映了他们的一种世界观,而这种性善论的世界观并非所有人都认可。

▶咨询师的目标和来访者的目标

从表面上看,心理咨询师的目标是帮助来访者实现其目标。如果我们把心理咨询关系看作纯粹的商业雇佣关系,那么心理咨询师就是收了钱帮助来访者实现其目标的人,就不必有其他目标了。

但如果我们不自欺欺人,则可以非常清晰地看到事情不这么简单。心理咨询师的目标整体上来说,与来访者一开始说出来的目标是不一样的。心理咨询师一般都在心里认定,来访者刚来做咨询的时候,寻求达到的目标往往并不是好的目标。如果让他们实现这些目标,对他们的心理成长不一定是最好的,甚至往往是不好的。

来访者的目标可能是:不管怎样先让我的坏情绪消除,让我开心起来。如果目标只是尽快地让心情好起来,可能最高效的方法不是心理咨询,而是药物治疗。但除了精神科医生,心理咨询师并没有资格开药,而且心理咨询师也不愿意用药物治疗来解决问题。因为他们认为不做心理调整只吃药,是治标不治本的。

在不用药的情况下,如果目标只是让心情好起来,更有效的方法也许是催眠、无原则的夸奖等,但心理咨询师往往并不建议这样做。虽然让情绪改善的确是心理咨询的目标之一,但是心理咨询师通常会认为还有比情绪改善更重要的事情。

来访者也许会把心理咨询师当作一个情绪垃圾桶,或者当作心理要失控时的一个"灭火器",或者当作一个倾诉时的"树洞"。从来访者的角度看,他运用心理咨询师作为资源,以达到自己的目标,当然是合理的行为。但在心理咨询师眼中,来访者的不幸往往有更深层的原因,需要更彻底的改变。如果只是治标,来访者的心理问题并不能得到彻底解决。所以心理咨询师的目标，往往是想办法让来访者有更深入的自我觉察或行为转变，从而让他有"真正的心理成长"。

心理咨询师一开始往往只是暂时和来访者一起，在来访者的目标上努力。心理咨询师内心往往藏着其他目标，并希望能够逐渐引导来访者，让他接受这个目标，从而得到真正的心理成长。

即使来访者中心疗法在做法上看起来只是跟随来访者，但心理咨询师其实有一个假设，就是这种以来访者为中心的方法最后会自然而然地达到心理咨询师期望的目标，即来访者的自我实现——刚开始来做咨询的来访者，绝大多数并没有把自我实现作为目标。

这是不是心理咨询师对来访者的一种"隐秘的欺骗"呢？如果我们从事情的表面看，这似乎不无道理。但是心理咨询师并不这样认为，比如他们认为来访者自以为自己需要的，与他自己真正需要的不一样，也和他潜意识中寻求的不一样。心理咨询师也许比来访者更懂得他自己，所以知道什么是他自己真正的目标。

这听起来有点像家长们说的"我是为了你好"，所以心理咨询师也不方便明说。但是诚实地说，心理咨询师一般比来访者更清楚什么对他好，而且与父母不同的是，训练有素的心理咨询师的确比来访者更清楚什么对来访者好。

虽然心理咨询师未必都把咨询目标说出来，但实际上在初始访谈阶段，就需要大体上确定咨询目标。但是，这个目标不是定了就不变的，实操上，心理咨询师几乎总要随着来访者的情况变化调整自己心里的目标。

尽管如此，心理咨询师心中有个大致的目标还是很有用的，这将会让心理咨询师的工作更加有秩序、有条理，让心理咨询师有方向感。

要根据对来访者的评估和对预后的判断，设定咨询目标。目标要切实可行，尽可能清晰明确，有可检验性。"让来访者的心理更健康"这个目标是大目标。"让来访者的自信心明显提高，从而在人际交往上有可见的进步"，这个目标就相对好一点，相对细化。目标要针对来访者的需要和问题确定。

▶ 常见的目标

心理咨询与治疗中，目标通常有以下这些：

行为改变，指消除某些来访者和心理咨询师认为不适当的，对来访者有害的行为，增加某些来访者和心理咨询师认为适当的，对来访者有益的行为。有些行为模式，被认定为症状，消除这些症状也是心理咨询中常见的目标。

情绪改善，简单地说是让来访者更快乐，包括削弱其消极情绪的强度和频率，增加积极情绪的强度和频率。例如，减少抑郁情绪，减少焦虑情绪，增进幸福感和快乐感，都是心理咨询与治疗的常见目标。

社会适应，即使来访者更适应社会，在工作、人际关系或婚姻等方面更成功。

自我提升，或人格转变、成长，包括增加对自我的觉察，增强自我调节能力，化解情结，有双方认为更好的价值观等。来访者自我功能加强，会带来行为、情绪上的一系列转变。

在不同的心理疗法中，所包含的目标是有区别的。比如，行为疗法的目标就是行为的改变。如果你选择去做行为治疗，却把目标定位于了解自己的潜意识，那当然是不可能实现的。同样，精神分析的目标一定是人格的整体改善，如果在精神分析的诊室要求做简单的行为改变，也是不行的。

心理咨询师会公布自己所用的疗法和自己的治疗取向。有些人只用一种疗法，有些人可能会使用多种疗法。对于使用单一疗法的心理咨询师而言，由于每种疗法的治疗目标已经有基本确定的范围，来访者可以根据对此疗法的理解，以及自己的愿望，判断这种疗法的目标是不是自己需要的，从而决定是否要找这个心理咨询师求诊。心理咨询师也应该根据对来访者的了解和诊断，判断他是否适合自己的疗法，根据来访者的愿望是否符合自己的疗法，决定是否接受他的求诊。一旦双方同意建立咨访关系，也就意味着其目标的选择有一个确定的范围。

使用多种疗法的心理咨询师则可以根据对来访者的了解与诊断，以及来访者的愿望，选择适合的疗法，从而使目标的选择符合来访者需要，同时也适合这种疗法。

▶ 目标的选择

在心理咨询与治疗中，我们常常需要根据来访者的情况，把上述目标具体化。比如，行为改变是一个目标。在对某一个来访者做心理咨询与治疗时，我们需要明确，对于这个来访者来说，需要改变的是什么具体的行为——暴食或是攻击性行为等。社会适应目标，也需要明确这个来访者哪里不适应，是不是婚姻中经常吵架让他难以忍受，或者是在工作中感到压力太大，或者是容易嫉妒别人……

有的心理咨询，确定的目标非常具体，比如"让我抽烟的数量从每周 300 支减少到每周 10 支"。但是有的心理咨询，目标相对来说却不太具体，比如"通过精神分析改变人格"。

选择具体的目标，或者选择一个相对不具体的目标，取决于来访者和心理咨询师双方的选择。一般来说，选择具体的目标，优点是目标明确，容易被测量和评估，因而也比较容易判断心理咨询与治疗是否成功达到了目标。但是，往往能被具体化的目标，都是有局限性的目标，而不是整体性的目标。比如，我们可以把"改变抽烟习惯"这个目标具体化，但是我们很难把"生活得更有意义"这个目标具体化。

在解决心理问题上，达到一个局限性的目标，往往只是治标，而不一定能治本。比如，我们可以让抽烟的数量减少，但是这个人抽烟的原因是他生活中有太多难以解决的人际关系问题，因为他和妻子、孩子、父母都有矛盾，而这些矛盾又与他童年形成的情结有关……我们减少了他抽烟的数量，具体的目标实现了，但是，他是否因此更幸福了呢？也许，他反而更加不幸福了。

那么，这个具体目标的实现，是否真的对他好呢？也许抽烟少了，他的肺的健康程度提高了，但是也许他缓解心理压力的手段没有了，他变得更抑郁；也许烟抽得少了，身体好了，他的性生活更好，妻子更高兴，夫妻关系改善……一连串的连锁反应后，他的生活整体改善了也未可知。

一般来说，治标多数时候还是有好处的。我只是要说明，治标未必一定有好处。只有治本的方法，才更确定地对人有益。但那些治本的方法，需要全方位地改变一个人的自我和性格，因此很难具体化。

治标会带来即时的获益，但是对于长时的人生来说，是更有益还是无益，甚至有害，是不一定的，需要更仔细地判断。

即时有获益，对长时也有益，是好的治标方法；即时有获益，对长时用处不大，是中等的治标方法；即时有获益，但是对长时有轻微的害处，如果没有更好的方法，这种治标方法偶尔也可以用；即时有获益，但是对长时危害很大，这样的治标方法一般都不能用。

治本也许短时有获益，也有可能短时反而让来访者感到更为不适——精神分析中挖掘出来访者潜藏的情结时，来访者可能感到比治疗前更加痛苦，但是长时是有益的。

在具体的心理咨询与治疗中，应该选择治标还是治本，取决于许多因素。来访者和心理咨询师应根据这些因素，判断并选择。

第一，根据来访者的意愿选择。

来访者是自己生命的第一责任人，他的选择和意愿是最重要的。心理咨询师可以给出建议，但是最终由来访者自己做决定。如果心理咨询师完全不认同来访者的意愿，可以转介或者放弃这次咨询。

第二，依据急迫程度来选择。

急则治标，缓则治本。如果某些症状已经很严重，对来访者的生活有巨大的影响，要花费很多时间治本的话，远水不解近渴。在这种情况下，我们可以先把治标作为目标。如果情势没有如此急迫，则可以选择治本为目标。

第三，看来访者的资源进行选择。

治本需要更多的资源。比如：治本需要花费更多的时间，以及更多的咨询费；治本的过程更为困难，可能会遇到更多的曲折，因此需要来访者愿意付出更多的努力；在遇到困难时，来访者需要对心理咨询师更有信心。治本对来访者的改变更大，因此也需要来访者有更多的社会支持……

第四，心理咨询师要进行综合评估。

治标还是治本，还需要考虑其他的因素。比如，如果来访者非常年迈，一般来说就不再适用治本的目标。再如，如果心理咨询师自己能够为此来访者花费的时间有限，也不适合深入治本。

在多个具体目标中先解决哪个问题，这个选择同样要参考来访者的意愿、问题相对的急迫程度、解决哪个问题的条件更成熟，另外还要考虑各个问题之间的关系。有时，一个问题的解决，有助于以后解决其他问题。有时则相反，一个问题的解决却给以后解决其他问题增加了障碍。前一种情况，当然可以先解决这个问题，后一种情况，这个问题就应先不解决。

计划与咨询策略

在目标确定之后，心理咨询师心中也需要有一个总体的计划。包括心理咨询师在每个阶段应把咨询重点放在哪里、推动来访者的哪些发展等等。计划更需要灵活性，要随着咨询过程中的新发展、新发现和新评估进行调整。甚至完全可能不按照计划进行，但依旧最好有一个计划，这样在心理咨询师心中，会有一个关于咨询过程的内在完形，让他更好地理解咨询过程。

这些年我自己督导或参与督导小组，听了很多心理咨询师报告个案，让我最为遗憾的事情，就是很多心理咨询师在做咨询的过程中，内心没有目标感和计划。咨询过程仿佛就是一个流水账，这次做什么，下次做什么，只是跟着来访者走，对心理咨询过程缺乏整体认知。每次心理咨询都是一个片段，看不到咨询过程中，什么因素如何发展，什么冲突在逐渐酝酿，什么特质在逐渐转化。这样，心理咨询师对来访者后面的行为就缺少预测力或预感，总是等事情发生了才仓促应对。

诚然，心理咨询基本功好，也还是可以应对的。但是如果心理咨询师心中有数，效果就不可同日而语了。

在心理咨询越来越深入，咨访关系越来越和谐之后，来访者也将有动机更深入地自我发现和成长，其目标和心理咨询师的目标将越来越接近（或者我们也可以说，来访者原来在潜意识中的那些成长动机越来越显现），也将越来越在意识层面走向一致。当目标越来越成为双方共同的目标后，趋向目标的动力也将加强。

此外，我个人认为，关于基本咨询策略的选择，是确定咨询计划中核心的要素之一。

咨询策略，是指对某个人的咨询中总体的战略性咨询方式的选择。

咨询策略和咨询技术的区别是，咨询技术是具体的、微观的操作，而咨询策略是整体的、宏观的方向性选择，不是具体操作。

用军事来比喻，咨询技术就仿佛是士兵如何射击和投弹，基层军官如何布置阵地、如何组织冲锋；而咨询策略则好比是最高层考虑的战略性问题。日本侵华时，战士们忙着训练射击，军校的学生学习军事指挥，这都是技术。而蒋百里考虑对日作战应"以空间换时间""积小胜为大胜"，不求速胜，拖住日本人坚持不求和。靠长时间消耗来逐步让日本后力难以持续，然后再求转机，这就是战略。蒋百里并不知道具体某次战斗甚至战役谁会胜，但是不要紧，只要坚持这个战略并能够有胜有败，中国的胜率就比较高。

心理咨询的具体技术，各个流派都要学，而战略如何选择，我可能比较孤陋寡闻，目前还没有看到有正规教育。但战略实际上非常重要。

咨询策略给每次心理咨询以方向感，可以让咨询的成果积累起来，形成长期在某个方向上累积的力量。在有目标、有计划和有策略的基础上的心理咨询，也必将更加高效。

第七章

心理干预或促进变化的微技术

SYCHOLOGICAL

什么叫作微技术

　　心理咨询微技术指的是心理咨询师在咨询过程中，使用的基本技术单元。我们可以把心理咨询的微技术比作舞蹈中的基本舞步，或者拳击中下勾拳、左勾拳等基本动作。

　　微技术和技术相比更简单，或者说更单纯。一个技术可以由几个微技术组合而成。不过有的时候，这两者的界限并不是很明确。比如，简单的一句解释，可以归类为微技术，如果是有多个步骤的、应用了多个心理学原理的复杂的解释活动，则归类为技术。

　　学习微技术是心理咨询的基本功，不同流派使用的技术有很明显的差别，但是不同流派中都会使用同样的微技术。正因为微技术是公用的心理咨询基本功，所以对心理咨询师进行培训的时候，微技术的训练可以不涉及某个流派。

　　通常各个流派介绍自己时，不会专门介绍微技术的使用，而会重点阐述自己流派使用的特有技术。在心理咨询与治疗的教科书中，介绍心理咨询的微技术时，也许会把它称为"会谈技术"等。

　　微技术的使用，贯穿于心理咨询与治疗的整个过程。微技术使用得好，心理咨询师和来访者之间就能够有更好的沟通。能熟练地使用微技术，可以让心理咨询师更好地贯彻自己的咨询意图，完成自己的工作任务，让自己所使用的任何技术都能够更好地实现其功能。

微技术既包括使用语言来进行交流的技术方法，也包括用非语言行为来产生影响的方法。在心理咨询的过程中，心理咨询师通常不会有意识地注意微技术如何操作。

非语言的行为，如姿势、小动作、语调、眼神等，常常不能有意识地自我控制，因此心理咨询师在做咨询的时候，不会专门考虑自己该用什么样的姿势，而是会无意识地展现出非语言的行为。这就好比司机开车的时候，会关注把车开往哪个方向，上哪条高速，在哪个出口下高速，而不会用心关注"我起步的时候如何在松离合器的同时踩油门"，也不会注意"我下高速的时候，减速是不是需要踩刹车，怎么打右转向灯"。这些动作都是在不太需要意识注意的情况下，半自动地完成的。在心理咨询与治疗过程中，我们使用这些微技术也是一样。

因此，心理咨询与治疗的微技术，应该是心理咨询师受训过程中学习的基本功，在以后的心理咨询督导中，不是督导师关注的重点。

在心理咨询与治疗中，微技术主要分为三个不同的类别：倾听技术、影响技术和辅助技术。

倾听技术是心理咨询师倾听来访者时所用的技术。目的是促进心理咨询师更好的倾听，以获得更好的效果。所谓好的倾听，是指心理咨询师在倾听过程中意识状态更清晰，对来访者的陈述更专注，对来访者有真实的兴趣，能够很好地理解来访者，并且能够给出适当的反馈。

所谓好的效果，是指既要在倾听中获得更多、更清晰的信息，也要让倾听的过程带来良好情绪。实践证明，心理咨询师能够专注、认真地倾听本身就是对来访者的心理支持，可以产生明显的改善来访者情绪的效果。

影响技术是心理咨询师用于对来访者产生影响的技术。目的是让来访者更好地接受心理咨询师的影响，从而能在认知、情绪和行为上有所改变（这里所说的改变，是暂时的很细微的改变，而不是行为模式的持久的改变，因为仅仅一个微技术使用是达不到真正改变的效果的）。

相对于倾听技术，影响技术是更加主动工作的微技术。影响技术使用得好，可以减少来访者对心理咨询师干预的阻力，让来访者更愿意接受心理咨询师的指导，也可以让来访者更清楚地知道怎么改变，从而让来访者按照心理咨询师的指导转变。

倾听技术和影响技术的差别，在于使用倾听技术时心理咨询师很少主动去影响来访者，而使用影响技术时心理咨询师会主动影响来访者。但这两者之间并非绝对分开。倾听，其实不是一个被动的过程，需要心理咨询师主动倾诉，主动理解听到的信息，通过反馈来参与和影响对方的倾诉过程，倾听中同样也有隐含的影响。

辅助技术是指倾听和影响技术之外的，可以改善心理咨询师和来访者之间关系、改善心理咨询进行的条件等的微技术。

倾听技术

▶ 倾听

在倾听这个类别的微技术中，最核心的是单纯的倾听本身。

倾听就是听来访者所说的话，从中得到信息，也从中感受来访者的情绪。在倾听中得到的信息及感受到的情绪，将用来帮助心理咨询师理解来访者。

同时，倾听也是心理咨询师态度的一种表达，其所表达的态度是：

我在关注你这个人，我愿意了解和理解你这个人，你对我是有一定重要性的，等等。这种表达，对于来访者来说，通常是有积极意义的。来访者会感到被看见，从而满足了自恋的需要，减少了孤独感，还会在一定程度上感到被支持。

倾听对于心理咨询师来说，是一个获取和理解信息的过程。要让倾听获得更好的效果，心理咨询师需要在倾听过程中把自己的意识状态调整好。意识状态容易出现的问题是偏于昏沉，昏沉时倾听的效果很差。极端一点，如果心理咨询师在听来访者讲话的时候，自己感到昏昏欲睡，那么他肯定不能很好地听明白来访者的话，也很难对来访者感同身受。

来访者的陈述如果很乏味，或来访者重复地说一些心理咨询师听过很多遍的事情，或来访者说的事情在心理咨询师看来都是琐碎的小事，或来访者不讨人喜欢……这些都可能使心理咨询师变得昏沉。

心理咨询师如果想让自己摆脱昏沉，可以在心里提出要思考的问题或设定要发现的东西，带着疑问去听来访者的话，可以更好地避免陷入昏沉。

好奇心是心理咨询的工具，心理咨询师如果对来访者有所好奇，就自然会保持关注。

心理咨询师可以在倾听的时候，保持对来访者的简单回应，或者间或说一声"哦""这样啊""是啊""后来呢""为什么呀"，从而减少昏沉。

心理咨询师对自己的反移情进行分析，看清自己为什么会讨厌这个来访者，也可以避免反移情带来的厌倦感和昏沉。

心理咨询师不能让自己过度疲劳，要保持充足的睡眠，咨询之前最好不要饮酒，这样也可以减少心理咨询中昏沉现象的发生。

此外，有一种情况刚好相反，那就是倾听中心理咨询师被来访者深深吸引，因此心理咨询师的意识状态过于专注，导致心理咨询师跟着来访者的故事走，很难"跳出来"看到其他可能性。这种情况多出现于来访者是表演型人格时。

对此，心理咨询师需要在任何意识到自己非常投入的时候，有意识地冷静冷静，看一看自己是否过度卷入。当然，如果真的过度卷入了，心理咨询师自己也未必能看到，可能还会觉得自己并没有过度卷入。但是冷静一下，至少卷入的程度可以稍许降低，心理咨询师也有更大的可能看到自己的反移情。

倾听时最理想的意识状态，就是"如猫守鼠"，是一种比较放松但又不失警觉的状态。

专注倾听时的姿势会稍微前倾，所以有些督导师会建议心理咨询师注意前倾，以表达自己的专注，或者通过点头、目光接触来表达对来访者的关注。这些可能会稍有益处，但是鉴于心理咨询师的姿势主要是无意识中呈现的，所以这种专门做出来的姿势和动作，会让对方感觉不够自然，用处也不是很大。

缺少经验的新手心理咨询师，在倾听过程中容易犯的错误是：忍不住说话太多而听得太少；不认真倾听，打断和干扰来访者说话；评判、批评来访者说的东西。这些心理咨询师都要注意，并且要尽量避免。

▶ 提问

提问就是向来访者提出问题。

这个微技术可以说是倾听技术的一种，因为它往往是倾听过程的一部分。通过提问，我们可以让来访者述说我们需要了解的内容，让我们的倾听更有效。提问本身也可以表达我们的兴趣和关注，使得来访者感到被重视。

一般来说，提问这个微技术不归类为影响技术，是因为通常我们不是用它来干预来访者，不指望通过提问使来访者的心理发生改变。但这并不是说提问没有促使来访者改变的能力。

在有些流派的心理咨询中，提问是被用作影响来访者并带来改变的技术，因此也可以算作影响技术。不过这属于特殊情况。在这种情况下，相应的流派会专门训练心理咨询师用其流派特定的方式提问，并把这种提问方式命名为一种技术，比如家庭系统治疗中的循环提问技术。通常，我们将提问分为两类：封闭式提问和开放式提问。

如果所问问题的答案是有限的，可以给出简单的回答，那么这种提问就叫作封闭式提问。比如，问一个人叫什么名字，几岁了；用"是"或"不是"可以回答的问题，"你是不是不高兴""你是不是紧张""你愿意不愿意继续咨询"。

如果所问的问题，其答案不是有限的，可以自由展开作答，那么这种提问就叫作开放式提问。比如，"你现在的心情如何？""当时都发生了些什么？""对这件事情你是怎么考虑的？""你认为这对你的影响是什么？"这些问题都可以充分展开回答，并没有固定的答案。

封闭式提问，适合用来询问基本信息、澄清问题，以及获取重点。运用这种提问方式，可以得到一些比较确定的答案。

在心理咨询师试图接近一个刚来的，还没有与心理咨询师建立信任关系的来访者时，也可以用一些温和的封闭式提问初步进行沟通。封闭式问题还有一个作用，就是引导来访者叙述所说事情的方向，避免跑题。如果发现来访者跑题，心理咨询师问一两个与原来主题有关的封闭式问题，就可以把话题引导回来。

不过，封闭式提问容易使来访者感觉沉闷，心理咨询师所能得到的信息数量也比较少。连续地提封闭式问题，可能会让来访者有一种被警察问话的感觉。封闭式提问容易显得生硬，难于表达丰富的情绪，也不是很适合用来建立深入的咨访关系。有时，借用封闭式问题可以自然地打断来访者冗长的述说。

开放式提问适合用来启发来访者自由地、展开地表达和陈述，能引出谈话，鼓励来访者说出更多的信息、事例，增进双方关系。在心理咨询中，用开放式提问能让来访者开始一段谈话，使心理咨询师充分了解事件，从而帮助来访者认识问题，理清思路。

　　与封闭式提问相比，开放式提问对于促进交流作用更大。

　　"你能说说……吗？"这个句式往往能启动来访者的述说。恰当的开放式提问，能够很好地促进咨访关系的进一步发展。不过，有些比较内向、封闭，或者和心理咨询师还不熟悉的来访者，对开放式提问的回应也许不积极，也许他们会回答"没什么了""不知道有什么可说的"。

　　提问的质量高低是非常重要的。冒失地提问一些来访者还不想回答的问题，或者问话的方式生硬，用词不礼貌，问的时候对来访者不尊重，提问有强迫性，问题太无聊或者愚蠢，都属于低质量提问。

　　低质量提问对咨访关系的建立有害无益。有可能会激怒来访者，使来访者感到不安或者厌倦。高质量提问能体现心理咨询师对来访者的理解，能问到点子上，能在询问中表达对来访者的支持、关怀或接纳。高质量提问有助于改善咨访关系。

　　心理咨询师问题问得太多，会减少来访者的自发性，容易导致来访者自己不再动脑子，产生一种"反正你问什么我就说什么"的心态。来访者抱有这种依赖态度时，就会不用心，从而难于在心里产生深刻的影响。

　　心理咨询师要注意养成一个习惯：一次提问只问一个问题。即使你心里有好几个想问的问题，也不要一次性都问出来。要知道来访者正挣扎在心理问题中，不大可能有能力专注、认真地听你说话，所以很难听清你问的多个问题，何况还要记住，并且逐一回答这些问题就更不可能了。所以，当你问不止一个问题时，来访者可能只能较好地回答其中一个问题，并且还夹杂着其他回答所带来的混乱。而一次问一个问题，效果就会好很多。

此外，心理咨询师询问的问题，应该是对咨询有用的，有必要去问的问题。来访者告诉心理咨询师一些自己的隐私，也是为了心理咨询的需要。如果不是确有必要，心理咨询师何必去询问别人的事情呢？实际操作中，如果心理咨询师问了一些不必要的问题，来访者也会有所觉察，并且会感到不满。

心理咨询师的提问要尽量避免指责的味道。比如"你怎么能干出这样的事情？"这种问题会激起来访者强烈的反弹，破坏咨访关系，且没有建设性。有些问题指责性没有这么强，但来访者也会感觉到，并且激起阻抗。有的时候，虽然心理咨询师的问题并无指责之意，但是来访者因过于敏感而觉得被指责，这种情况心理咨询师就不能完全避免了。

有些相对比较敏感的话题，问的时候也要比较慎重，以免产生不良后果。

▶ 澄清

澄清是一种特别的询问性问题。如果心理咨询师无法清楚地理解来访者所说的事情，需要通过询问让自己对此更加清楚，这种询问就叫作澄清。

澄清也是倾听技术中的一个微技术，其作用是能够把一些来访者表达得不够清晰的信息清晰化，从而让心理咨询师对来访者有更好的理解。

来访者表达不清是非常常见的，越是心理问题比较严重的来访者，越容易表达不清。实际上，他们表达不清常常是因为他们思维混乱。而思维混乱常常也是他们心理困扰产生的原因之一。因此，澄清也是有益于来访者的，可以帮助来访者把自己的问题看得更清楚。

澄清的方法，就是指出来访者表达不清楚的地方，心理咨询师讲清楚自己听不懂的地方，然后给出自己理解的几种意思，让来访者确定他所表达的是这几种意思中的哪一种。

例如，可以这样问："抱歉，你刚才说了，他自作主张，让你很生气。不过你刚刚说的那件事情中，有你哥哥和他的女朋友两个人在，我没有搞清楚，是你哥哥自作主张，还是他的女友？"

或者，可以这样问："不好意思打断一下，我有点没有听清楚。你刚才在讲梦见老张找你还钱，后来说到他以前借你钱，借钱这段也是梦的一部分吗？还是现实生活中他借过你的钱？"

除了对信息的澄清，还可以对情绪反应进行澄清。"你说，女朋友和男同事交往有点多，然后你说了一些你对这种情况的看法，不过你没有说清楚你的感受，你说过不在乎，又表达过不舒服，那么你的感受到底怎么样呢？"

▶ 具体化

来访者表达情绪和叙述生活事件的时候，不能给出具体的描述，常常会用一些空泛的话语来表述。

空泛的表述，常常会导致心理咨询师对来访者描述的事件产生误解。这对心理咨询是很不利的。

举例来说，一个来访者说："我老公非常吝啬，这很影响我们之间的感情。"如果心理咨询师不进行探索，也许对"吝啬"的理解就和来访者的不一样。但如果心理咨询师问一下："能说一下他吝啬的表现吗？"来访者回答说："我闺密的老公，给她买几万的包眼睛都不眨，家里几十个名牌包。我就只买了一个包，他就说我浪费。"心理咨询师知道她老公是普通工薪阶层，经此一问就会发现，来访者所说的吝啬和自己认为的吝啬，定义是不一样的。

因此，当来访者的表述空泛而不具体的时候，心理咨询师可以要求他给出更具体的表述，这种微技术就叫作具体化。

具体化，也就是在来访者表述模糊、过分概括或概念不清的时候，咨询师协助他给出清楚、准确的表述，能把他的观点、所用的概念、所体验的情感和所经历的事件更具体地说清楚。

广义上说，具体化可以看作澄清技术的一种特定形式，但实际上心理咨询师通常把具体化看作一种独立的技术。

具体化技术的用法，大体就是针对来访者的叙述，询问一些具体的细节。

比如，来访者说："我现在明白那句话说得真对，人生是苦。你是不是也同意这句话？"心理咨询师不要马上就这句话回答，因为这句话很不具体，可以问来访者："能说说有什么事情，让你感觉你的人生是苦的吗？"

来访者说："现在这个世界上，朋友是用来坑的。"心理咨询师也不必和他讨论，现在这个世界上的朋友都是什么样子的，这个世界上是否有真心互相帮助的好朋友，因为激起来访者说这句话的，一定是具体的某个人和某件事，所以可以问他："有谁坑你了吗？"

来访者表达心情说："我好烦啊！"心理咨询师可以询问："是一种什么样的烦？烦的时候身体有什么感觉？"或者问："有什么事情让你感觉烦？"

具体化技术，让来访者更能聚焦于具体的事件，体会具体的事件带来的情绪，分析这件事的因果缘由，从中看到来访者的问题和资源等，而不至于空对空地讨论问题。

在回到具体的事情时，来访者的情绪也更容易回到这件事带来的具体情绪中，这样也就比较容易宣泄。如果只是泛泛地针对一类事情，则会勾起过去、现在的一大波情绪，那就很难宣泄解决了。

在使用具体化微技术时，心理咨询师要切记的是，不要轻率地以为自己已经知道来访者的意思，该问就要问。

▶ 概述

在听来访者叙述的过程中，当他说到一个段落的时候，或者感觉来访者的话似乎到一个段落完结的时候，心理咨询师可以简要地总结刚刚听到的内容，概括这些内容的主题，这就叫作概述技术。

这种概述通常都很简短，甚至可以短到几个字。比如，来访者的一段话都在讲自己各方面的压力，工作不顺利，家庭中的烦恼，以及自己的种种感觉等，心理咨询师可以在他说完这段话后，说一句"所以说你压力很大"。这就是一个简单概述，概括了来访者刚才所说的主题。当然，如果需要的话，概述也可以稍微长一点。

概述技术的作用之一，是表示心理咨询师在倾听，并且准确地听到了对方所说的内容。这对来访者来说是有意义的，因为如果来访者只是说，而心理咨询师只是听，没有这样的反馈，来访者就不能实实在在地感受到自己被听到了。

概述还有一个功能，是辅助双方更好地记忆。因为当来访者很自由地述说时，他很难记住自己说了什么，而心理咨询师记住来访者所说的内容也不容易。每个间断处作概述，有利于双方记住。

通过概述，初步简略整理出主题，也有利于我们理解来访者所说的内容。

概述还可以调整说话的节奏。比如情绪卷入度比较高的时候，来访者很容易说起来滔滔不绝，导致觉察能力下降。如果这时候节奏慢下来，会更有利于觉察。但是心理咨询师不能直接要求来访者慢下来，这时，心理咨询师就可以通过概述，让来访者慢下来。

概述中所说的内容，包括对来访者刚才所说内容的回忆，"你刚才说了……和……"；对来访者说的内容的归纳，"你说单位、家里，都让你有压力，大家对你的期望都太高"；总结，"所以说你的压力，快要把你压垮了"。当然，在某一次概述中这些内容不一定都需要有。

心理咨询师插入自己概述的时机，除了在来访者述说到一个段落的时候，还包括来访者转换主题的时候。来访者说话往往非常随意，想到哪里说哪里，主题转换的时候，也不会专门停顿一下。这时，心理咨询师做一个概述，就可以帮助来访者分辨出前面的主题是什么，而现在已经开始转换主题了。这样，来访者就可以注意到自己的主题和主题转换。

在一次心理咨询开始或结束的时候，适合做一个稍微长一点的概述。开始时的概述，是对上一次咨询的简要回顾。可以回顾上一次讨论过什么，得到了什么共识或者启发，顺便可以问问来访者这个间隔时间内做了什么，然后再说一说这一次计划进行什么讨论，并询问来访者是不是要顺着这个话题开始。结束时的概述，就是对这次咨询的简要总结。这一次我们讨论了什么，有什么进展，下一次可以做什么，等等。

可以让来访者做概述，而不总是心理咨询师做概述。来访者更适合在一次心理咨询结束的时候做概述。来访者做概述，实际上对来访者很有用，可以让他更好地记忆咨询内容，并强化咨询中的经验。通常是咨访关系建立后，才能让来访者做概述，此时心理咨询师可以简单地提出建议："要不你概述一下今天的收获？"

概述通常是非正式的。如果概述太正式了，反而很难让所概述的内容自然地渗入来访者心中。概述可以有互动性。也就是说，在概述中咨询师和来访者可以进行一些交流。此外，概述要有支持性，概述可以总结来访者的资源和收获，从而让来访者有较好的感觉。

▶ 内容反映和情感反映

内容反映和情感反映这两种微技术，也可以统称为意译。

意译是在倾听中回应来访者的一种方法。基本的操作方法就是，心理咨询师用自己的话，把来访者刚才所说的话，再说给来访者听，作为对来访者的一种回馈。

如果回馈重在来访者所说的话中那些事件的内容，就叫作内容反映；如果回馈重在表达来访者刚才所说的话中的情绪，就叫作情感反映。

这种方法与概述不同。概述，是对来访者所说的内容进行简短的总结。而意译不是总结，而是重述。所以，这种方法不需要概括性，只需要尽量重述得准确。

内容反映和情感反映的核心作用，是让来访者感到被理解。听到心理咨询师重述自己的话，并且基本符合自己的表述，也表达出自己的情绪，来访者就会或多或少感到被"听到了"，以及被"理解了"。这种感受对来访者来说，是一种滋养性的感受，也就是自体心理学派所说的"镜映"。人的自我需要镜映，可以让人的自恋得到满足，从而加强自我力量。

内容反映和情感反映可以让来访者从别人的嘴里听到自己表述的内容和情感，在一定程度上这就好比照镜子，可以让来访者从一个比较客观的位置去看自己，从而得到对自己更好的认识。

内容反映和情感反映应尽量确保精确性，重述的内容应当尽量和来访者所说的内容接近。心理咨询师对来访者的情绪，也应尽量准确地给出反馈。反馈越精确，效果就会越好。

为了能做到更精确地意译，心理咨询师平时应训练自己的共情能力。因为有更好的共情能力，才能更准确地知道来访者所说内容的要点，才能更准确地感受来访者的情绪是什么。

来访者自己的述说往往比较乱，对自己的情绪往往也并不清楚。他们的情绪也许很强烈，但是他们自己沉浸其中，缺少反观，通过心理咨询师的意译，他们可以对自己的情绪有更清楚的认识。

来访者在心理咨询过程中表达的情绪，通常都是复杂且多层次的，表面上是一种情绪，深的层次却可能是另一种情绪。情感反映的时候，可以选择不同的深度。通常我们建议的方式是由浅入深，在咨访关系刚刚建立的时候，先对表层的情绪情感进行情感反映。在很好地建立咨访关系一段时间之后，可以进一步对深层次的情感进行情感反映。

在做意译的时候，心理咨询师不要太执着于自己的表达。有时候心理咨询师的意译可能不是很准确，来访者会否定心理咨询师的说法而心理咨询师不要盲目执着于自己的说法，应反观自己是否有不准确的地方。有时来访者为了心理防御的需要，可能会否认那些实际上很准确的意译，这时候，心理咨询师也不必和来访者较真。

有的时候，心理咨询师可以用一种试探性的态度进行意译。比如这样说："我感觉你说这些的时候，好像有些伤心或者不平的情绪。虽然我没有看到你表现出流泪或者皱眉，你的语调也很平和，但是不知道为什么，我会感觉你很伤心，而且愤愤不平。"这样做就给了来访者一个选择，他可以承认自己真的是这样。但如果他自己还意识不到，或者他还不愿意承认，也可以否定心理咨询师的说法。

▶ 沉默

在来访者期待心理咨询师回应的时候，心理咨询师不说话，这就是沉默微技术。

沉默的时间可以是几十秒，也可以长达几分钟，个别的时候甚至可以更长。

沉默如同绘画中的留白，虽然表面上并没有内容，但是实际上表达了某种意义。

沉默有时候可以表达对来访者的共情。来访者心中有强烈的情绪，或者百感交集，所以来访者停止了说话，沉浸在自己的情绪之中。心理咨询师和来访者感受到了一样的情绪，并觉得不管说什么，似乎都不能表达这种情绪。来访者也知道心理咨询师能懂得自己的情绪。这时候，可以说沉默胜过千言万语。中国古语中所说的"相顾无言，唯有泪千行"，就类似这种沉默，虽然古语中所说的并非咨访关系。

沉默时，表情可以传递意义。沉默有时候可以是无言的询问，这种沉默往往伴随着询问的眼神。与用语言询问相比，用沉默来询问，需要来访者和心理咨询师之间有足够的相互理解。这样来访者才知道心理咨询师正在询问。用沉默来询问，还可以避免询问用语不适当。

沉默有时候可以是无言的批评。伴随着不赞同的表情，来访者也可以识别出心理咨询师的不认可或批评。心理咨询师需要懂得，沉默的批评也一样是批评。不要以为自己没有说话，就等于没有批评来访者。心理咨询师也要理解来访者，在面对无言的批评时，对方可能会有情绪反应。

来访者内心矛盾纠结，试图做一个决定，但是又还没有下决心的时候，可能会不说话。这时候，心理咨询师如果想要给来访者一个心理的时间和空间，让来访者进行思考，也可以沉默等待。这种情况下，沉默可能会持续很长时间，比如几分钟甚至十几分钟。电影《心灵捕手》中，来访者和心理咨询师甚至在一次咨询中全程沉默——这种情况当然非常少见，但是也并非不可能出现。

沉默这个微技术看似简单，实际使用起来是较为困难的。是不是应该沉默，沉默会被来访者如何理解？要做这些判断，需要心理咨询师对来访者和情境有清晰的觉察。

沉默的时候，心理咨询师也会感到压力。沉默时间越长，压力感就越强。承受不住这种压力的心理咨询师，就会赶紧说点什么，以打破沉默，因此他们也难以获得沉默带来的效果。而优秀的心理咨询师，在判断出应该沉默的时候，能够承受住压力保持沉默，就可以获得更好的效果。

影响技术

▶ 解释

解释是影响技术类中最基础的微技术。解释的基础，主要是基于某种心理学理论，即运用某种心理学理论描述来访者的思想、情感和行为的原因、过程、实质。有时解释看起来是基于生活常识，但是其或多或少也与心理咨询师的心理学观念有关。

这种微技术所解释的，是来访者心理方面的内容。"你为什么这么想呢，实际上这里有一个光环效应……"，这是解释来访者的思想。"你感到很难受，是因为你有一个信念……"，这是对情绪的解释。"童年被虐待，也许会带来暴力行为倾向"，这是对行为的解释。

解释实际上是一种识别。心理咨询师要识别出来访者的心理现象符合心理学理论中所说的哪种情况。

解释的作用，最主要的是让来访者找到一个心理学的视角，从而能从新的角度面对自己的困扰、周围的环境和自己。这样，来访者可以借助这些新的观念更好地了解自身的思想、情感和行为，产生领悟，提高认识，并促进自身的变化。简单地说，听心理咨询师解释一下，来访者心里明白多了，就会有改变。

一个新的解释也可以促使来访者重构自己的内部信息，得到一个新的对事情的理解。

在心理咨询的实操中，解释也是最常用的微技术。来访者期待心理咨询师做的事情，主要就是解释。好的解释，的确非常有治愈功能。

精神分析是历史上最早出现的心理疗法，解释是精神分析中最基础的技术。"分析"就是解释，解释的结果是给出一个结论，即此来访者的心理活动符合精神分析理论中的哪种情况。

最传统的行为疗法不对来访者的思想进行解释，只用强化或者条件反射的原理，对来访者的行为进行解释。而理性情绪行为疗法、认知疗法等，则用不合理信念来解释为什么来访者会有不适当的情绪。引入"正念"后，认知行为疗法则不对来访者的情绪进行解释，只解释说明什么是正念。如果学习过其他心理咨询理论，解释也可以基于所学的任何理论。

心理咨询师自己所属的流派，或学习心理咨询的背景不同，解释时所用的理论也不同，给出的解释也会有所不同。同样的一个行为，也许经典精神分析会解释为口欲期固结，客体关系理论会解释为分离－个体化过程完成得不好，自体心理学会解释为自恋影响，荣格派会说是涉及某个原型，格式塔疗法则会解释为缺少与现实的接触……

有些学习心理咨询的人也许会问："这么多不同的解释，究竟哪种是最正确的呢？"这个问题基本是无解的。每个流派当然都会说自己是最正确的，但并没有一个流派能做终极裁判。其实，每一个没有被历史淘汰的流派，他们的解释一定都有某种程度的正确。不同流派、不同理论的差别，往往只是大家从不同视角看同一件事情的差别。

其实，我们不必纠结于哪个最正确，任何一个解释只要有一定程度的正确，能给来访者一些启发，让来访者看到一些新东西，就是有价值的。更何况一种心理现象也常常有多面性，所以不同的解释也许可以都正确。

即使解释并不深刻或精彩，也有其作用。解释的一个基本作用，就是能够安抚来访者。

我做一个类比，某人患上了一种很奇怪的病，他去了几个医院，但是没有一个医院能给出诊断。最后他到了一个医院，医生检查之后，很肯定地告诉他："你得了莫冥契淼综合征，但对这种病，医学上还没有有效的治疗方法，所以我只能先进行支持性治疗。"患者会觉得这个医院让他更安心一点，虽然同样不能给出有效治疗方案，但是至少这个医院能告诉他这种疾病的一些知识。无知让人焦虑，知识会缓解焦虑。

解释有缓解来访者焦虑的作用，而很多心理疾病，其来源就是焦虑过度，所以缓解焦虑本身就有一定的治疗作用。

解释也可以基于心理咨询师自己的经验进行，而不一定要基于现有的理论。考虑到心理咨询师接触过很多人，有很多间接的人生经验，所以基于经验往往能够给出有价值的解释。

但在解释时心理咨询师要注意，不要把自己的解释强加给来访者。有些心理咨询师容易犯的错误就是心急，急于让来访者接受自己的解释。这种做法的效果不好，因为这样会激起来访者的阻抗，欲速则不达。

即使心理咨询师的解释非常好，来访者如果站在自己的视角上，也未必能够接受。更何况心理咨询师给出的解释也并不一定正确。心理咨询师给出解释的时候，最好以一种试探的方式，或者用一种假设给来访者做参考的态度，这样反而更容易被来访者接受。

来访者要接受一种解释，也需要有必要的心理准备。有些解释会带来一定的压力，或者一定的认知冲突，那么来访者需要先下定改变的决心，愿意付出努力，才能去听这种解释。在来访者没有心理准备的时候，突然给出一个正确但是对来访者有压力的解释，不仅没有积极效果，甚至会带来消极的影响。

解释应当具体化，要针对具体情况给出针对性的解释。不可千篇一律，机械地套用理论，牵强附会地进行解释。比如做经典精神分析的，不能说什么人都有俄狄浦斯情结。然后牵强附会地找出理由，往这个情结上套。人的行为，往往怎么解释都可以解释得通，但是解释得通并不意味着正确。心理咨询师对这一点，一定要心中有数。

心理咨询师有自己的理论倾向，有自己的过往经验，也有自己的情结，所以不可避免地会有自己的先入之见。有先入之见不可怕，但心理咨询师一定不能太固执，也不能太傲慢，不能以为自己一定是正确的。给出的解释不被接受，也许是因为来访者有阻抗，也许是因为这个解释的确不好。不固执于自己的解释，抱着开放的心态继续探索，可能会给出更好的解释。

此外，如果心理咨询师的解释与来访者自己的解释不同，那么心理咨询师要掂量一下这个差异的大小。如果差异太大，也就是说，心理咨询师将要给出的解释会颠覆来访者原来的看法，那么这种解释要一步步循序渐进地表达出来效果才更好。

解释的时候，要注意措辞，以不要让来访者感到自己被攻击、被指责、被贬低为好。如果有些来访者不可避免地会有消极的感受，措辞得当也可以减少这些消极感受。

▶ 指导

指导是对来访者主动施加影响的微技术，包括指导来访者怎么思考、怎么想象、怎么观察、怎么行动、怎么决策等。

指导来访者思考，就是把思考的方法告诉来访者，或指点来访者思考的时候如何避免错误，启发来访者注意某些思维的角度等。这种方法有点像教学，教来访者去思考，让来访者获得更深入的认知。来访者想得更明白了，困扰其的问题也就会有所减少。

指导来访者想象，可以是带着来访者想象，也可以是告诉来访者在想象过程中，如果遇到某种问题应该怎么应对。

指导来访者观察，也是很有用的。因为人们如果没有良好的观察能力，就可能得到错误的信息，在错误信息的基础上进行思考和想象都会有错误。例如，有些来访者观察的时候，带着严重的成见，心理咨询师可以指导说："不管你是怎么想的，先不要管它，先看一看会发生什么。"有些来访者观察时浮躁，不能安下心来，心理咨询师可以指导他们先静下心来看。有些来访者观察很不细致，心理咨询师可以告诉他们从哪些不同的角度去观察，指导他们观察的时候可以分区域、分维度，这样更容易有所发现。告诉来访者可以在心里先提出问题，带着问题去看，就能看到更多。

指导来访者行动，是指导来访者做一些有助于其心理健康的行为。比如在心理咨询室中，当来访者焦虑发作时，告诉他："深呼吸，深呼吸。"或者指导他在现实世界中的人际关系中怎么做，比如"你和妻子多谈谈，去问问她是怎么想的"。

指导来访者决策，是告诉他决策中要注意什么，要避免哪些陷阱，督促来访者在该下决心的时候不要犹豫，在还没有准备好的时候不要莽撞。莽撞和犹豫不决是两个极端，这两个极端都不利于做出恰当的决策。而什么样的分寸是恰当的，能避免陷入这两个极端，来访者常常无法掌握，心理咨询师可以给出一些指导。

当今有部分心理咨询师对指导有误解，他们认为指导就是剥夺来访者的自主性，而真正的咨询应当是非指导性的。或者他们认为指导是一种低层次的技术，是"有为"的，而好的心理咨询应该是无为的，是"无技术"的。

由于这种误解比较普遍，我在这里稍作辨析。指导并不等于剥夺来访者的自主性。只要来访者是自主地选择接受指导，那被指导就是一个自主的行为。不指导也并不是无技术。比如倾听也一样是种微技术。无为也不是"你什么都不要做"，而是"你要顺应道的准则，不要强求，不要勉强，要像庖丁解牛那样顺其自然地做"。庖丁也不是站在牛的身边，不动刀就把牛解剖了，而是游刃有余地运用了刀。所以"无为"是一种境界，到了那个境界，不管你倾听还是指导，你都是无为的，而没有到那个境界，你想要无为是不可能的。

指导可以给来访者提供所需的知识，帮助来访者获得所需的技能。如果无人指导，来访者可能需要花费很多的时间，才能找到这些知识，或自己摸索出这些技能，况且有些技能几乎不可能在无人指导的情况下自行掌握。

要不要指导，给多大程度的指导，要多深入的指导，这些都是要根据现实情况来决定的。咨询初期，咨访关系还没有建立，此时来访者对心理咨询师的指导的接受度实际上很低。不过，这个时候的来访者表面上反而很想寻求指导。

"你告诉我，我该怎么做？"这是刚进入咨询的来访者常有的态度。这个时候，心理咨询师如果一点指导都不做，来访者会感到很失望，会觉得心理咨询师不尽责。心理咨询师如果给出很深入的指导，来访者又不愿意真正接受。通常他们对心理咨询师的指导的回应是："您说得对，不过，由于……，我没有办法这样做。""您说得很多也很对，不过因为我特殊，所以我做了没有用。"因此，比较恰当的是心理咨询师在这个时候只给出少量的、浅近的指导，把重点放在倾听技术上。在咨访关系建立起来后，来访者对心理咨询师有了更多的信任，心理咨询师再给出更深入的指导。

在指导中心理咨询师要注意，不要越俎代庖。指导尽可能采用启发的方式，不要过度细致。过于面面俱到的指导，容易使来访者产生依赖性，反而不利于来访者自我的独立性发展和心理成长。

指导过程中，心理咨询师要避免权威性过强。如果心理咨询师表现得太权威，可能会导致来访者的反抗心理，这样来访者更不容易接受。如果来访者被迫接受了，则来访者的自尊和自信又容易受损。

心理咨询师如果发现自己权威性过强，应反省自己为什么会这样。是受自己的自恋影响，还是急于求成？如果是急于求成，那么心理咨询师要练习让自己更有耐心。如果是自恋的影响，心理咨询师应加强自我成长，或寻求督导师帮助。

▶ 面质

面质是指出来访者身上存在的不一致，或质疑来访者对问题的观点。

心理健康状况越差的人，自欺欺人的地方越多。他们给自己找借口、找理由，看不到自己行为的问题，用自己的偏见来解释事情，推卸自己的责任，从而获得短视的收益。但这些做法使得他们越来越看不到现实真相，也就堵住了自我完善和进步的道路。

在每一个来访者身上，或多或少都有这种情况。举一个例子，内心自卑的某甲，为了减少自卑带来的痛苦，幻想自己实际上非常出色。而这个出色的自己，为什么没有在现实世界中获得成功呢？他解释为别人因嫉妒他而排挤他，导致他怀才不遇。这样想之后，自卑感几乎感觉不到了，却产生了对"世道"的强烈愤怒。如果他想进步，应该首先承认别人对他的排挤并不多，他的能力有欠缺，而后向别人学习、并努力改善自己。但他不能这样做。因为他不愿意承认自己能力还有很多不足，并不像自己以为的那样卓越。他也不愿意承认别人对他的排挤并没有那么严重，或者别人之所以排挤他，是因为他先对别人心怀敌意。

旁观者清，心理咨询师可以看到来访者的问题所在，在适当的时候告诉来访者，让他看到自己的内在矛盾，从而给来访者一个机会去发现自己的问题。

比如，当上述案例中的来访者抱怨自己现在的公司环境很差，导致自己的才能无法发挥时，心理咨询师可以根据来访者的述说问："可是那一次，你有机会应聘另一个很好的公司，你为什么不去呢？"来访者回答说："因为另一个公司的面试官让我感觉不好。"心理咨询师说："可是你刚才说，任何一个公司都比你现在的这个好。而根据你说过的话，那个面试官也和你将来的工作没有什么交集。"

面质可以促进来访者的自知。由于面质的影响，也许这个来访者会意识到自己的说法只是个借口，真正的原因可能是担心自己不可能胜任那个好公司的要求。意识到了这个问题之后，就可以看这种担心是不是有道理。如果真的不胜任，就要想想应该怎么做才能提升自己的能力。

来访者自欺欺人不面对现实的时候，面质让他不得不去看到现实，不得不面对现实，从而有可能不再逃避，努力解决现实中的问题。

面质是指出来访者的不一致，而心理咨询师不一定需要解释——多数时候不解释。比如你可以说："你说你很爱你妻子，但是你常常假装加班，宁愿在办公室上网，也不早一点回家？"而不需要说："你说你很爱你妻子，但是你下班后不急着回家，说明你其实不喜欢她，甚至你怕和她在一起。"

面质是让来访者看到不一致，从而启发其思考，让他自己寻找原因，而不是心理咨询师给出一个结论，让来访者被动接受它。

面质可以指出来访者言行之间的不一致，也可以指出理想和现实条件的不一致。比如："你要求未来老公年薪百万，体贴顾家，对你专一，而且你还是颜控，人有这样的愿望并没什么不对，这样的男人虽然不多见但是也有，只是你想过没有，他为什么会选择你呢？"

或指出来访者前后的不一致："你说你要独立，可是为什么你还坚持要和父母一起住？"

面质这个微技术不会让来访者感到轻松愉快，相反，会让来访者感到有压力。这种压力会迫使来访者去看清自己的问题，从而发生转变。既然会有压力，来访者就会不舒服，就容易对这种方法产生阻抗。因此，心理咨询师不能过早进行面质，只能在建立了一定的咨访关系之后才能做面质。这样即使来访者感到不舒服，但因为对心理咨询师已经有了一些信任，所以他愿意忍受这种不舒服，并愿意看一看问题所在。

咨访关系尚浅的时候，面质不能过多。如果心理咨询师发现来访者身上任何矛盾都面质，来访者就会感到被批评甚至感到被挑剔。心理咨询师只有少量面质，才有可能让来访者接受。而且所面质的问题，也要掂量一下轻重。这时不能对重大问题进行面质，否则来访者也是接受不了的。

随着咨访关系越来越深入，才可以时而有一些相对比较重的面质。但任何时候，都不能无限制地面质。

心理咨询师如果无法清晰地知道可以面质到什么程度，可以先进行尝试性的面质。也就是说，先做一个小问题的面质，观察来访者对此的反应。如果来访者可以接受，再稍微增加强度，切忌一下子加强太多。如果来访者被激惹，咨询阻力变大，那么面质的强度就要调整得弱一点。

面质要有根据，心理咨询师不能仅仅凭自己的感觉。心理咨询师所面质的矛盾之处，要明确、客观地存在着。如果根据不足，那面质也就没有说服力。

还有一点很重要，就是心理咨询师切忌以面质为理由，对来访者发泄自己的愤怒，攻击来访者。来访者因为心理不健康，其言行很可能会触怒心理咨询师，训练有素的心理咨询师有能力化解自己的愤怒，不会把它发泄到来访者身上。心理咨询师如果功力不够，就有可能忍不住想攻击来访者，面质就会成为心理咨询师的借口。对此，心理咨询师自己应当有警觉。一旦发现可能出现了这种情况，心理咨询师应寻求督导师的帮助来解决问题。

▶ 提醒

提醒是促进来访者觉察的一种微技术。它最基本的方法是告诉来访者看一看某个（他忽视了的）内容。

提醒有助于扩大来访者的注意范围。当来访者的某种欲望格外强烈的时候，就容易出现"视野狭窄"的情况。比如，性欲望太强，就会注意不到性欲望的对象（或其周围）有危险的陷阱存在，这就是所谓的"色令智昏"。这样的人，容易被异性欺骗或者落入"仙人跳"的圈套。当发财的欲望太强，就会"利令智昏"，可能会为了钱做出损人而最终也不利己的事情来。当恐惧太强，吓坏了的时候，人只想赶紧逃掉，也会忽视本来应该注意到的事情……任何欲望过强，都可能带来类似情况，将成为人的很多心理困境产生的原因。提醒就是解决这种问题的方法。

提醒可以让来访者的视角转向，看到原来没有看的事物，从而看到一些没有看的内容，得到一些新的判断。比如，心理咨询师对来访者说："我注意到，每次说到和收入有关的事情，你就会把手攥紧。你有没有注意到，你现在的手攥得很紧？"这就是提醒来访者关注一下收入问题对他的心理影响。再如，当来访者抱怨孩子无能，干什么都不行的时候，心理咨询师提醒说："你告诉过我，他刚刚升职了。也就是说，他的老板可能认为他还不错。"这就是提醒来访者，他的孩子也有不错的地方。

▶ 鼓励

鼓励微技术，是指用表达认可和赞许的方式，对来访者的思想或行为做正向强化。

鼓励可以让来访者感到喜悦和满足，可以让来访者更多地做被鼓励去做的事情。如果来访者对做某件事情信心不足，心理咨询师的鼓励可以增强来访者的自信。

人都喜欢被鼓励，所以鼓励的作用是比较大的。来访者对心理咨询师越认可，心理咨询师的鼓励所起的作用就越大。来访者对心理咨询师有心理依赖的时候，鼓励所起的作用会更大。

鼓励微技术也有风险，那就是来访者可能会受到鼓励的影响，去做心理咨询师认为更好的事情。而心理咨询师认为更好的事情，对于来访者来说未必是真的更好。因此，心理咨询师用这个微技术的时候也需要慎重。

辅助技术

辅助技术是指那些在心理咨询中，有辅助作用的微技术。

▶ 自我开放

自我开放是指心理咨询师为了咨询中的需要而袒露自己心理的微技术。

咨询中，来访者需要对心理咨询师开放自己，告诉心理咨询师自己的想法、感受，以及一些不为人知的、往往是不好的人生经历。从心理规律上看，来访者会因此期待，自己也能够听到心理咨询师的自我表露，从而获得一种平衡。来访者告诉心理咨询师的那些想法和事件，多数都是令他们自己感到羞耻的，因此他们就更需要知道心理咨询师的一些事情，以获得安全感。

如果心理咨询师能自我开放，就可以缓解来访者的消极情绪，增加来访者的安全感。另外，了解了心理咨询师一些私密的事情，也可以让来访者感到与心理咨询师更加亲近。心理咨询师也可以通过自我开放，暴露一些自己的事情，发挥示范作用，使来访者向心理咨询师学习。

自我开放时，心理咨询师可以向来访者表达自己的情绪。

来访者很关心心理咨询师对他自己和对别人的情绪感受是怎样的。但心理咨询师并不能把这些一览无余地暴露。因为心理咨询师需要考虑，来访者如何解释和理解心理咨询师的这些情绪感受。来访者通常容易产生曲解，并因此带来不好的反应。所以很多时候，心理咨询师不会把自己的情绪都表达出来。但在必要的时候，心理咨询师可以表达一下情绪，这就是一种自我开放。

对情绪自我开放的时候，心理咨询师应表达自己的真实情绪。有时候考虑到效果，不能全面真实地表达，可以在程度上减轻，或者不把所有的情绪都说出来，但是不能说假话。

比如，心理咨询师实际上很厌恶来访者，也时而会对来访者感到很愤怒，但是如果把这些都告诉来访者，会使来访者愤怒并且感到挫败。这对心理咨询有害无益。这种情况下，心理咨询师不能用假话安慰来访者，假装对来访者很喜欢、很欣赏。即使是出于善意，说假话也弊大于利，因为来访者获得了错误的反馈，不利于他未来改变。而且，心理咨询师不管怎么掩饰，其一举一动还是多多少少会暴露出一些真实情绪，导致言语和非语言行为之间不一致，这也不利于来访者的心理成长。

这种情况下，心理咨询师就可以用减轻程度的方式来进行自我开放，比如，"我知道你是愿意成长的，但是你现有的一些习惯也的确让我有些烦恼，我不能完全没有负情绪，当然我会处理好自己的情绪，和你一起继续工作（继续咨询）"。

开放自己的想法，也就是说出自己真实的想法和看法。心理咨询师通常不要轻易表达自己的想法，但必要的时候，也可以表达出来。比如，告诉一个来访者："我不能保证正确，但按照我的经验，我认为这个人很可能是骗子，也许你应该对他更警惕点。"

自我开放想法，并不是强求来访者认可心理咨询师的想法，只是把我们的想法表达出来，供来访者参考。

心理咨询师也可以暴露自己过去的一些经历，尽量多为自己犯过的小错误，走过的弯路等稍负性的事情。目的是让来访者知道，心理咨询师也走过弯路，也不完美，这没有关系，因为心理咨询师最后从弯路上走回了正路，并且吸取了经验教训。心理咨询师所说的内容，通常应和来访者正在面对的问题有关，这样才可以给来访者带来启发和示范。

不过，心理咨询师要注意，不能过度自我表露，或暴露一些自己曾经有过的严重的、消极的问题。毕竟，并未有规范要求来访者为心理咨询师保密。他很可能会把心理咨询师说的话泄露给别人，甚至因为他的心理不够健康，他可能会误解、添油加醋，也可能会刻意歪曲，从而把事情说得比实际更坏，这样心理咨询师很难保护好自己的声誉。而心理咨询师必须为来访者保密，这样心理咨询师就会失去为自己辩解的机会。

此外，即使不发生这种情况，来访者如果因心理咨询师的自我开放而对心理咨询师产生坏的认知，也会对心理咨询不利。

▶ 环境影响

心理咨询师可以有意识地通过环境中的设置，对来访者产生积极的影响。

通过对心理咨询室做适当的布置，可以对心理咨询产生促进作用。一般来说，心理咨询室的设置，应当有安全感、温暖感、启示性和支持性。

安全感设置

安全感是第一位的。来访者在心理咨询中，不得不把自己的内心暴露给心理咨询师，这会让来访者感到自身的脆弱和危险。所以，环境让来访者感到安全非常重要。

环境应让来访者感觉不会被打扰。

心理咨询室不适合设置在来访者容易遇到熟人的地方。比如，学校心理咨询室不能设置在办公大楼，更不能接近教师办公室、教导处、校长办公室。社会上的心理咨询室，不适合设置在商业区或者繁华的大厦中，要减少来访者路遇熟人的概率。住宅楼用作心理咨询室，相对来说反而好一些。

心理咨询室密闭性要好，从外面很难看到里面。如果是平房用作咨询室，房间的窗户要有窗帘或百叶窗。在做咨询的时候，房门要能够关上，而且外面不会有人能随时打开门。

环境应比较安静，不要在嘈杂的地方。房间的隔音功能要好。如果隔音不好，来访者能听到别处的声音，当然就会感觉自己的声音也会被别人听到，这样就没有安全感。

心理咨询室内，或者门外的客厅中，或者（如果走廊也是咨询中心内部区域的话）走廊里，可以挂放心理咨询师的介绍，也可以挂放心理咨询师的学位证书和培训证书。这些材料的存在，可以让来访者对心理咨询师产生足够的安全感。把心理咨询伦理规范挂在上述地方，可以让来访者更加安心。

来访者座椅后边不能空着，最好后边不是窗户或门，这样也会让来访者更有安全感。

温暖感设置

温暖感的设置，主要可以从色调和装饰物上实现。

暖色的背景会带来温暖感。冷色的背景，会带来冷静感。这两者都有积极的意义，但通常我们可以将温暖感设置得稍微多一些。

比如墙的背景色可以选暖色，但也要注意不能太夸张——比如把咨询室的墙设置成粉红色，就太夸张了。或者可以用柔软的沙发、水杯上的图画等来体现温暖感。

还有就是心理咨询室内外的挂画，可以选择一些有温暖感的绘画或照片。也可以有一些让人放松的绘画或照片，比如宁静的湖泊、美丽的大海、草原、白云、山间小木屋等。

启示性和支持性设置

启示性和支持性方面，最简单的方式是挂一些书法作品。书法的内容选用简单的词句，表达一些心理的启发和支持。

心理咨询室不要布置得太单调，比如可以有一个博古架，上面放置各种各样的小摆设。这些摆设最好是随意积累的，而不是统一购置的。这些摆设可能会激发来访者的一些联想，可能会给他带来一些启发。

心理咨询室最好有书架。书架上可以放一些哲学、文学、科普等方面的书，当然最主要的还是心理学的著作。这样来访者可以偶尔翻翻，也许可以借走看一看，这对心理咨询也有一定的辅助作用。

有时，以期对某个来访者产生积极影响，我们可以针对性地在环境中布置一些东西。

第八章

心理咨询中的干预技术

SYCHOLOGICAL

干预技术是指所有为了达到心理咨询目标，对来访者的心理产生影响的技术。

　　干预技术与微技术之间并没有绝对的差异，这两者都是用于改变来访者的方法。有的微技术和干预技术之间，无法很明确地区分开。比如，解释是一种微技术，但是更系统的解释，就是一种心理咨询干预技术。

　　微技术与干预技术可以这样简单区分：微技术是那些更基本的技术操作，干预技术则是更加复杂的、成套的技术操作。用武术作比喻，如果我们把"勾拳"叫作微技术，那么，连续左右勾拳组合就可以叫作一种技术。射击如果叫作微技术，那么一边射击一边向敌人阵地冲，就叫作冲锋技术。

　　使用微技术时，未必总有明确的目标，可以只是一种基本的心理咨询操作。但是使用干预技术时会有一个明确的目标。

放松技术

▶ 什么是放松技术

放松技术可以简单定义为，能够让人的心理状态更加放松的技术。

放松技术是心理咨询中最常用的技术。各个不同的心理咨询流派都使用某种放松技术，或把放松技术整合入他们特有的技术之中。之所以会出现这种情况，原因是放松对心理健康的作用很大。

历史上早期行为疗法中的系统脱敏疗法，就是以放松技术为核心技术的一种治疗方法。在系统脱敏疗法的操作中，让来访者先接触低水平的使他感到焦虑的事物，然后通过放松技术，让来访者逐渐松弛下来。再把事物的焦虑水平稍许提高，这时来访者又会感到焦虑，再用放松技术使他松弛下来。如此持续操作，最后就可以让来访者在面对很高水平的令人焦虑的事物时，保持心理放松。

催眠疗法，也是把放松作为催眠的先决条件。因为当人放松的时候，的确更容易进入被催眠状态，且在催眠状态中，也是越放松越容易接受催眠师的心理引导和暗示。

精神分析虽然没有重点论述放松的作用，但是最早的精神分析，让来访者半躺在躺椅上，并且让他们尽量自在地随便说任何话，这也是一种让来访者放松下来的操作方式。

放松技术之所以有效，对其原理最简单的解释是，因为放松和紧张是相反的心理状态，所以不可能同时存在。如果能够放松，就可以不再紧张。

紧张是焦虑情绪中最基本的成分，很多心理问题都是因为焦虑、紧张程度太高，超出了人的承受能力而导致的。因此，只要能放松下来，这些心理问题就可以得到缓解甚至消除。我们称为焦虑障碍的多种心理疾病,包括焦虑症、恐惧症、强迫症、疑病症等,都是因为紧张焦虑所致,放松对它们都有缓解作用。

放松也会让我们的身体和心理都更加健康。紧张焦虑的时候,胃肠消化液分泌会减少,汗水分泌会增多。如果人长时间处在紧张状态,消化功能就会变差,从而不利于身体健康。

此外,放松还会有改善睡眠等作用。放松的心态,本身就是让人感到更舒适的。

▶放松心态

心态放松和身体放松密切相关。心态放松了,身体就会倾向于随之放松;身体放松了,心态也倾向于随之放松。反之,心态紧张的时候,身体也往往随之紧张;身体紧张的时候,心态也可以随之紧张。

我认为这是最远古动物的基本特点,最古老简单的动物,神经系统的结构很简单,反应的方式也很简单。当感到外界的刺激时(这往往代表着危险,也许可能被别的动物吞噬),古老动物的身体就会收缩,相伴的就是最基本的"恐惧"情绪,这对于远古的动物来说就是坏的。当危险离开,远古动物的身体就会逐渐恢复舒展的姿态,相伴的就是最基本的"舒服"感觉。

因此,对于所有动物来说,身体放松就是安全的标志,也是心理可以放松的标志,身体紧张就是危险的标志,也就会使心理产生恐惧或焦虑。最远古的动物,心理活动极为简单,几乎是最基本的条件反射。被外界刺激到的时候,基本上都是感觉上的紧张和身体的紧张同时出现,所以就形成了这种条件反射,因而身体和心态的紧张或放松大多都是同步的。

当然,随着动物进化得越来越复杂,生活也变得越来越复杂,对于人类来说，心态放松和身体放松并不是绝对必然相关的。

心态放松，也可以身体不放松。比如我们进行体育锻炼的时候，身体肌肉可以很紧张，但是这时的心态可以很放松。这里的要点是内在的、底层的自动化认知评估。通常，身体一紧张，认知系统就会认为，一定发生了危险的事情，要不然我的身体怎么会紧张呢？因而心态也就随之紧张。但是，在做体育锻炼的时候，如果认知系统已确认，我现在不担心、不焦虑，是我主动让身体肌肉紧张起来做一个我想要做的动作，那么，心态就可以放松，而不受身体肌肉紧张的影响。

如果我们细致地分辨，会发现心态放松而肌肉紧张与心态肌肉都紧张这两种情况，它们的肌肉紧张方式是有所不同的。心态放松的时候，所做动作需要紧张的那些肌肉群就紧张，不需要紧张的肌肉群就不紧张，需要紧张到什么程度就紧张到什么程度。而且，哪些肌肉紧张哪些需要放松，其转化也很容易，因此人的动作会很灵活。但如果心态不放松，肌肉会产生普遍性的紧张，即该紧张不该紧张的都紧张，同时紧张度转化也很难，所以整个动作会更加僵硬。

心态如果很紧张，肌肉很难放松下来。所以心态很紧张而肌肉很放松这种情况，通常是不存在的。

▶ 呼吸调整，肌肉放松

人放松或是紧张焦虑，直接影响到呼吸。

呼吸通常是无意识自动进行的，紧张的时候呼吸会自然随之变化。不紧张的时候，呼吸是缓慢的、深的、节律性的。紧张的时候，要么呼吸会变快，要么会有屏住呼吸的动作。

紧张和焦虑时的呼吸变快，是动物遇到危险时为逃跑做的准备。逃跑需要更多的氧气，呼吸变快就可以提供更多的氧气。

屏住呼吸是动物遇到危险，选择隐藏或者装死的策略时，为隐藏自己而做的调整。屏住呼吸就不容易被天敌发现，即使被发现也会被当作是死的，从而减少被捕食的危险。（当然，呼吸快或屏住呼吸，并不一定是紧张、焦虑，捕食者在准备进攻的时候也会屏住呼吸，在进攻时呼吸也会加快。但那不是我们现在要讨论的主题。）

当危险过去，动物放松下来，不再屏住呼吸，也不会呼吸过快，而恢复为相对比较慢的呼吸，呼吸也就恢复了正常。当动物处于最安全、最平静的状态时，其呼吸是最慢的、最深的，而且也是节律最平稳的。

呼吸也会影响人的紧张与否，以及是否有焦虑情绪。当一个人让自己的呼吸变成急促的、浅的，他就会条件反射性地产生紧张、焦虑，或是激动、兴奋等状态和情绪。

屏住呼吸可能会条件反射性地引起恐惧情绪。但是，人在非常放松的情况下，呼吸也可能会变慢，甚至慢到一度停止呼吸的程度。人出于好奇观察一种特别的现象时，也会短暂屏住呼吸，在人即将开始一个重要行动时，也会屏住呼吸。因此屏住呼吸有多种可能，除了恐惧，也可能带来放松、好奇、激动等情绪和状态。所以，屏住呼吸不一定会恐惧。

既然紧张、焦虑是多种心理问题产生的原因，放松状态让人更为舒适且健康，因此促进人们放松就成为必要，也使得放松技术成为心理咨询与治疗中被普遍使用的技术。

在放松技术中，最基本的方法就是引导来访者把身体的肌肉放松下来，把呼吸频率调慢，并让呼吸更深，更有节律。

通常紧张、焦虑了，肌肉就紧张。肌肉放松了，紧张、焦虑就减少，于是就放松了。紧张、焦虑了，呼吸就急促。呼吸均匀、缓慢、深沉，紧张、焦虑就减少，于是就放松了。

紧张、焦虑了，汗就出得更多，胃液分泌会更少。理论上说，如果能减少出汗，让胃液分泌更正常，也会让人更放松，但这是无法操作的，人不能自主地减少出汗和分泌更多胃液。肌肉则可以自主地放松，呼吸也可以自主地调整速度和深度，所以放松技术要从肌肉和呼吸上入手。

通过放松肌肉来让心理放松的方法，可以让身体整体放松，但最常用的一种，则是有序地放松身体各个部分的肌肉。这个练习可以在心理咨询师指导（微技术）下进行，也可以自己进行。

例如，可以把身体分为头、肩颈、手臂和手、胸、腹、臀部、大腿、小腿和脚这样几个部分，按照从上到下的顺序来放松。

指导语大致是这样的："先让头放松，头放松……放松，好，下面我们放松脖子和肩膀，脖子和肩膀放松，放松……两手臂和两手放松……放松，放松……胸部和后背放松……腹部和后腰放松……臀部放松……大腿放松……小腿和脚放松……现在全身放松了，放松。"

在这样的指导下，来访者有意识地把身体的肌肉放松下来，心理状态自然也就随之放松了。

这个练习也可以按照从下向上的顺序做，从脚开始放松，然后逐步向上，最后放松头部。

此外，也可以把身体分为更加细致的多个部分，例如把头部分为头顶和前额、两眼和鼻子区域、耳朵区域、后脑上部、嘴和下巴、后脑下部，身体的其他部分也都可以这样做更细的划分，并有序地进行放松。这样做放松所需要的时间会更长，效果通常也会更好。

通过呼吸调节来放松心理的方法，其最基本做法是把注意力放在呼吸上，并持续地调节它。指导语大致是这样："现在请关注你的呼吸，让你的呼吸变慢一点，慢一点，深呼吸……慢慢地深呼吸，呼……吸……呼……吸……"

用指导语的语速调整来访者呼吸的速度，逐渐让这个速度慢下来，来访者的心情也就逐渐平静下来。

肌肉放松和呼吸调节也可以结合起来进行。一种做法是，当放松胸部和腹部的时候，加入呼吸调节的指导语："胸放松……你会发现呼吸变得更舒缓均匀，呼……吸……胸部越来越放松，呼……吸……胸部更放松了……"还有一种做法是，放松任何一个地方，都伴随着对呼吸的调解："脚放松，呼……吸……脚放松，呼……吸……脚更放松了。"这样，肌肉放松和呼吸调节就可以整合为一体。

有很多技术细节或技巧可以改善放松的效果。如环境需相对安静，光线不能太强，需要的话可以拉上窗帘。

引导来访者放松的时候，先安顿来访者以易于放松的姿势坐或者半躺。可以让来访者穿相对宽松的衣服，摘下眼镜或身上其他有碍放松的东西。

在放松指导语中可以加上提醒来访者观察身体即时反应的话语。

比如说了"头放松"之后，可以这样说："头的肌肉感觉到放松了吗？放松……也许你会发现，放松后头会有微微的发麻感，或者有一点点热，这都是放松的结果，放松……"说了"小腿放松"之后，可以说："也许你会无意识地轻微动动小腿，好的，这样会更放松。"

如果来访者能感觉到这些反应，那他就会知道自己正在放松，这会促使放松的效果更好。

肌肉放松前，可以先有意识地让肌肉紧张起来，然后再慢慢松下来，这种技巧能让肌肉得到更充分的放松。也许是因为从更紧张处开始，惯性会让肌肉放松得更多，从更紧张处开始，人也更容易觉知到自己的肌肉，从而更有觉知地放松。

肌肉放松的做法之一是，先让来访者全身肌肉尽量绷紧，然后心理咨询师数1、2、3，之后突然喊："放松。"来访者全身肌肉绷紧，是很费力、很难维持的，听到放松的指令，就会立刻全身都放松下来。这种做法是最简便、最省时间的肌肉放松方法。

肌肉放松的另一种做法是，全身各部分有序地采用先紧后松的方法。

"头先绷紧，绷紧，好，现在开始让头没有那么紧，松下来一点……继续放松，又松了一点，继续放松……像平时一样松了，好，继续放松，再放松，比平时更放松了，好，继续放松……"然后脖子也这样先紧后松，直到把全身都放松下来。

▶ 想象与放松

想象一个让人放松的场景，会让身体的肌肉、呼吸放松下来，从而间接让心理放松，同时想象也可以直接让心理放松。

让人放松的场景，要点在于安全且无任务在身，另外环境要清洁、美和舒适。比如海滩，对于大多数人来说就是一个放松的场景。心理咨询师可以用语言描述海滩，描述出的场景尽量让人放松："请想象你躺在海滩的沙滩椅上，看到前面是清澈的海水。湛蓝的海水一望无际，一排排雪白的浪花涌过来。很远的地方好像有船。天空晴朗，蓝蓝的天上有几朵白云……海滩上也有其他正在看海的游客，他们在离你不远不近的地方，不会打扰你，你也没有关注他们，你只是很放松地躺着，享受大海的美景……"这样想象，容易让来访者放松下来。

除了海滩，也可以想象森林、草原、湖泊、春天的园林等美好的自然环境，以及 SPA、温泉酒店的温泉池等人工环境。

具体用哪种场景，取决于来访者的具体情况，选择的场景要适合来访者。如果来访者的职业是海滩救生员，那就不适合使用海滩这个场景，因为对海滩救生员来说，这是一个工作环境且并不令他放松。假如一个年轻人想象海滩时，马上联想到的是穿着泳衣的异性身体，并且激发了性冲动，那这对他放松也是不利的。

想象一个放松的场景，即使没有自己的形象出镜，也同样有用。

比如猫或者豹子等，它们有时会有非常放松的姿态。豹子在树上睡觉的时候，可以让身体非常松弛地"挂在树枝上"；猫睡觉的时候，可以有很多种很松弛的姿态。在想象中观看这些形象，可以让来访者的身体和心理都放松下来。

还有一些意象，虽然不是直接显现放松，但是也可以带来放松。

比如，象征着舒缓压力的意象。想象身体是高压充气的，有点像充满气的汽车轮胎，然后让来访者想象有个阀门，打开这个阀门，身体内的浊气（为了避免不好的联想，最好特别说明要放出去的是浊气）就排出了身体，而身体也不再胀满。这个想象有很好的身心放松效果。实操中，可以有序地想象头、躯干和四肢中的浊气被排出。

再如，可以想象身体是一支蜡烛。然后，从头部开始，这支蜡烛一点点从上到下熔化，最后成为一摊蜡油。这个意象对很多人有放松效果，但是有一部分人在想象这个景象时反而会产生恐惧，对此产生恐惧的人，就不适合使用这个意象进行放松。

在进行肌肉放松的过程中，也可以借助一些意象来辅助。

比如，有序放松肌肉放松到大腿的时候，这样去指导："放松大腿，你会感到大腿松下来了，感觉就好像被水泡软了的黄土，软软地瘫下来……"放松到膝盖的时候，可以说："膝盖中的紧张，就像是纠缠在一起的绳子。放松，放松……这绳子就松开了，不纠缠在一起，松开了。"放松到脖子的时候，可以这样说："想象你的脖子就像一只海豹，而你的头就是海豹顶着的那个球，这样松松地把头顶着，不要僵硬。"这样的方法，会很好地提升放松效果。

▶ 身体放松的反应

心理咨询师引导来访者放松时，可以通过观察来访者，判断他的身体是否放松下来了。

头部放松的时候，心理咨询师可以通过观察眉间、嘴这两个主要区域，判断来访者的头是不是放松了。

头的上半部分是不是放松，心理咨询师可以通过看眉间来判断。不放松的时候，眉头或多或少有些"锁紧"，越放松眉间就越舒展。有些老人，因一生习惯，可能眉头有很重的皱纹或总是处于锁紧状态。在引导他们放松的时候，不必强求他们完全舒展开。

头的下半部分是不是放松，可以看嘴部区域。不放松的话，嘴唇会紧闭，闭得越紧，说明越紧绷。头的下半部分不放松的人，有的会牙关紧咬，这一点可以从下巴处看出来。这里放松了之后，嘴就会显得更加松弛，甚至有一点似张未张的感觉。

脖子不放松的时候，我们会感觉比较硬，紧张度高时就像梗着脖子，梗着的脖子会稍微有点歪，放松的时候，则会有一点轻微晃动的感觉，灵活而不松懈。

肩膀放松下来的时候，肩膀会有轻微的摇晃，感觉有一股向下的松下来的力。双臂和双手放松下来的时候，手会软软地垂放下来。

一个人躯干的上部，胸和后背紧张的时候，双臂会倾向于夹紧，使胸部有一种内收的感觉。呼吸会更浅，呼吸频率会更高。这个区域紧张的人，如果不想让别人看出来，说话时小臂的动作会多一些，但是上臂还是夹着，所以会有一种特别的姿态。放松下来之后，手臂会舒展开，胸廓会稍微张开，而呼吸明显会变得更舒缓并且深入。

一个人腹部和后腰紧张的时候，看起来倒并不难看，好的情况下反而有些挺拔，有一种"工作认真者"的姿态、一种"听话的学生"的姿态，或一种"忠诚的仆人"姿态。腹部和后腰放松后人显得松弛，有一种闲适的样子，呼吸会进一步舒缓深长。

一个人臀部紧张的时候，会有一种夹紧的感觉，夸张地说，有点类似于忍便时的姿势。来访者如果自己感觉一下，会发现当这个区域紧张的时候，肛门会收缩变紧，恰如忍便。如果放松肛门，则整个臀部就会随之松弛下来。当一个人性压抑的时候，这个区域会自发收紧，从而使得性的能量被约束起来。放松之后，这个区域不再有这种夹紧感。只是，心理咨询师不方便观察来访者臀部紧张与否。

一个人大腿紧张时，从外表不大能看得出来。不过来访者大腿松下来的时候，心理咨询师会看到一点松下去的样子。来访者小腿和脚放松的时候，会稍微动一下小腿和脚，调整一下位置。

除了对外表的观察，共情能力高的心理咨询师可以用共情的方式体会来访者放松与否，当感觉到来访者放松的时候，心理咨询师自己身体的相应位置也会随之放松。

放松技术是许多心理咨询与治疗技术的组成部分，如系统脱敏疗法、正念疗法、催眠疗法、意象对话疗法中，都有放松技术的成分。

宣泄技术

▶ 什么是宣泄技术

最早的经典精神分析治疗中，把宣泄作为其基本的治疗技术。弗洛伊德的第一个治疗发现——来访者只要把压抑的内容通过述说的方式宣泄出来，就可以有一定的疗愈作用。

任何心理内容，都包含两个方面：一个是意义，也就是对世界、对自我、对他人、对人生等的判断或看法；另一个是能量，也就是与此判断或看法相伴随的一定量的心理能量。

例如，长期抑郁的人，可能心中会有这样一些判断："我是没有价值的""世界是不友善的""他人对我是漠不关心的""人生是无意义的"，等等；上述每一个判断，都伴随着相应的一些心理能量。

"我是没有价值的"，伴随的心理能量会以自卑感、怯懦、忧郁、对自己的愤怒等情绪的形式存在，也会以无力感、衰弱感、渺小感等感受的形式存在，还以时时出现的自我毁灭的冲动的形式存在。"他人对我是漠不关心的"，伴随的心理能量会以对他人的愤怒、对他人的冷漠、悲伤等情绪的形式存在，以孤独感、凄凉感等感受的形式存在，并以一种自我封闭的欲望的形式存在。

需要注意的是，不同的人虽然判断相同，但是他们伴有的心理能量不同，我们转化它的难度就不同。

比如，假设两个喜欢抽烟的人有同样的信念：抽烟是人生的一种享受，我值得冒着损害健康的危险去抽烟。但两个人在这个信念上附着的心理能量不一样大：第一个人烟龄刚刚半年，抽烟会带来轻微的愉悦感、放松感和有男子气的感觉；第二个人已经抽了几十年的烟，抽烟是他最大的享受，他所有的青春回忆都和烟有关，他与朋友之间的很多故事都和烟有关，他最艰难的时候是靠抽烟度过的，抽烟时他可以达到忘我的放松，而如果不抽烟，除了生理上的戒断反应，他会有一种极度的空虚感——他自己的大半生都是伴随烟度过的，没有了烟，他连自己的存在感都找不到了。

这两个人在抽烟方面，心理能量的大小差异很大，前者要戒烟比较容易，而让后者戒烟则会非常困难。

如果一个人在某件事上有比较多的心理能量伴随或附着，那么心理咨询师仅仅在认识上使他改变，并不能够使其判断或者信念得以转变。

宣泄是调节心理能量的技术。通过宣泄，心理能量得以释放。过去郁结于心，附着于判断和信念的心理能量，在宣泄中得到释放。宣泄后，附着于判断或信念上的心理能量减少，这个判断或信念被改变的难度也就相应降低，我们就可以更好地改变这个信念，转化为更适当的新信念。

▶对宣泄效果的判断

我们在心理咨询与治疗实践中发现，决定宣泄效果好不好的因素从根本上来说只有两个。第一，宣泄过程中，对所宣泄的那些心理内容是不是有清晰的觉察；第二，宣泄过程中是不是有足够的表达，尤其是表达得是否足够准确。这两个因素之间是有关联的：宣泄的本质是一种表达。表达得不准确，就会有一部分心理能量继续郁结，得不到释放；没有清晰的觉察，想要准确地表达也往往是不可能的。

觉察有不同的清晰程度：粗浅的觉察是大略知道自己的判断和信念是什么，并且大致知道这背后附着的情绪是哪一类，隐约能体会到自己的感受；清楚的觉察是知道自己的信念，背后的情绪也感觉到了，背后的感受和欲望是什么也都知道；清晰的觉察是不仅知道自己的信念，而且知道这个信念的本质，不仅感觉到了背后的情绪，而且对种种情绪的来龙去脉及相互关系都了然于心，能细致体会到自己的种种感受、冲动和欲望，并且直观地知道这些感受、冲动和欲望的缘由。

觉察也可以发生在不同的层面：有些觉察是在潜意识层面发生——来访者的意识层面并不知道，但是我们可以观察到，他的潜意识对自己在想什么、干什么是知道的；有些觉察是在意识层面发生——但也许他的潜意识层面并无觉察，我们会觉得他的觉察是"附在表面的"，因此用处比较小；最好的情况是从意识到潜意识，从人格的表层到深层都有觉察。（极端的情况下，人的意识之光可以如此明亮，以至于照亮了整个心灵，使心中不再有"潜意识"存在。但是这种情况极为罕见，在我们的心理咨询与治疗中不用考虑这种极端情况。）

表达在量上有所不同。即使在被压抑的情况下，心也会努力去表达自己，但是这时的表达在量上是很少的，是不够的。压抑减少的时候，表达的量会增加。表达的量越大，宣泄的效果也就越好。表达越外化，力度就越大，把自己的一个想法写出来就比仅仅在脑子里想表达更有力。

表达在准确度上也有所不同。最差的表达是完全扭曲的。借题发挥、指桑骂槐等扭曲的方式，使得自己和他人都很难知道自己真正的情绪是什么，真正的感受是什么，真正的欲望是什么，更不知道这些情绪产生的缘由，以及欲望背后的根源是什么。好一些的表达，就可以让自己和别人看到关于信念、情绪、感受和欲望的真实状况。最好的表达是准确地、丝丝入扣地、全面地表达。

例如，伟大的艺术家可以把他们的内心用某种艺术形式准确地表达出来。当我们读了一个伟大诗人的诗歌，常常产生这样的感受：就是这样，我也有过这样的心情和感受，但是我一直说不清楚，现在这个诗人一说，我感到太对了，就是这样。读了他的话，我感到我也终于把要表达的东西说清楚了，心里立刻通畅了。

宣泄过程中的表达，可能会使用不同认知方式作为媒介：躯体、行为、意象、逻辑语言。用任何一种方式表达，都有可能表达得很好、很准确，或者表达得不好、不准确，每种方式都是可以用的。不过，不同的表达方式有不同的特点。

成年人习惯用逻辑思维的语言表达。来访者会述说，说自己的心情是什么，说自己为什么会有这样的心情，是因为什么事情。

逻辑思维适合表达信念、对世界的认识、对自己的认识等，虽然也可以用来表达自己的情绪、冲动等，但是在表达情绪和冲动时，逻辑思维难以做到很贴切。因此，逻辑思维最适合表达心理内容中的信念、看法和判断，却和心理能量有所隔离。这导致的后果是，用逻辑思维进行表达时，人往往不太情绪化，会比较理智，因而宣泄的效果相对比较弱。

主要运用逻辑思维的那些心理治疗方法，比如理性情绪行为疗法等，在宣泄上的作用往往都不大，这些方法是通过其他机制带来一定程度的疗愈。

当然，逻辑思维并不是绝对不能表达情绪。如果我们能找到最适当的词语，精确地描述自己心中的情绪，那么在这个过程中我们也可以对情绪有所宣泄。

运用意象的原始认知活动可能是最适合宣泄的。原始认知中，意象的象征能反映出心理内容的意义面，同时意象中附着着情绪、欲望和冲动的能量，因而和心理内容的能量面也在一起。逻辑思维把意义和能量分离，而原始认知中它们并未发生分离。

我们的情绪、欲望和冲动等，也可以是在躯体、行为层面的表达。比如我们长期没有得到表达的消极情绪，最后可能会转化为一种疾病，并用疾病的方式得到一定的表达。比如我们心情很急躁，又无法用语言和意象很好地表达出来，就有可能出现嘴唇上长水泡、口腔溃疡、胃溃疡等症状。

在行为方面，如果一个人情绪非常"低落"，他可能就会有一种从高处"落下来"的冲动，最严重的时候甚至会跳楼。跳楼就是"低落"感的一种行为上的表达。如果一个人感到精神"空虚"，他可能会用吃大量东西的方式来表达：我需要填补空虚。

一个人躯体、行为层面的表达，可以释放能量。但是，别人很难理解他所要表达的意义，甚至在大多数情况下他自己也不知道这个表达的意义，因此往往觉察会比较差，宣泄效果往往也不理想。除非这个表达者或他身边的人是一个对躯体和行为非常了解的人，比如医生、舞蹈家或熟悉躯体疗法的心理咨询师。

▶ 宣泄质量的分类

根据觉察和表达的情况，我们可以大略地对宣泄的质量进行分类。

觉察得差，表达也不准确的，是最差的宣泄。比如一个怨妇，喋喋不休地抱怨她的丈夫、婆婆、儿子或其他人。她知道自己正处在不好的情绪中，但是她把责任全部归咎于别人，对自己的情绪是什么，自己情绪的来龙去脉，自己表面之下的情绪……对这一切都没有清楚的觉察。她觉得自己只是生气，却完全没有觉察到自己同时也有委屈、悲伤、恐惧等情绪。她的表达也是很不准确的，比如她也许想要丈夫更加关心自己，但是表达方式只是对丈夫发火；她也许想要表达自己在经济上的担心，但是表达出来的只是骂丈夫无能。这种宣泄几乎没有什么宣泄效果，只是在长时间发泄后，会因体力和精力的消耗感到消极情绪暂时减少，从疲劳中恢复之后，她的消极情绪也会随之回来。

觉察得好，但是不能把觉察准确表达出来的，是中等质量的宣泄。歇后语"茶壶里煮饺子——倒不出来"，就是指这种情况。这时候，宣泄者会有一种憋得难受、不畅快的感觉，这常常会让他很急躁。比如一个文化程度低的人，试图用语言表达自己的心情，却找不到适合的词语。他被别人指责而难过的时候，说不清自己为什么难过，只能重复地说"我很不舒服""我难过死了"，却说不清楚这难过是怎样的，是委屈？是冤屈？是受辱？还是愤怒？或是这些情绪是如何交织在一起的？

觉察好，又能够准确地表达自己，是好的宣泄。这样的宣泄给人一种释放的、释然的，以及完成的感觉。宣泄后，以前郁结的心理能量会得到大量释放。

如果心理咨询与治疗工作者能够理解、体会和共情来访者，对来访者的心理活动有好的觉察，并且能很好地表达共情，来访者的宣泄就会更顺畅，效果也会更好。在这种最理想的状态下，来访者会感到自己被理解，觉得自己遇到了一位知音，积郁许久的消极情绪被扫除，有一种幸福的感觉。

▶促进心理宣泄

促进觉察

如何促进心理宣泄呢？

心理咨询师首先可以做的是促进觉察。心理咨询师可以在适当的时候提醒来访者觉察。例如，当来访者叙述引起他烦恼的生活事件时，心理咨询师可以在适当的时候提醒他，让他注意自己在说这件事情时的情绪、感受和心理活动。适当的提醒可以让来访者把注意力转到自己的内心，从而进入感受中，并能开始宣泄。

心理咨询师也可以通过询问来访者提升他的觉察。我们可以询问来访者，他现在的感受是什么样的，躯体的感觉是什么，从而让他觉察到自己的情绪。

心理咨询师把自己看到或觉察到的告诉来访者，也有助于促进他的觉察。例如我们可以告诉来访者，"我看到你把双臂紧紧抱在胸前，嘴闭得很紧"，或者"我听你说话的时候，感觉好像里面有悲伤"，或者"不知道为什么，在我看着你的时候，我突然感觉你对这件事情仿佛并不在意"……

心理咨询师与来访者交流这些的时候，不要说得过分肯定。如果说得过分肯定，来访者也许会感觉我们把自己的看法强加于他。我们做的只是一个提醒，告诉来访者我们的感受，是为了给来访者一个机会，让他们自己也去看看自己的内心正在发生着什么。

心理分析中，把来访者觉察自己内心活动的能力，称为心智化水平。心智化水平不是恒定不变的，心理咨询师不断地提醒来访者自我觉察，久而久之，来访者的心智化水平就会随之提高。

来访者能否自我觉察，也受到其情绪强度的影响。在情绪很弱的时候，他们比较难以自我觉察，因为感受的强度不够大，所以他们很难"看清楚"自己的情绪感受是怎样的。在情绪很强的时候，他们也很难自我觉察，因为强有力的情绪"淹没"了他们，那时的他们只急于赶快（无觉知地）发泄情绪，或者赶快做情绪驱使他们做的事情，好让这种情绪快快过去，无力也不愿意去觉察它。因此，促进觉察的一个要点是调节合适的"火候"，也就是想办法让来访者的情绪强度调节到合适的大小。

如果来访者用心理防御，使得他的情绪被压抑，导致情绪感受太弱，心理咨询师的任务就是，用种种方法减弱来访者的心理防御，加强来访者的情绪感受。

如果来访者情绪太大，淹没了他的理性和觉察，心理咨询师就应当先想办法缓解他的情绪，使之减弱到合适的大小。当来访者的情绪处于比较合适的强度时，心理咨询师就可以开始引导他自我觉察了。

至于什么强度是合适的，这因人而异。人类能听到的声音，其频率有一个范围，频率过高的声波高于我们的阈限，我们就听不到（这些声波称为超声波），频率过低的声波低于我们的阈限，我们也听不到（这些声波称为次声波）。在这个频率范围内，每个人能听到的范围是不一样的，有些人能听到多数人都听不到的高频，有些人能听到多数人都听不到的低频，中间的一个频率区是（除了听障人士）大家都能听到的。情绪的强度可以比作声音的频率，而我们能觉察的情绪则可以比作能听到的声音。有些人只能觉察到一个很小的区域的情绪，而有些人的可觉察区域会很大，中间一个强度区是大家（除了重性精神病，如精神分裂症发作期的患者）都能觉察到的。

在很大的一个频率区间，声音都可以被听到，与听声音不同的是，在情绪觉察中，这个区间可以大也可以很小。有些人的这个区间可以非常小，几乎如同只有一个点——情绪稍微小一点，他们就觉察不到；稍微大一点，他们又被情绪淹没了。只有很精确地找到合适的强度点，他们才可能偶尔对情绪有一点觉察。给这样的人做心理咨询与治疗，对心理咨询师的能力要求非常高。

心理健康水平高的人，一般来说可觉察区域的范围比较大。在心理咨询中成长后，来访者可觉察区域会逐渐提高，他们的心理健康水平也会逐渐提高。

促进觉察的另一个要点，是协助来访者把注意力稳定在一个对象上。

我们在摄影的时候，要保持相机的稳定，我们要觉察一个心理事件，也要保持注意力的稳定。如果我们东想西想，一会儿想这件事情，一会儿想另一件事情，那么也许我们每件事情都想不清楚。许多来访者正是如此，他们在思考自己人生中的事件时，任自己的念头飘忽不定，而且各种情绪夹杂在一起，从而使得他们感到混乱。这个时候，心理咨询师可以提醒他们集中注意力，更专注就可以增进他们的觉知。

促进表达

心理咨询师可以做的另一件事情是促进表达。

促进表达的第一种方法是：允许表达。

对于表达，来访者会有许多顾忌。表达消极情绪时所说的话，对别人可能是一种冒犯。比如表达愤怒时，所说的话会有敌意，如果这个愤怒的对象是心理咨询师本人，那这种敌意的表达可能会伤害或激怒心理咨询师。即使这些冒犯、敌意的话不是针对心理咨询师的，也可能不被心理咨询师认可，或者破坏来访者自己在心理咨询师眼中的形象。考虑到这些原因，来访者会觉得不表达可能是更好的选择。

心理咨询师要用各种方法消除来访者的顾虑，比如直接告诉来访者可以畅所欲言，更重要的是应当用自己的实际行动让来访者看到，表达真正的情绪是安全的，而且对自己有益。

心理咨询师还可以帮助来访者选择合适的表达媒介：用逻辑思维或者用形象思维的方式，也可以用躯体与行为的方式。这种选择往往取决于心理咨询师所选用的心理咨询技术。运用认知疗法的，会主选逻辑思维；运用意象疗法的，会运用形象思维；运用躯体疗法或舞蹈治疗等疗法，就会运用躯体和行为的方式来表达。

心理咨询师可以通过示范表达方式，帮助来访者更好地表达。比如可以体会来访者的感受，然后示范："我感觉，你好像是这样的一种心情……"示范时可以用逻辑思维的语言，也可以用形象思维的语言，或者用躯体和行为表达。

心理咨询师也可以直接帮助来访者学习如何表达。比如用教育的方式，告诉来访者可以如何表达自己的情绪。比如，告诉来访者如何表达可以更有建设性、可以更准确地传达自己的意思、可以避免对别人产生伤害。心理咨询师还可以帮助来访者掌握更多、更细致的表达情绪感受的词语，从而使他们能够更好地表达。

通过多种多样的方式，心理咨询师促进来访者的觉察和表达，使之很好地宣泄自己的情绪，心理健康状况有所改善。

支持技术

▶什么是支持技术

支持技术，用于来访者心理压力比较大，或困难比较大的时候，是帮助提升来访者心理力量的技术。

支持技术可以加强来访者的自我力量。来访者的自我力量加强后，就可以应对面前的困难和压力，不会导致自我的崩溃。

来访者都或多或少需要支持，心理咨询中对来访者使用支持技术也是必不可少的。支持技术的使用有利于建立良好的咨访关系。心理咨询师对来访者的支持，会被来访者看作是对自己关心和友爱的表现，从而强化来访者对心理咨询师的心理亲近和接纳。

不过，如果没有使用其他技术，过多地单一地使用支持技术也有弊端。过多使用支持技术，来访者会感觉良好，但是很容易对支持产生依赖。于是，来访者会贪求心理咨询师不断给予自己支持，以维持自己的良好体验。

在这样的过程中，来访者会吸收心理咨询师所给的力量和心理能量，以应对自己的困难和问题，这就成为一种对心理咨询师的情感剥削。且这种依赖一旦形成，来访者寻求自我成长、自我改变的驱力反而会减小。人都倾向于不改变，但遇到心理问题带来痛苦时，会迫使人不得不改变自己。有时得到了足够的支持，痛苦程序降低，来访者改变自己的动机也会减少，这样反而达不到心理咨询希望达到的目标——让来访者改变自己并获得心理成长。

▶ 支持方式

支持，可以在躯体层面表达出来。

表达支持的身体动作很多。面对来访者，同时身体前倾，眼睛持续看着来访者，这个动作姿态的基本意义是关注，关注也是一种支持。和对方握手，并稍微用力握或者晃动手臂，以及拍对方的肩膀，或者轻揽对方的肩膀，也是常见的支持性动作。

当来访者因悲伤而衰弱无力的时候，搀扶他是有效的支持性动作。当对方正努力做一件事情的时候，挥动握拳的手臂向其示意，是有效的支持性动作。

考虑到心理咨询通常对身体接触有禁忌，所以用动作来表达支持的时候，需避免身体接触过多。

支持可以用语言表达。最简单的语言就是："我支持你。"或者可以说："我会和你站在一起。"

支持还可以是表达对来访者做法的认可，认同来访者的观点，或表达对来访者感受的理解和共情。

为来访者所做的事情提供实际的帮助，提供他所需要的资源或信息，提供对他有用的指导，或在别人那里为来访者做解释，或帮助来访者解决某种具体的困难，这些都是对来访者行动上的支持。

不一定只有现实中的人才能提供支持，一个想象中的支持者也可以提供支持。心理咨询师可以帮助来访者创造一个想象中的支持者形象，并让来访者想象在任何时候都可以得到他的支持。这也可以让来访者在必要的时候，感觉自己得到了支持。这种方法实际上就是传统宗教使用过的方法，比如大慈大悲观世音菩萨，就是永恒支持者。

还有一种支持是环境支持，即建立一个对来访者有支持作用的环境。比如，房子中有稳当柔软的座椅，房子本身能遮风避雨，在组织中获得了需要的权利和身份，这些都是环境支持。

在支持技术的使用中要注意一点，那就是所支持的来访者行为必须是基本上健康的，或者至少是没有大问题的。我们不能支持来访者的破坏性行为。来访者释放对别人的攻击时，我们也要进行评估。攻击性的释放有其益处，那就是减少压抑，表达自我意志，同时也是和对方的一种交流。但也有其害处，那就是可能伤害对方。有些益处和害处是短时的，有些益处和害处是长久的。综合起来，来访者释放攻击性，究竟是利大于弊，还是弊大于利，我们要评估清楚。只有利大于弊的时候，我们才会给他一定的支持。我们不会支持他对别人的伤害。如果来访者的行为在不同层次有不同意义，我们需要明确地表达，我们所支持的是什么，而不是对来访者的一切都无条件支持。

鼓励是强有力的一种支持，对来访者的积极行为，我们才会以鼓励的方式进行支持。

善用支持技术，可以直接改善来访者的行为。

教导技术

▶ 教导技术

教导技术是心理咨询师直接改变来访者的技术。教导技术包含教学和指导两个部分，前者我们可以称为教育说服技术，后者我们称为指导技术。微技术中的"指导"是直接的、具体的指导，而这里的指导技术是更加系统、全面的指导。

教育说服技术是心理咨询师用来改变来访者的观点和信念的技术，指导技术是心理咨询师带领来访者改变行为的技术。

当来访者对心理咨询师的教育说服欣然接受，没有阻力的时候，我们可以把教育说服技术称作教育技术；当教育说服来访者有阻力，需要心理咨询师克服的时候，就可以称为说服技术。实质上两者是同一种技术。

通过教育说服技术，心理咨询师向来访者提供新的知识观点和信念，让来访者知道一些以往不知道的知识。通常，心理咨询师所给出的新知识比来访者原来的知识更真实，给出的新观点比来访者原来的观点更合理，给出的新信念比来访者原来的信念更健康或更有适应性，因此能改善来访者的心理健康状态。

当来访者试图改变自己，但不是很清楚如何具体改变的时候，心理咨询师就需要告诉他们具体怎么做，这就是使用指导技术。在来访者改变的过程中，心理咨询师可以全程进行指导，一步步地帮助来访者用更好的方式来改变。

所有的教导技术，不论是教育说服还是指导，都是给来访者提供信息。

有些心理学流派比较拒绝教导技术，他们会感觉这种技术干预性太强，干扰了来访者自己独立的自我成长和发展过程。但我觉得，心理咨询中各种技术都有其价值。

有些时候我们可能需要更多地让来访者自我探索，而不要过多干预，但也有些时候，我们需要对来访者进行主动干预。这些不同的技术本身并无高下之分，只是要在恰当的时候使用恰当的方法。

对知识和指导的需求，有时候是来访者实际需要的，那么就不会影响来访者的自我成长。任何人的自我发展，都是建立在人类社会现有知识和技能的基础上的，而不是全然自己去摸索出来的。向心理咨询师学习，并不能说就是不独立。

▶ **教育和说服的方法**

教育的基本方法，就是给来访者直接提供知识。心理咨询师提供给来访者的知识，主要是有关心理学的知识。

在普通心理学的知识中，对来访者最有用的，是有关动机与情绪的知识。在来访者的自我理解中，需要了解自己的动机，就要了解一些关于人类动机的知识。动机也就是人的欲望，欲望是人各种行动的根本原因，因此不了解动机就不可能了解人。心理咨询师可以把心理学中的相关知识告知来访者，以帮助他们了解自己和他人。

相比之下，比较通俗且对来访者比较有用的动机理论，是马斯洛的需求层次论。心理咨询师可以通过这个理论，让来访者知道人的动机有不同的层次。各种层次的动机都有其价值。低层次的动机往往需要优先得到一定程度的满足。高层次的动机带来的满足感更大，且更能体现出人生的价值。

人应当在各种不同层次的动机上，适当地分配自己的注意力，以及时间、精力投入。我们也可以通过观察别人的动机在哪个层次，去了解别人的心理状态。

情绪的知识，包括情绪的种类、情绪的表现和识别、情绪的管理和调节。在试图教来访者了解情绪的过程中，会激发来访者的情绪，因此往往需要即时去管理、调节情绪。所以我们很少能仅仅讲述情绪知识，情绪的教导，往往是以对情绪调节的指导为主。

人格心理学的知识对来访者也是有用的。普及人格心理学知识，帮助来访者根据某种人格理论，把自己归类为某种人格分类中的某个类别，往往对来访者很有意义。因为，把自己归类为某种人格，就形成了某种自我的认同。这是自我认识的一个重要成分。这种自我认同会通过自我实现效应（或称自动实现效应），使得来访者更容易成为他认为自己是的那种人格。比如，认为自己外向，就会更接受自己外向的一面，从而使自己更加外向。

社会心理学的知识对人际关系中的很多现象给出了解释。来访者想要理解自己在人际关系中遇到的情况，时常需要从心理咨询师这里获得相应的社会心理学知识。当来访者知道生活中别人所做的让他困惑的某种行为，在社会心理学中有明确的解释时，他会对那个人有更多的理解。也许他会发现，对方的做法呈现出来的只是人的一种共性，而不是专门针对他的行为。

社会心理学的各种效应，也可以给来访者提供启发，让来访者学习到一些新的人际交往技巧。这在心理咨询中很有用，因为很多来访者的心理问题，也许源于他们缺少一些人际交往的基本技巧，而社会心理学可以给他们一些启发。

发展心理学的知识，在心理咨询中是做父母的来访者最需要的。因为很多父母在养育子女的过程中，遇到很多困难。这些困难中，有些可能来源于他们自己的情结，需要化解他们的情结才能解决；有些困难就是因为他们缺少对儿童、青少年心理发展的了解，没有发展心理学的知识而导致的。学习发展心理学，可以让他们更理解子女的心理发展规律，从而知道该如何对待子女。比如通过学习，他们知道自己担心的某些问题，也许是儿童、青少年某个发展阶段常见的现象，不需要过于担心，这样他们的焦虑就会减少。另外，对老年人心理知识的了解，也有助于来访者更好地和父母相处。

变态心理学知识更加重要。因为来访者常常是自己具有一些心理障碍，或者怀疑自己有一些心理障碍，所以他们需要了解变态心理学，以确定自己的心理是不是正常。这就好比一个身体不适的人，需要医生告诉他某种疾病是什么样子的，他通过对照来推测自己是不是得了这种疾病。

心理咨询师要用适当的方式来普及变态心理学知识，让来访者对各种心理疾病的基本表现和特征，以及产生的原因等有一些基本的了解。

除此之外，心理咨询师还可以根据需要普及其他心理学知识。

除了心理学知识，心理咨询师也可以根据来访者的需要，教他们一些其他知识，比如生涯规划方法、经营管理方法等，或者和他们分享一些人生经验，以期对他们有所启发。

说服技术是克服阻力，把心理咨询师的理念施加于来访者的技术，它可以通过辩论进行，也可以用反复温和说服的方法。

为了让说服更加有效，可以运用能够促进说服的心理学技巧。技巧之一就是强化心理咨询师的权威性。心理咨询师更有权威性，来访者就更容易被说服。前文也提到过，强调心理咨询师的身份、影响力、专业性等，都可以加强权威性。另外，强化心理咨询师的亲和性，也可以促进说服，在建立咨访关系的过程中，心理咨询师的亲和性必然会被强化。

说服来访者要考虑双方观点的差异大小，如果双方观点差异太大，来访者会更拒绝心理咨询师的观点。因此，心理咨询师要逐步进行说服，先不提出和来访者观点差距太大的观点。在一个较小差异的观点上，心理咨询师说服成功之后，再稍微前进一步。

说服不仅要靠准确清晰的推理，还要通过唤起积极的情绪，促进来访者接受心理咨询师的观点。

▶ 指导的方法

指导如同教练，就是让来访者去做某种练习，心理咨询师像教练一样教他怎么做。

指导和教育说服，都是心理咨询师直接教育来访者，区别在于所教的内容。指导是用具体的、具有操作性的方法。除来访者中心疗法之外，各种心理咨询流派、心理疗法都会或多或少地使用指导技术。

情绪管理指导

最常用的指导是对情绪管理的指导。

消极情绪过强，往往是导致来访者痛苦不适的核心。削弱消极情绪，是来访者最急切的要求。来访者常常期待心理咨询师能像"消防员灭火"一样替自己消除消极情绪。而心理咨询师知道，这种"灭火"工作对来访者的长远利益和心理成长作用不大。来访者自己学会认识和管理自己的情绪，才是更重要的。因此，心理咨询师需要指导来访者，帮助来访者学会管理情绪。

情绪管理指导的第一步，是指导来访者认识情绪。在情绪爆发时，能不完全陷入情绪中，保持一点觉察情绪的能力，能对自己的情绪命名；能分辨相似但不同的情绪，知道什么反应是哪一种情绪；能看到同时发生的不同情绪是什么。这些技能都需要反复练习才能掌握。

心理咨询师会要求来访者练习，并有针对性地指出每次练习中错在何处，如何做会更好。

来访者还需要学习让情绪转化的方法，如何让情绪更好地宣泄，如何用内部语言来影响情绪，什么行为可以有助于情绪转化等。这些也都需要来访者反复练习。心理咨询师只有针对性地进行指导，最终才可能让来访者掌握。

人际交往指导

另一个常用的指导，是对人际交往的指导。

不良人际关系也是来访者最常见的痛苦来源。而不良人际关系的形成，往往是由于来访者人际交往的方式有误。一方面可以通过心理分析，找到来访者不良人际交往方式的形成原因，并通过化解情结的方式来转化它。另一方面，直接指导来访者学习更好的人际交往方式，也是解决问题的一种方法。

通过社会心理学知识的教育，可以让来访者得到人际交往方面的新知识，有助于其改变人际关系。但仅仅教育是不够的，人际交往是一种需要练习才能掌握的技能。因此，指导也是必需的。

来访者向心理咨询师报告他生活中、人际交往中发生的事情，心理咨询师可以指导他，有什么做法可以更好地应对这样的事情，让来访者回到生活中去尝试，然后，在下一次的心理咨询中，来访者汇报自己尝试的结果，心理咨询师给出进一步的指导。通过这样的过程，来访者可以学会新的人际交往方法。

心理咨询师还可以通过角色扮演等方式，更详细地现场指导来访者怎么行动。在角色扮演的过程中，来访者在现场暴露其错误，心理咨询师可以直接纠正。这样学习的效果会更好。如果来访者试图改变自己，让自己做出不同于过去的行为，也可以角色扮演并让心理咨询师现场指导。

过程指导

有时，来访者需要执行一些任务，完成一些治疗所需完成的作业，以解决现有的心理问题。比如，行为主义治疗中，要通过系统脱敏的方法来治疗恐惧症，那么怎么做系统脱敏的训练，就需要心理咨询师指导来访者完成。再如，戒酒用的十二步骤的操作，也需要来访者在心理咨询师的指导下，一步步地完成。

来访者在生活中遇到一些具体的困难，心理咨询师可以帮助他解决，并且在这个过程中，教来访者学会解决问题的一般性方法。这个过程也需要指导。

在来访者尝试解决问题的过程中，心理咨询师随时告诉他，可以如何思考，如何发现问题，如何自我启发以得到策略，如何尝试行动，如何评价结果，等等。如果出现错误，心理咨询师也可以指出错误，并告诉他如何减少和避免错误。心理咨询师也要督促来访者坚持去解决问题，直到最后获得成功。

荣格、阿德勒也都提倡过在心理咨询中使用教育指导。阿德勒还提倡过对社会大众进行心理教育。这种针对大众进行的心理教育，已超越了我们这里说的心理咨询实践。比如，可以通过写心理学科普文章等方式进行心理教育。

▶ 教导技术运用的注意事项

在运用教导技术的时候，有一些要注意的事情。

比如，当来访者的阻抗比较大的时候，不能强行进行教导。虽然一定程度的阻抗是必然会有的，说服也可以解决来访者阻抗的问题，但是如果阻抗很大，而心理咨询师强行进行教导，对心理咨询是不利的。来访者可能会因此产生强烈的逆反心理，从而破坏咨访关系，这样会得不偿失。或者有些来访者会变得被动，不再自己努力，这样也非常不利于来访者的心理健康和自信心的发展。

此外，有些来访者会有类似"医学生综合征"的表现。当我们告诉他们一些变态心理学的知识时，一些他们没有听过的心理疾病的诊断，反而会让他们担心自己也有这种心理疾病。这会增加他们的焦虑，对他们的心理健康产生不利影响。因此，如果心理咨询师发现某个来访者是这种敏感而容易对自己产生怀疑的性格，在给他讲相应知识的时候就要更加慎重。

觉察促进技术

▶觉察

觉察有时候也可以称为"觉知"，是人作为生命能做的最基本的心理动作。有觉察，才有各种水平的意识，也才有各种心理活动，以及主观的心理世界。

觉察可以通过各种形式的心理活动进行。眼神经能把视信号传递到大脑，并激发大脑的神经活动，但仅仅有这些并不会让我们"看见"。要看见，就需要有对这些视信号的觉察，觉察会把这些视信号转化为"视觉"，也就是"视"这种形式的"觉"。

以此类推，听觉就是对声音信号的觉察；触觉就是对触信号的觉察；嗅觉就是对气味信号的觉察；味觉就是对舌头上传递的化学信息的觉察；知觉就是整合各种感觉，对加工后所理解的外界事物整体的觉察。

我们还会觉察到外界事物对我们是有利还是有害，我们的身体和心灵对这些外界事物的自发反应，我们自己的欲望，事件与事件之间的关系，以及我们心理世界中所发生的各个事件之间的因果，等等。在觉察的基础上，我们构建对内外各种事物的观点，以及对内外各个事件之间的关系和因果的信念，从而构建了我们的心理世界和自我认知。我们的一切心理管理都建立在这个基础上。

因此，觉察不好，心理必定出问题；觉察好，几乎所有的心理问题都可以得到解决。

▶ 觉察的水平

觉察有各种不同的水平。理解觉察水平高低的区别——可以把低水平的觉察比作暗淡的微光，把高水平的觉察比作明亮的光，而最高水平的觉察，可以比作亮度无限高却不刺眼的光。

低水平的觉察是昏暗的、迷蒙的、模糊的觉察。高水平的觉察是清晰的、明确的、清楚的觉察。在基本的身体感觉层面，相对低水平的觉察也够用。即使只有低水平的觉察，我们也可以看到东西，听到声音。

在这些基本的身体感觉层面，如果觉察的水平更高，也会让感觉更清晰敏锐：看可以看得更清楚，听可以听得更准确，看错听错的可能性会更小。而有些高层次的心理活动，必须有比较高水平的觉察才能支持它们实现。比如，低水平的觉察下人很难进行精确的逻辑思维活动。可以试想一下，半昏迷的人做高等数学题的场景。

觉察的水平越高，人就感觉越清醒。觉察水平提高的时候，人会有一种类似"从梦中醒来"的感受。通常，睡梦中的觉察水平低于清醒后，生病时的觉察水平低于无病的时候，但是这些都不是绝对的。个别训练有素的人，即使在睡眠中或生病的时候，依旧可以有较好的觉察。

低水平觉察所觉察到的心理内容，会保留于心理的潜意识区域。觉察水平越低，所觉察的内容就会保留在越深的潜意识中，且难以提取到意识领域中。而当觉察的水平高出所需要的阈限，所觉察到的内容就可以进入意识。也就是说，我们能意识到的内容，都是曾经得到过相对高水平的觉察的内容。

觉察的水平越高，就越能清晰地看清自己的心理活动，以及心理事件的因果。

不同的人觉察力的高低是不同的，觉察力高的人更容易有高水平的觉察。觉察力可以通过训练得到提高。

▶ 促进觉察的方法

促进觉察，使来访者的觉察水平提高，是非常有价值的心理咨询技术。这类技术统称为觉察促进技术。

反馈与提醒

心理咨询师觉察来访者的心理活动，并给出反馈。如果来访者原来对自己的心理觉察水平低，浑浑噩噩，他就不能清晰地看到自己的很多心理活动。这个时候，如果心理咨询师看到了并且告诉了他，他就会反观自己，并看一看心理咨询师所说的是不是符合自己的情况。

这样的"看一看"就是一种觉察，心理咨询师的反馈促使来访者进行了觉察，并且为了确定心理咨询师所看到的是否正确，来访者会尽量让这种觉察清楚些，这种努力就会带来更好的觉察。

心理咨询师的觉察本身也是示范，能演示出什么是觉察，并有助于来访者学习和模仿。

前面说过的"提醒"微技术，也是促进觉察的一个基本方法。心理咨询师可以提醒来访者注意他自己呼吸的变化、身体的感受、所说的内容等。这些提醒会让来访者看到自己身上发生的一些事情，并看到这些事情和其他事件的关联，从而对他自己有一个更深刻的认知。

心理咨询师通过反馈或提醒，可以让来访者完善和扩大对自己当前体验的觉察，把觉察力指向正在忽视或回避的方面。

采用"定"的技术

促进觉察的另一个方法，是采用各种"定"的技术。

多数情况下，来访者之所以觉察不到很多内在心理内容，主要的原因是缺少心理的"定"。没有"定"，来访者的心理关注在不同的点上反复摆动，对任何一个心理内容都看不清楚，也就不可能有好的觉察。缺少"定"往往是为了逃避不舒服的感受。

让来访者用某种方法"定"下来，有助于他对自己心理内容的觉察。"定"的技术可以借用来源于佛教的禅定或者正念的修炼方法，也可以借用佛教中的观想技术，通过把注意力放在一个被观想的内心形象上来获得"定"。

在获得了"定"之后，应引导来访者借此"定"的状态，对自己的内心进行观察。如果不进行观察，那么这个"定"就无法提升来访者的觉察，也就没有发挥应有的作用。

调节情绪强度

情绪强度不同，人对情绪觉察的能力也相应地有所不同。对强度很低的情绪，人的觉察通常会很差，也就是说，低强度的情绪经常不会被觉察到。而强度太高的情绪，会触发人的保护性"熔断"效应，人对其觉察的能力也会变得很弱，以至于看不清自己的情绪。只有在一个适中的范围内，人才会对自己的情绪有比较好的觉察。

因此，为了让来访者能更好地觉察，心理咨询师应有意识地促使来访者的情绪进入适中的范围。当来访者的情绪强度太低的时候，可以激发其情绪；当来访者的情绪过于强烈的时候，可以想办法使之平静下来；当来访者的情绪强度适中的时候，就可以引导他对自己觉察了。

平时，也可以让来访者训练自己的觉察力，使他的觉察能力得到提高。

第九章

各流派特有的治疗技术

SYCHOLOGICAL

各流派都有自己特有的一些治疗技术，它们也是我们区别各个流派时最主要的标志。如果我们只关注这些技术，就会觉得各个流派的治疗技术是全然不同的，但是情况并非如此。实际上，各流派的心理咨询师在操作上，更多时候使用的是那些基本的会谈或干预技术。而且随着心理咨询与治疗的发展，在技术上互相借鉴甚至直接借用的情况也越来越多，心理咨询与治疗越来越走向"折中"的方向，完全忠实于某一流派并只使用这个流派技术的心理咨询师越来越少，所以很多治疗技术也越来越不再是"特有"的了。

　　在这一章我说某种技术是某"流派"特有的，有识者也许会提出异议，因为他们会发现其他流派也在使用这种技术——我同意是这样的，我所说的"特有"是一种近似的说法，目的是让学习心理咨询与治疗的人能大致了解各个流派的特点。

　　那么，为什么各个流派在技术上会有不同呢？首先各个流派的不同，关键在于基本价值观的不同，比如有些追求人性的自由，有些追求有效的控制。这种价值观的不同，会带来技术方法上的不同选择。追求人性自由发展的，就不会使用对来访者有强控制性的技术，而追求有效控制的，则会选择控制力强的技术。

各个流派的理论不同，选用的获得疗效的因子不同。所以，在具体技术上也会有所不同。比如，精神分析靠宣泄能量来获得疗效，所以其技术就重在情绪的表达和宣泄；认知疗法靠改变认知来获得疗效，所以其技术就重在找到能促进改变的因素。

各个流派针对的人格层次不同，所用的技术也必定不同。比如，针对人格表层的流派，就会更多地在来访者的思维上做工作，而针对人格中很古老的低层次的流派，就会针对那些人和动物共用的强化机制做工作。

本书第二章对各个流派的理论有简要介绍，这里不再赘述。这里仅仅列举各个流派实际操作中技术上的特征。至于是什么理论、什么价值观导致了某个流派使用某种技术，我点到为止，不展开论述。

精神分析特有的技术

经典精神分析特有的技术主要是：自由联想技术、释梦技术、对移情的分析、对阻抗的分析。经典精神分析治疗的原理以宣泄为主，被压抑的性能量宣泄出来则症状消失。经典精神分析中的"分析"固然也是一种解释技术，但是经典精神分析并不要求来访者按照解释所得的知识去做新的应对。

自由联想技术可以说是第一个现代心理咨询与治疗技术。

自由联想技术最传统的形式是：让来访者躺在躺椅上，心理咨询师坐在躺椅旁边靠后侧、来访者看不到的位置。心理咨询师要求来访者放松，并说出任何浮现在他脑子里的想法、意念或想象，不要判断哪些有用没用，不要判断哪些该说不该说，总之说出来就是了。心理咨询师倾听来访者所说的这些内容，并分析其潜在的心理意义。

由于精神分析理论认为，这些随口说出来的东西，反映了来访者潜意识中关注的事情，通过对这些事情的分析，我们可以了解来访者的潜意识内容。心理咨询师也会对来访者有所回应，从而使来访者得到启发，增加来访者对自己潜意识的了解。对潜意识的理解会带来疗愈，让来访者的症状得到缓解甚至消除。

现在很少有人，甚至可能已经没有人使用这种最传统的自由联想技术。主要原因也许是使用这种技术的时候，来访者处于一种非常被动的态势，他看不见心理咨询师，而对方能看见他，他要说出自己想到的一切，把自己"交到心理咨询师的手中"。这样不平等的咨访关系，已经很难被现代人认可。而且，这种方法太费时间，后来的心理咨询师发现不需要从大量呓语般的自由联想中，沙里淘金似的去探索潜意识，让来访者陈述自己的生活和生活中出现的问题，也可以发现其潜意识，而且更省时间。

因此，精神分析中的自由联想技术，现在已经转变为一种开放性的交谈方法。双方都坐着，面对面或者稍斜一点地对坐，能互相看见。来访者随便谈他遇到的事情，比如情绪和想法等，心理咨询师从中分析其潜意识，并给出自己的回馈。

释梦技术最传统的形式是：记录或讲述一个梦。然后心理咨询师引导来访者从梦中的一个片段、细节或者意象开始，进行自由联想。随后，可以从另外的片段、细节或意象开始，进行另一段自由联想。以这些联想中得到的内容作为线索，分析其可能反映的潜意识心理，最后给梦一个综合的解释。

梦表面的内容叫作梦的显意，分析解释后得出的理解叫作梦的隐意。释梦是一个互动过程，心理咨询师引导并且随时给出自己的反馈，观察来访者对此的反应，并把来访者在这个过程中的表现也作为线索以促进对来访者潜意识的理解。释梦过程中，有时也可以用其他方法进行辅助，比如梦中出现的一些意象往往有比较稳定的象征意义，心理咨询师就可以借此了解梦的隐意。

经典精神分析理论认为梦是潜意识欲望的一种隐晦的满足，因此通过释梦可以知道来访者潜意识中的欲望是什么。

释梦技术后来得到了许多人的发展，因而成为心理动力学取向的各种疗法中大多都有的技术，但是操作方法各有不同。在之后其他流派技术介绍中将有少许提及。

对移情的分析和对阻抗的分析，基本形式大致是：在来访者和心理咨询师的整个交流过程中，心理咨询师都保持一种觉察，从而发现来访者对心理咨询师有什么样的移情，发现来访者用什么样的方式进行阻抗。

心理咨询师要能够理解并容纳来访者对自己的移情——来访者因移情而对心理咨询师表达爱慕、崇拜等，心理咨询师要知道这是移情，并且不要得意扬扬；来访者因移情而攻击、贬低心理咨询师，心理咨询师要知道这是移情，并且不因此暴怒。然后，心理咨询师还要以适当的方式，启发来访者看到自己的移情和阻抗，从而对自己的潜意识有更多的了解。

通过移情，来访者把自己心中原有的对别人的情绪郁结投到心理咨询师的身上。通过对移情的分析，来访者了解了自己的这些情绪郁结，从而使这些情绪郁结得到释放，心理症状也就可以因此缓解甚至消失。

阻抗是指来访者有意识或无意识地排斥和抗拒心理治疗。表现出来的方式多种多样，或攻击心理咨询师，或讨好心理咨询师，或忘记要来咨询，或忘记交费，等等。在心理治疗触及来访者心理问题的根源时，来访者的阻抗会格外强烈。因此，通过阻抗所在，反而能够发现问题所在。对阻抗进行分析，能让来访者发现自己的问题，进而修通内部的情结。

经典精神分析之后，有多种不同的分支出现。其中影响力比较大的是客体关系学派和自体心理学派。经典精神分析重点在于俄狄浦斯期冲突，重点关注性本能。客体关系学派的重点在俄狄浦斯期之前的心理发展，重点不是性而是依恋关系。自体心理学派关注的也是俄狄浦斯期之前的心理发展，但视角不在于早期的人际关系，而在于人的核心自体的发展。

因此，虽然都要做"分析"，客体关系学派、自体心理学派分析时所使用的理论框架和经典精神分析是不同的。或者说，虽然精神分析归根结底都是用解释技术，但是经典精神分析、客体关系学和自体心理学派解释时所用的理论是不同的。不过从技术的角度，我们可以说，虽然三者所依据的理论不同，但是技术操作上没有明显差异。它们都用释梦技术，都做移情分析和阻抗分析。

行为疗法特有的技术

行为疗法和精神分析疗法有一点不同。精神分析的方法普适性比较高，所以可以用于治疗多种心理疾病；行为疗法的技术针对性比较强，有些技术只针对一种心理问题，因而行为疗法中有很多大同小异的技术。

行为疗法中的技术，有的建立在经典条件反射原理基础上，如系统脱敏技术、阳性强化技术、厌恶疗法等；有的建立在操作性条件反射原理基础上，如行为塑造法、代币法、生物反馈法等；有的建立在班杜拉的社会学习原理基础上，如示范法、行为契约法、角色训练法、自信训练等；还有一些引进的方法，如冥想、瑜伽、正念等。

全面介绍所有的行为疗法特有技术比较困难，而且在我看来也没有必要，我们在这里只介绍常用的系统脱敏技术。

系统脱敏技术是用来治疗恐惧症等焦虑障碍的行为矫正技术，此技术建立在经典条件反射的基础上。

它的原理是：相矛盾的行为不可能同时存在，人不可能同时既紧张又放松，因此，如果我们能让来访者有放松的行为，他的焦虑行为就不会同时存在。

行为主义心理学认为所有心理障碍，都是一种不适应的条件反射。也就是说，在某种刺激下，来访者的条件反射带来的行为，我们认为是不适应的，这就是心理障碍。

例如，在遇到别人的时候，社交恐惧症患者的条件反射行为是回避。这种回避行为不符合社会对人的要求，我们希望他能够与别人交往，所以这种行为就是心理障碍。

回避行为是一种焦虑行为，这种行为是不放松的。如果我们让来访者在别人在场的刺激下产生放松行为，那他"遇到人—回避"这种条件反射就会被减弱。

系统脱敏的基本操作，就是设置令来访者紧张的刺激，然后指导来访者进行放松，从而让他的社交恐惧症得以减弱。

这里所说的"指导来访者进行放松"，就是本书前文所说的放松技术。系统脱敏疗法中所用的具体方法，通常就是指导来访者对身体的肌肉有序地放松，从而带来心理上的放松。

设置令来访者紧张的刺激有两种方式：一种是设置真实得令他紧张的场景，另一种是在想象中设置这样的场景。

还以社交恐惧症为例，设置真实场景，就是带着来访者到有一些人的环境中去。在想象中设置，就是让来访者在咨询室中，想象自己去了一个有一些人的环境中。系统脱敏疗法在这里运用了一个心理规律，那就是想象可以带来和真实情境类似的行为反应。

系统脱敏疗法技术的一个要点，就是要按照"令人紧张的程度"把刺激场景分级，然后按照先轻微后重的次序，逐级设置刺激。心理咨询师先让来访者对不同的刺激情境打分，令来访者有最轻微的紧张的情境为1分的情境，令来访者感到最紧张的情境为10分的情境。在这两者之间的，也让来访者给一个1～10之间的具体分数。

心理咨询师先设置较低分情境，比如4分情境，这时来访者的心理紧张度就是4分，然后心理咨询师指导来访者放松自己的肌肉。做完这些动作后，让来访者评估自己的心理紧张度降低到了多少分。设置一个及格线，比如2分算及格线，如果在进行肌肉放松后，来访者的心理紧张度到了2分或低于2分，那就可以通过。如果心理紧张度还在2分之上，就继续放松肌肉，直到心理紧张度降到2分，才能通过。

通过第一阶段后，再设置一个稍高分的情境，比如6分情境，重复上一阶段的过程并评估。如果来访者的心理紧张度降到了2分或2分之下，那就可以通过。如果心理紧张度还在2分之上，就继续放松肌肉，直到心理紧张度降到2分，才能通过。

以此类推，直到来访者能表现出合乎需要的行为，系统脱敏治疗才算成功。

循序渐进是系统脱敏产生疗效的关键之一。因为是循序渐进，所以来访者就不容易被挫败，能够坚持治疗，也就可以不断进步，直到达到所需要的程度。

荣格分析心理学特有的技术

荣格的分析心理学和精神分析都有释梦和分析的技术。

荣格的释梦，大致有这几个步骤：第一，用语言把梦表达出来；第二，心理咨询师和来访者对梦进行深入的感受；第三，对梦中的人物或要素进行联想，把联想获得的内容放在一起，构成一个扩大了的梦的资料；第四，通过扩充技术，把集体无意识的内容和梦联系到一起。

荣格对精神分析中的释梦方法进行了一些革新。其中，最主要的革新是，荣格的释梦中多了所谓的"扩充技术"。

扩充技术，就是从梦的内容出发，在各种文献和作品中，寻找与此相似的内容，从而帮助我们理解梦。例如有人梦见把自己的儿子吃掉了，心理咨询师就可以在文献中去寻找"吃儿子"的内容。找到神话中的某个女神有与"吃儿子"类似的情况。通过对这个神话的分析，就可以了解这个情节的意义，并以此来理解这个做梦的来访者。

如果我们把扩充技术看作是弗洛伊德释梦中联想的延伸，那么这个延伸中有明显的不同。首先，这个联想是心理咨询师去做的，来访者大多没有能力知道那么多的文献、传说或神话。其次，这个联想是超个人的，是集体心灵层面的。正是因为该联想是超个人的，所以才可以从集体的文献和神话中被找到。

荣格的分析心理学中，另一个独创的新技术是主动想象技术（Active Imagenation），也称为积极想象技术。我个人认为"积极"这个词容易被国人误解，"主动"这个词更合适。

主动想象技术并没有严格、固定的具体操作方式。荣格举的例子是，看着一幅画，想象这幅画如同真实的情境，有人物、动物等活在里面，然后等待这幅画中的意象出现。这不是荣格所用的唯一方式。大体上说，在主动想象技术中：首先，心理咨询师会让来访者先放下平时惯用的、意识中的那种思维方式；其次，心理咨询师想办法唤起来访者无意识（基本上也就是精神分析理论中所说的潜意识）中的那些心理内容，让它们以幻象等方式出现。在这个过程中可以借用各种艺术和游戏的手段。

无意识的内容，就如同灵感一样，是很容易被忘记的。无意识大多不是以语言的形态出现，所以不能直接记忆。它可能是模糊的一个意象，或者一种微妙的感觉。为了不让这些无意识内容瞬即湮灭，要让来访者把无意识的心理内容以绘画、雕刻或其他方式表达和固化住。以绘画为例，这种绘画不同于平时的绘画艺术，重点不在于怎么把画画得更美，而在于怎么记录和表达出内心的感受、直觉、意念等。借助这些方式，无意识能够以有形、可见并且可持续的状态，被人的意识观看。

精神分析的自由联想，也可以发掘出潜意识中的内容。不过，它引导出来的心理内容，是用语言表达的，是用词汇和话语展示出来的。因此，这些内容从形态上说，和它们在潜意识中存在的形态之间差异很大。而在主动想象技术中浮现出来，并用绘画等方法来固定住的那些心理内容，和其在无意识中原来的形态更加接近。我们或可以说，主动想象技术的"保真度"高得多。但是，也正是因为这些心理内容并不是用语言的形态表达的，所以对它们进行逻辑思考更难，主动想象中也不会使用那么多的逻辑思维。

当无意识内容已经涌现出来，并借助某种媒介被固定住，那这个作品中就负载了无意识心理内容本身的心理能量和意义。

这之后，要让这种无意识心理内容和意识中的现实相互整合。无意识中的心理内容，代表的是人原始的心灵力量，它是非社会化的，是内在的一种驱动力。而意识可以让我们看到现实，以及现实对我们的局限和要求。这两者之间的要求是不完全相同的。例如，内在的英雄幻想着冒险、征服和胜利，而现实中的客观条件告诉来访者，"你还不是一个这样的英雄，为了家庭的责任，也许你现在还在工厂做普通工人"。

不能让现实摧毁梦想，也不要不切实际地让梦想毁灭现实生活，人生需要整合这两个方面。如何在现实中实现自己内心深处的需求，让现实中的"我"逐步走向自己本性中的潜在真我，这没有逻辑上明确的路线，也没有哪个心理咨询师能一眼看出来。但是，生命自己会找到道路。让无意识和意识现实整合，是一个生命自发进行的过程。因此，主动想象技术中，没有"如何让它们整合"的技术操作，只有让它们相遇的操作。

最后，要把主动想象的成果应用于生活中。这可以看作是进一步把无意识的内容固化，使之成为一种现实中的存在。即无意识不仅仅是作为一幅画、一个泥塑等形式存在，而是以一个人生活的方式存在于这个世界。

考虑到荣格的理论，这个世界上所有人的人生，本来就可以看作是原型的表达，所以我们可以认为人生就是主动想象的过程。

躯体疗法特有的技术

这里所说的躯体疗法，是指赖希所创立的心理治疗方法。现在多称为生物能疗法。躯体疗法指出，性格的不同反映在躯体上，肌肉的不同紧张模式是各种不同性格的表现。对躯体的改变，可以直接调整心理状态。

躯体疗法特有的技术，是通过调节呼吸、按摩，以及按压身体等方式来宣泄情绪。比如接地练习中，让来访者站立、做深呼吸并发出声音，接下来开始向下弯腰，直到腿部开始颤抖。再如让来访者躺在治疗凳上，扩展身体并做深呼吸，允许自己发出声音。

这样做的时候，来访者要同时去感受自己的身体及身体的变化，且去观察发生这些身体变化时自己的心理活动。来访者过去压抑的情绪会在这个过程中浮现，悲伤、恐惧和愤怒等都会相继出现，伴随着与这些情绪相关的记忆，身体也会有一系列的反应出现。

来访者可能会习惯性地压抑情绪，这时候他可能会有压抑性的语言，比如"不要"，或者有压抑行为，比如控制住身体不让它自发运动等。心理咨询师会给出针对性的引导，比如在他压抑的时候，告诉他不必去压抑，告诉他身体的反应是被允许的，或者可以指导他做出一些动作，比如踢腿以发泄愤怒，喊叫以宣泄情绪，击打治疗凳以表示攻击等。

心理咨询师也可以找到来访者身体上和某些情绪相关的点，按压或按摩这些点，从而让被压抑的情绪释放出来。也可以让来访者练习深呼吸，从而增强来访者的心理能量。心理咨询师还可以和来访者共同做一些动作上的互动，比如通过夺一条毛巾，让来访者体验如何争取自己的权利，或心理咨询师在一定距离外靠近来访者，让来访者体验自己的边界。或与心理咨询师背靠背，体验相互信任和支持的感觉。

在躯体治疗中，心理咨询师和来访者需要有很多身体接触。而在多数其他疗法中，这样的身体接触是要尽量避免的。身体接触有引发违反伦理行为（比如性关系）的风险。因此虽然躯体疗法有很好的效果，但是它的使用并不多。

认知疗法特有的技术

认知疗法认为，有心理障碍的人之所以会产生消极的情绪和行为，是因为他们经常把中性的或者正向的事情理解为负性的。这种认知偏差会显现在他们的自动思维中，因此矫正他们不准确的自动思维，就可以让他们更积极。

矫正自动思维的基本方法大致分为以下步骤。

首先，给来访者讲解自动思维是什么，有什么特征。告诉来访者，这种自动思维通常是自动进行的，并不是有意识地去想。它通常是简短的、稍纵即逝的短句子或图像，我们如果加以注意，是可以观察到它的。

其次，让来访者学习识别自动思维。选择一个片段，问来访者："你脑子里浮现了什么想法？"如果来访者的回答说出了他的自动思维，就告诉他："这个就是你的自动思维。"在心理咨询会话中，通过问"刚才你想了什么？"等，引出来访者的自动思维并确认。

再次，确认情绪。分辨在这个自动思维影响下产生的情绪，给它命名，并评定它的强度。

心理咨询师选择一个比较重要的自动思维，通过提问引导来访者对它进行评价。比如问来访者这种想法有什么根据，这种想法会带来什么影响，改变思维会有什么影响等。如果来访者承认这些自动思维的根据不足，换一个想法对自己也许更好，那么就可以尝试让他说出新的想法。让他有意识地使用这个新的想法，逐步替代原来的自动思维。

最后，心理咨询师检验一下，这样做的效果如何，来访者的情绪是不是有所好转？如果无效，找找是什么原因导致的，并加以改进。

心理咨询师还可以用同样的方法，来识别和矫正更深层的"中间信念"，以及最深处的"核心信念"。

焦点解决疗法特有的技术

焦点解决疗法，是以问题解决为导向的一种心理咨询方法。其基本理念是，来访者遇到了一个困难的问题，心理咨询是为了帮助他解决这个问题。因此，没有必要把过多的精力放在分析上，而应该把注意力聚焦在解决问题上。因此，这种疗法中使用的技术都只有一个直接目的，让来访者更容易解决问题，获得改变。疗法中总结了很多具体的技术技巧，其中很多技术技巧是与其他疗法共用的。

▶ 赋能技术

焦点解决疗法所用的技术中，有一类被称为赋能技术。赋能技术的作用，是支持、鼓励和给来访者带来积极的心理能量。

正常化是一种赋能技术。具体做法是，告诉来访者，他表现出来的那些看起来很不正常的反应，在他当时所处的情境下是很正常的反应。比如，某个母亲担心自己精神不正常，因为她产生了把孩子抛弃的念头。心理咨询师告诉她，在陪孩子写作业的时候，很多母亲都有过这种想法，这是很正常的。这种技术在创伤应激的咨询中，也时常使用。

询问咨询前改变也是一种赋能技术，具体做法是询问来访者，在没有做心理咨询之前，他是不是用过一些有一定效果的方法。比如问来访者："虽然你现在的情况很糟，但是你还是能维持，没有垮掉。你是怎么做到的？"这种做法让来访者注意到了自己成功的一面，而不是只看到问题。这和积极心理学一样，是一种唤起来访者自信的方法。

预设性询问，就是问来访者，在心理咨询后发生了什么改变，以此说明心理咨询产生了效果。这样做的好处是，一旦所预设的目标达到了，来访者就可以把这次咨询标定为成功。如果不提前做这项工作，那么习惯于自我贬低的来访者，即使有了改变，但是因改变不够明显，还是会认为没有成功。

刻度化询问，就是按照一个标尺的刻度询问来访者的情绪或者对事件的评估。比如问来访者："如果心情可以从 1 分到 10 分评分，1 分代表情绪极为不好，10 分代表非常开心，你现在是几分？"有些来访者可能在心理咨询后，情绪有所改善，但还是偏于消极，就会认为心理咨询无效。通过刻度化询问，也许会让来访者发现心理咨询让他的情绪从 2 分提高到了 4 分。

刻度化询问在行为疗法中被普遍应用，它不是焦点解决的独有方法，只不过焦点解决更重视它的激励作用。

鼓励和赞许技术，比如称赞来访者："你做得真棒！""这你都做到了！"这是各种疗法中都会使用的技术，但是在焦点解决疗法中，心理咨询师使用时候的表情和语调会更加夸张一些。

最初迹象技术，就是询问来访者，如果他有了改变，自己或别人会看到什么迹象。这种技术的作用是当那个提前说的迹象出现后，来访者就知道自己改变了，从而得到鼓励。这种技术在其他疗法中似乎很少使用，应算焦点解决疗法的独特技术。

▶ 解决建构技术

另一类技术称为解决建构技术，作用是启发和引导来访者去解决问题。

奇迹问句技术是其中之一，这种技术似乎是焦点解决疗法中原创并特有的。具体的问法是："如果有一天奇迹发生了，你的心理问题解决了，你怎么看出来？具体会发生什么不同的事情？你身边的人会有什么不同？"这种询问，除了和最初迹象技术有一样的功能，还可以让来访者把目标具体化、明确化。

奇迹问句有多种变式。水晶球提问，让来访者想象面前有个水晶球，可以看到美好的未来，问来访者看到了什么。魔法棒提问，让来访者想象有一根魔法棒，挥动魔法棒就会看到家人发生了变化，问来访者家人的变化是什么。拟人化提问，比如问："如果你的问题解决了，我是你家桌子上的花瓶，我会看到什么不同？"结局式提问，比如问："如果今天是最后一次心理咨询，你的问题解决了，你会有什么不同？"关系提问，比如问："当你的心理问题解决了，你家里谁先看到你不同？"

例外技术，就是询问"例外"，这也是焦点解决疗法独创的技术。比如，"你说你总是害怕社交，那你有没有过不害怕的时候，甚至开心的时候，哪怕只有一两次？"这样询问的作用，是让来访者发现自己的资源。有过一两次的成功，就说明在一些情况下是可以成功的，那我们就能以此找到成功的路径。

提示微小进步技术，也是焦点解决疗法特有的。来访者有了一点点小的进步，通常容易被忽略，心理咨询师提醒来访者，并询问他是怎么做到的。这种做法兼有鼓励和指导来访者总结经验等作用。

任务或家庭作业技术，是安排来访者在心理咨询会谈后，完成一些任务或作业。如观察自己的行为，做各种不同的尝试等。但这种技术在行为疗法中已经广泛使用，故不算焦点解决疗法独创的技术。激励和强化技术，也是行为疗法中普遍使用的。

总体上看，焦点解决疗法中特有的技术，主要是最初迹象技术、奇迹问句技术、例外技术和提示微小进步技术。

来访者中心疗法特有的技术

来访者中心疗法，是人本主义取向的心理疗法，由美国心理学家罗杰斯创立。

与其他疗法不同，来访者中心疗法不认为此疗法使用了任何干预性的技术，并认为，任何一个人都具有心理成长潜能的天赋，也都具有解决自己生活中问题的能力。因此，不需要心理咨询师使用技术来促使来访者改变。他人的干预反而会使得来访者不能自由地"做自己"，带来心理问题。

生活中之所以有很多人困于心理问题之中，并不是因为他们缺乏解决问题的能力，而是因为他们缺少一个有益于他们成长的心理环境。

在生活中，他们身边的人，往往对他们的爱是有条件的。只有当他们按照身边的人给出的条件去做，身边的人才承认他们的价值。罗杰斯把这些条件叫作"价值条件"。如果自我价值被认可是有条件的，人就会迎合别人的条件去生活，迎合别人就会扭曲自己，导致不能让自己按照自己本性所是的样子去实现自己，罗杰斯认为这是心理问题产生的根本原因。

如果心理咨询师在心理咨询中，试图用某种方法改变来访者，那么对于来访者来说，就等于心理咨询师设定了一个条件——什么是好的。在罗杰斯看来，这样就会使得来访者迎合心理咨询师，按心理咨询师的期望来扭曲自己，来访者同样不能活成真正的自己。

因此，来访者中心疗法认为，心理咨询师不能有任何改变来访者的想法，更不要去使用干预技术。心理咨询师唯一可以做的，是给来访者一个好的、自由的环境，让来访者能够自由成长。

来访者中心疗法试图给来访者营造的环境，其特点是对来访者无条件积极关注，能共情来访者的感受，心理咨询师保持真诚和一致性的态度。

所谓无条件积极关注，指的是心理咨询师对来访者没有任何价值条件、不做任何评判，总是关注来访者，并且对来访者保持积极的回应。无条件积极关注，不同于有条件的爱，是积极的，而且是关注的。罗杰斯高度认可"关注"的意义，认为让来访者意识到心理咨询师在关注他，他能被看见，他的话能被听见，对来访者就是疗愈性的。

共情在罗杰斯的语境中，大体上表示心理咨询师对来访者感同身受的理解和懂得。既然心理咨询师不干预来访者，心理咨询师可以表达自己的共情，让来访者知道他正在被无条件地积极关注着——因为关注，所以心理咨询师能懂得，因为无条件，所以心理咨询师只告诉来访者我知道你在说什么，而不给出任何评论、建议和指导。

表达真诚和一致性，意指心理咨询师尽量保持自己的一致性，把真实的自我表现出来，把自己真实的反应表现出来，从而让来访者可以把心理咨询师作为镜子，去了解他自己。

虽然来访者中心疗法认为自己没有使用技术，但我认为还是使用了。表达无条件积极关注、表达共情、表达真诚和一致性，都是技术。表达无条件积极关注，所用的是各种倾听的微技术。表达共情，所用的主要是内容反映和情感反映微技术。表达真诚和一致性，所用的微技术属于比较简单的自我表露。

格式塔疗法特有的技术

格式塔疗法是实用性很高的一种疗法，包含着很多创新的技术。

格式塔疗法的理论认为，心理不健康的主要原因在于心理上的"未完成"。未完成，就是人被激起的欲求没有实现，也没有放下，处于一种卡住的"不上不下"的状态。格式塔疗法不同意精神分析疗法对过去的过分关注，更强调此时此地。如果能有更好的觉察，与此时此地真实的心理现实有接触，来访者就能清楚自己卡在哪里了或是什么让自己"卡住"，就可以做出选择并行动，从而满足欲望或放弃不现实的欲望。许多具体的技术，都是为了实现这个过程。因为觉察是改变的基础，所以格式塔的技术多属于促进觉察技术的范畴。

▶ 空椅技术

空椅技术，用空椅子来代表来访者内心的某个部分或某个他人，来访者通过和空椅对话，让自己内心的不同部分可以交流，从而增加对内心其他部分的了解、增加对他人的了解或宣泄对他人的情绪，最终让冲突的部分之间，以及人与人之间，更加和谐统一，或让未了的心事在这个过程中得到了解，让内心获得满足和平静。

空椅技术的具体操作方式之一，是在来访者坐的椅子对面，摆一把空椅。让来访者假想某个人坐在面前的这把椅子上，然后对他说出自己想说而没有说的话。这种方式的空椅技术，主要是作为一种宣泄的具体技术，让来访者通过倾诉完成一些未了的心理事件，从而获得满足。

比如有的来访者亲友去世了，他还有一些话没能在亲友活着的时候对亲友说，使得一种遗憾一直留在心里。这些话或是一些抱怨、怨恨的话，或是一些感激和想念的话，或两者兼有。这个时候，就可以用空椅技术，让来访者把空椅想象成已故的亲友，然后对着空椅说出自己想说的话。这样，来访者的情绪就得到了宣泄，内心对此事就可以放下了。

其实民间的巫术或萨满类的做法，与此原理类似。巫会表现出仿佛被死者附体的样子，让来访者对巫说出想和死者说的话，从而宣泄情绪，获得完成感。区别是，巫会以死者的口吻对来访者说话，而空椅并不能说话。

空椅技术也可以让来访者在说了想对死者说的话之后，自己坐到代表死者的那把空椅上，然后以死者的身份，对着面前那把代表自己的空椅说话，从而获得一种想象中的交流。

当然，这种方法不限于对已故的亲友，可以用于对待已故的仇人，也可以用于对待活着的某个人。如果某些话，我们没有办法对活着的某个人去说，但是非常需要说出来，就可以用空椅来完成。例如，我们可以把空椅想成让自己愤怒的某个人，然后对他说出自己的不满；单相思的人可以对着空椅告白；我们可以把空椅看作自己的偶像，然后对着空椅说出自己要说的话。

除了宣泄作用，空椅也可以起到一种促进理解的作用。如果把空椅想象为某个人，比如自己的配偶、朋友或其他人际交往的对象，通过在空椅技术中，坐到那个人的位子上，用那个人的口吻去说话，来访者就可以了解别人对自己的感受，了解别人的立场和理由，从而减少自我中心，改善人际关系。

空椅也可以不代表一个具体的人，而代表自己内心的另一个部分。

比如内心有时很自大，有时又很自卑，就可以在面前放一把空椅，然后来访者交替坐在两把椅子上，轮流表达自大和自卑的态度。这样，来访者就可以让这两个部分共同呈现出来，从而看到两者的相互作用，并且可能会得到一定程度的整合。

在面临选择，内心犹豫不决的时候，也可以用两把椅子分别代表两种选择，交替坐在不同的椅子上，表达出两种不同选择的理由，最后得出一种选择。

空椅也不一定只用一把，也可以用几把空椅代表内心中的几个部分，或几个不同的人。

在用空椅技术的时候，心理咨询师会鼓励来访者用想象，把空椅想象成上面坐着人的样子，生动的想象会使效果更好。

在来访者进行空椅对话的时候，心理咨询师通常不进行干预，让对话自发地进行，这是为了避免干扰来访者。不过在空椅对话完成之后，心理咨询师可以与来访者进行一些交流，问问他的感受，或者做出一些评论。

空椅技术，现在不仅仅是在格式塔疗法中使用，很多其他疗法的心理咨询师也会使用它。

▶ 夸张练习

夸张练习的基本做法，就是让来访者把自己的某些动作更夸张地做出来。这种技术是促进觉察技术的一种。

比如，心理咨询师发现来访者有轻微的前踢动作，于是要求来访者夸张地做这个动作：加大幅度和力度，并且一次次重复。

当动作被夸张之后，这个动作背后的情绪也会变得更强。然后，让来访者去体验这个动作背后的情绪是什么，以及这个情绪是针对什么事情和什么人的。

在没有使用这个技术的时候，来访者的身体动作已经是情绪的表达了，但是因为动作很微弱，所以背后的情绪感受也很微弱，来访者自己就看不清背后的情绪是什么。但是，当我们让他对这个动作进行夸张之后，其情绪也随之加强，来访者就有能力看清自己的情绪了。

使用这种技术的前提，是心理咨询师敏锐地观察到了来访者的动作、表情和姿势的变化，并意识到背后有某种值得去发现的情绪或心理内容。

如果心理咨询师发现来访者语言和行动中的不一致，也可以用这种方法来凸显这种不一致，并从中发现隐藏的心理内容。

比如，来访者正在说一件伤心的事情，这时心理咨询师捕捉到了一个小动作，和来访者伤心的感觉不符合。于是心理咨询师就要求来访者反复地、加大幅度地做这个动作，让来访者最后感觉到除了伤心的另一种他之前没有意识到的情绪。

除了夸张地做动作，也可以夸张地说话。心理咨询师可以让来访者重复地大声说出某一句话，来访者可能会突然意识到自己的某种心理。

▶"我负责"技术

这种技术的做法很简单，就是对自己的行为加以描述之后，表态说"我为之负责"。

例如："我觉得别人都在排挤我，我会对被排挤这件事情负责。""我觉得很迷茫，不知所措，我对这种迷茫负责。""我总是遇到渣男，导致我一次次受到伤害，遇到渣男的事情，说到底我要自己负责。"

人们的心理之所以会出现问题，主要是因为人们通常不愿意为自己的人生负责，总是怪罪到别人身上，认为是别人的错误害得自己不快乐、不幸福。投射就是人怪罪别人的基本方法。怪罪别人，自己不负责任，这样在失败的时候，就会少了自责带来的痛苦。但是，不承认自己的责任，就发现不了自己的问题。

人的命运，虽然受外界因素的影响，但是其核心还是自己的选择和行为的结果。人不发现自己的问题，就没有办法改变自己的行为和选择，也就不可能改变命运。因此，强调"我负责"对一个人的心理成长意义重大。这种技术虽然非常简单，但是非常有效。

▶ 倒转技术和投射技术

人们经常把自己被压抑的部分投射到别人身上，或者因压抑而表现出和内在的自我刚好相反的样子。格式塔疗法采用倒转或投射技术，让来访者和自己被压抑的内在部分接触，让来访者能感受到这个未知的部分，从而达到完整。

倒转技术的做法是，让来访者做出和他自己表明情况刚好相反的行为。比如，一个人非常害怕和人交往，就让他扮演社交欲过分高、自己一个人待不住的人。一个人做事谨小慎微、故步自封，就让他扮演一个冲动莽撞、做事不过脑子的人。来访者常常会因此发现自己内心中真的会有这样一个侧面。

投射技术的做法是，如果来访者说别人什么样子，就让他自己扮演他说的别人的样子。比如，他说别人易怒，就让他自己扮演发怒的样子。他说别人好色，就让他自己扮演一个好色的人。因为通常情况下，人们对别人的评价中都含有很多投射，所以这样扮演的时候，就给了来访者一个机会，看到自己内部某些被压抑的侧面。

这两种技术的原理很相近。而且，一个人压抑自己的某个部分时，往往会同时出现两种情况，一种是把自己看作是完全相反的样子，另一种是把别人看作被压抑的那个样子。所以倒转和投射技术有可能可以合并起来用。

这两种技术，有时候会带来一种危险，那就是从一个极端走向另一个极端：一个谨小慎微的人，练习之后真的变成了一个莽撞的人，一个性压抑的人，练习之后真的变成了一个放纵的人。我们要避免这种情况的出现。真正的格式塔疗法应当是整合这两端，从而获得一个更完整的整体的完型。

▶ 自发的动作表达

格式塔疗法中，心理咨询师会突发灵感，用动作来表达对来访者的感受。这种动作表达，会给来访者带来很直观的、强烈的感受，从而增强来访者对自己内心的觉察。

这也是一种促进觉察的技术，可以看作是用动作给出提醒。其所提醒来访者的，通常是来访者身上的一些自我矛盾。

例如，有一次学术会议上，马斯洛给很多心理学家做报告。报告的内容，是讲不要迷信权威。但是，马斯洛当时德高望重，自己就处在一个非常权威的位置上。当时在场的很多心理学家，就把马斯洛看作不可触犯的权威。马斯洛用权威的口吻告诉大家不要迷信权威，而大家用权威崇拜的心态，不敢多吭一声地听从这个权威的训导。

格式塔疗法创始人皮尔斯当时正在现场，所以他灵机一动，突然从座位上冲出来，冲到马斯洛的面前，趴在地上抱住了马斯洛的大腿，仰头看着马斯洛，用动作表示出了一句话：伟大的马斯洛啊，你所说的真是权威。

这样的做法，可以给马斯洛一个启发，让他看到讲者身上的权威主义倾向，也看到一个悖论，那就是如果听讲者把讲者看作权威，他们会接受讲者的教导，但是这种接受教导恰恰和教导的内容是矛盾的。

格式塔疗法创始人擅长技术革新，所以格式塔疗法中小小的技术发明很多。且格式塔疗法强调创造性的自发性，因而其优秀心理咨询师不会把技术固定化，而是随时创造性地使用，在咨询中随时把某种技术变个方式使用，或随时把不同的技术结合使用，所以技术上有很多小变化，本书中不一一列举。格式塔疗法的很多小技术，被后来的一些疗法吸收，稍作改变后，成为它们所用的技术。

系统家庭疗法特有的技术

系统家庭疗法的核心理念，是把家庭看作系统。因此该疗法最关注的是系统中各个成员之间的相互作用，它的各种技术也大都用于发展这些相互作用并扰动这个系统。

▶情感反映技术

系统家庭疗法中的情感反映技术，与通常的情感反映技术不同。通常的情感反映，是心理咨询师对来访者的感受进行反馈，从而让来访者对自己的感受有更多的觉察。但是系统家庭疗法中的情感反映，则意在让家庭中的人看到互相的联系和作用。所以其操作方式是，先向家庭中的一个人 A 提问，听到他的回答。然后去问另一个人 B："刚刚 A 这样回答了我的问题，你听了他这么说有什么感受？"当 B 回答了之后，再去问 A："B 这样说，你有什么感受？"这样，我们可以让系统中的人都能了解彼此之间感受的互动。

▶互动反映技术

互动反映技术（Reflection of Interaction），可以让家庭中的人看到行为的相互影响。心理咨询师向丈夫 A 提问：当你家庭中的另外两个人 B（妻子）和 C（妈妈）吵架的时候，你通常会做什么？这个人会回答，比如，"我会躲出去"。然后，心理咨询师反映 A 回答中互动的行为，问 B 怎么看。比如，"你和你婆婆吵架的时候，你老公就会躲出去，你对此怎么看？" B 就会回答，比如，"我感觉他不保护老婆，我必须自己保护自己，所以我就会更拼命地去吵架"。然后心理咨询师再反映 B 行为中的互动，问 A 怎么看。心理咨询师对丈夫 A 说，"当你躲出去的时候，你老婆感到不被保护，所以她会更拼命地吵架，她认为这是为了保护自己，对此你怎么看？"这样询问之后 A 又会有回应，这样对话就可以持续进行。在这样的询问和回答中，系统中人与人的互动就可以清晰地显现出来。

这种对话更进一步发展为循环提问技术："如果你老婆确信你是错误的，你会怎么想？""你妈妈会怎么看待你爸爸对你说的这句话？"循环提问，问的是关系中的问题，从中显现的是在一个人心中，另一个人的心理。

▶画家谱图

画家谱图也是系统家庭疗法中的一种特有技术。通过把前几代人，以及这个家庭中的亲戚情况，标注在一张家谱图上，就可以看到这个家庭中代代相传的一些模式，从而可能意识到一些心理问题不是偶然出现的，而是这个家庭中由前几代人传下来的。

▶悖论技术

策略派家庭治疗的悖论技术，是最有特色的技术。这个技术的要点是，要求那个被看作有心理问题的人，更多地做"心理问题性的行为"，简单地说就是让他"更坏一些"。来访者家庭要做心理咨询，本意是要消除这些行为，让他更多地做这些行为看起来和心理咨询的目标完全相反，实际上对完成目标有帮助。

悖论技术的理论基础是，家庭中的"问题性行为"是有意义的。问题性行为往往是为了应对家庭中其他困境而无意识使用的策略。通过悖论技术，我们可以帮助这个家庭看清问题性行为的意义，从而获得积极意义，也就是发现问题性行为也许本来是出于利他的动机。比如，孩子出现心理问题和问题性行为，也许是为了吸引父母的注意力，从而缓解父母之间的矛盾冲突。发现这一点，就会带来积极的转化契机。

系统家庭疗法中，因为是一家人一起来治疗，所以可以使用其他一对一的心理咨询与治疗中用不上的一些技术。比如，观察心理咨询与治疗时家庭中人与人之间的互动，坐的位置谁靠近谁，等等。

叙事疗法特有的技术

▶问题外化

叙事疗法中最核心和最独特的技术是问题外化（人格化）。这种技术的要点，是把心理问题看作一个独立于自我的外在事物，并且把它具象化、人格化，从而成为一种有形的事物。人们通常会把自己的心理问题与自我黏结在一起，这样就会使得心理问题难以被消除。而当我们把这些心理问题外化，就将问题和人的自我隔开，这样对问题进行进一步处理就更容易了。

问题外化通常有四个步骤。

第一步，问题命名，也叫问题讲述或问题历史。举例来说，当一个来访者告诉心理咨询师，他的行为问题是尿床。他可以先讲述自己是怎么尿床的，从什么时候开始尿床的，等等。然后，心理咨询师可以和来访者一起，为这个行为问题命名，比如可以把这个问题称为"尿床大王"或"尿床精灵"。

第二步，探讨影响。心理咨询师可以这样问："你的床上有一个尿床精灵，他对你产生了什么影响？有了这个尿床精灵之后，你的生活有了什么不同呢？"这个时候，来访者的自我和这个问题已经分开了。不是"来访者尿床"，而是"尿床精灵把来访者的床尿了"。尿床精灵把来访者的床尿了之后，会带来一些不同。比如，来访者会被责骂，或者被嘲笑等；来访者可能会半夜被叫醒，以避免尿床精灵的影响；尿床精灵会激怒来访者的父母，让他们很是懊恼。

第三步，评估影响，也就是探讨这个问题带来的影响是好还是不好。既然来访者需要解决这个问题，肯定是因为这个问题有不好的地方。但是这个问题可能同时也会有一些好的地方，而未必全都不好。比如尿床导致被责骂，这个影响属于坏的，但尿床导致被父母关注，就是一个好的方面，甚至激怒父母，可能也满足了来访者发泄对父母不满的需要。

第四步，论证评估，也就是论证为什么某个影响是好的，或者不好的。比如，为什么被嘲笑是不好的，也许是因为这会让来访者在同学中的声誉降低。为什么被关注是好的，也许是因为来访者用别的方式得不到足够的关注。

▶ 故事改写

叙事疗法中还有一种特有的技术，叫故事改写，又称替代性积极故事。叙事疗法认为，人对自己的看法来源于人对自己的人生做了一种什么样的叙事，或者说他用自己的部分人生经历，编写了一个什么样的人生故事。故事中把自己描述为什么样的人，他就会认为自己是什么样的人。但是，一个人的人生经历中，其实有大量不同的细节。换一些细节，就可以编写出不同故事，从而显现出不同的自我。因此，用自己的其他经历作为素材，或者把同一个经历作不同的解释，可以写出一个新的故事。如果我们用一个更好的故事，来替代现有的不好的故事，就可以改变一个人的自我，从而改变他未来的"故事的发展前景"。

正念疗法特有的技术

正念技术是现代认知行为疗法体系中广泛使用的一种技术。如果把它说成是认知行为疗法的一个最新发展，那么我们可以称之为正念技术。如果把这种技术独立出来则可以把它称为正念疗法，那我们可以说正念疗法中特有的技术是正念技术。

从行为疗法到认知行为疗法，其改变在于行为疗法只矫正行为而不矫正认知。从认知行为疗法到正念疗法，改变在于正念疗法不试图改变认知和情绪，而是与内心的念头和情绪共处，并且因为不再认同和跟随内心的念头和情绪，所以不会受到负向思维和消极情绪的影响。

正念技术并非认知行为疗法独创，而是来自佛教的修行方法。认知行为疗法体系中，完成了这种技术和佛教理念的分离，也就是去宗教化，从而使得不接受佛教理念的来访者，也可以使用正念技术进行心理调节。

正念（Mindfulness）的基本方法，简单来说，就是关注和觉察内心所发生的一切，而不做任何分析、思考和反应。或者说是对当下体验的注意和觉察，且不去对内在体验进行评价，也不试图去改变内心的思想和情绪，更不因此而行动——只是看着。被觉察的体验包括头脑中浮现的念头、想法、情绪体验、身体感觉和记忆等。

这种方法在佛教中属于禅定或四念处方法。在佛教中，使用这种方法的目的，是提升一个人的定力或者说心的稳定性，在稳定的觉察中人的智慧得以提升，从而能更好地看清心的本性。通过这样的训练，最后人将能看清所执着的自我的虚幻性、世界的无常性，进而能看清心性的本体和作用。看清、领悟了这些之后，人自然就会放下对通常欲望的盲目追求，而回归内心最深处的终极本性。领悟了人迷失在哪里，就不再有烦恼痛苦，不再有存在焦虑及其他一切被激发的焦虑，因而从根本上得到解脱。

但是，在心理咨询中，认知行为疗法引进正念技术，目标和佛教是不相同的。心理咨询中用正念技术，并不追求那种彻底的领悟及消弭对自我的执着，而是用正念服务于自我的欲望。虽然也是用正念来减少痛苦和烦恼，但是佛教是试图发现烦恼最根本的原因，并在根源上彻底解决问题，而认知行为疗法并不追根溯源，只是以实用主义的态度来使用正念技术——即使正念并不深入，也没有获得领悟，但也能获得一些有用的心理效应。认知行为疗法就是利用这些效应，来达到来访者需要的目的。

把正念技术用于不同的方面或结合不同的技术、技巧，构成了不同的疗法。正念用于减压，比如正念减压疗法（Mindfulness-based Stress

Reduction）。正念和认知疗法结合，用于抑郁症的心理咨询与治疗，就有了正念认知疗法（Mindfulness-based Cognitive Therapy）。其中正念训练让来访者能够面对消极的念头和抑郁情绪而不那么受影响，同时，正念让来访者能更快地觉察到导致抑郁的消极思维，从而用认知疗法更及时地进行干预。

辩证行为疗法（Dialectical Behavioral Therapy）是运用包括正念技术在内的一套技术，对边缘性人格障碍进行治疗的疗法。

辩证行为疗法之所以要引入正念技术作为其核心成分，原因是边缘性人格障碍的患者对焦虑的容纳力太差，容忍不了生活中必要的压力，不能自我接纳。正念技术能够提高来访者接纳的能力，以及在有消极情绪的情况下，不受其影响的能力，所以对边缘性人格障碍患者的疗愈是有益的。当然，辩证行为疗法中也配合使用了许多具体的其他技术和技巧。

接纳与承诺疗法（Acceptance and Commitment Therapy，缩写为ACT，现在国内的推广者更愿意称之为ACT），也以正念技术为其重要组成部分。ACT提出了一个由六个核心过程构成的框架，这六个核心过程是：接纳、认知解离、关注当下、以己为景、价值和承诺行动。接纳，指允许消极体验存在于意识中；认知解离，指和各种念头拉开距离；关注当下，指和当下的心理经验在一起而不陷入回忆或展望；以己为景，指发现自己的观察性自我；价值，指知道什么是重要的，并了解自我价值；承诺行动，指是在价值引导下采取必要的行动。

催眠疗法特有的技术

催眠疗法有多种。以催眠技术为核心的心理咨询与治疗方法，都属于催眠疗法。或者说所有不同的催眠疗法中的主要技术，都是催眠技术。

使用催眠技术的心理咨询师，并不属于同一个学派组织（虽然国内外也有催眠协会，但是这些协会并不能管理所有使用催眠的心理咨询师或催眠师），没有共同的理论体系和操作规范，所以不能算同一种。各种催眠疗法，所使用的催眠方法也不完全相同，且每种催眠疗法中所使用的心理咨询与治疗的基本理念和方法也不完全相同。

本书不打算介绍各种不同的催眠疗法的细节，只想简单说明催眠技术的基本要点和基本变式。

▶ 什么是催眠

催眠的定义有很多，本书对催眠的定义是，催眠是一种调控来访者（在催眠疗法的背景中，通常称为被催眠者）意识状态，使来访者更容易接受心理咨询师（在催眠疗法的背景中，通常称为催眠师）影响，进而影响和说服来访者的技术。

归根结底，催眠技术是一种说服技术，目的是让被催眠者接受催眠师的影响。催眠师对被催眠者的影响，英文为 suggestion，翻译为"暗示"。但是这个翻译会带来一些误解，因为在中文中，暗示这个词表示没有直接明确地提出要求和建议。但是 suggestion 这个词的原意，却恰恰包括直接给出建议。当然，除了建议，催眠中的 suggestion 还有其他的意义，比如指令或者催眠师对事件的解释等。催眠很多时候就是催眠师"讲一个故事"的过程，也就是催眠师给出一个解释并让被催眠者接受的过程。

为了让被催眠者更容易被说服，催眠技术改变了被催眠者的意识状态。被催眠者进入了叫催眠状态的一种特别的意识状态。催眠状态不是通常的清醒状态，也不是睡眠状态。催眠状态下的人，意识域变得更加狭窄，对催眠师的指令会更加敏感，而对其他刺激感受变得迟钝。催眠状态下的人，会在一定程度上交出对自我的心理控制权，不再时时管理自己的心理，因此对催眠师指令的批判性思考会减弱，更倾向于直接服从这些指令。催眠状态下的人，对催眠师所讲的"故事"或给出的解释，也会不加思考和不加批判地接受，尽管这些解释可能非常不符合常识。

在催眠状态下，被催眠者的感觉和知觉会受催眠师的影响而产生改变。感觉会更加迟钝，按照催眠师的指令，被催眠者可能会听不到一个明显的声音，看不到面前的事物，受到针刺而不感觉疼痛。或者，感觉会更加灵敏，按照催眠师的指令，被催眠者能听到一个平时听不到的微小声音，或看到一个平时看不到的事物。甚至即使没有相应的感觉对象，被催眠者也可以产生被指令要看到的幻觉。还有，被催眠者的身体也会受催眠指令的影响，并做出一些在非催眠状态下很难做出行为。例如可以把头放在一个支点上，脚放在另一个支点上，身体僵直，像桥一样架在这两个支点之间。知觉也会有转变，比如，被催眠者可能会按照催眠师的指令，把催眠师看成父亲或母亲，或把一个木偶看成一个活着的小人。

▶心理咨询中的催眠

心理咨询中的催眠疗法，是使用催眠技术将来访者催眠，对来访者施加有用的影响。具体来说包括：催眠后，心理咨询师可以让被催眠的来访者回忆过去，来访者可能会回忆起一些在平时回忆不起来的经历。知道了这些经历，心理咨询师就可以对来访者心理障碍形成的过程有更多的了解，从而有助于后面的心理分析。

催眠师可以给被催眠后的来访者"植入"一些有益的信念，从而让来访者的心理有积极的改变。比如给自卑的来访者植入一些自信的信念，让他在这个被植入的信念的鼓励下，做一些更勇敢的尝试。催眠也可以让长期失眠的来访者，在催眠下进入睡眠，从而得到良好的体验。或者，在催眠状态下，让来访者发现自己所忽视的心理资源，并且运用这些资源，解决面临的问题。

催眠所带来的改变，通常可以很迅速地见效，甚至立竿见影。但是，经验表明，如果不想办法让来访者的整个信念系统随之变化，催眠所植入的信念通常持续不了多久，催眠所带来的行为改变通常也持续不了多长时间——以我个人的经验，几天后催眠所带来的改变就会消退。

童话"灰姑娘"的故事中，仙女以"魔法"把灰姑娘的破衣服变成了华丽的美服，把南瓜变成了马车，把小老鼠变成了拉车的骏马，这种效果就是催眠技术效果的象征性表现。而本来不自信的灰姑娘，也因仙女的催眠变型变得自信勇敢，在舞会上展现出色的风采。但是一段时间之后，这些魔法都将失效，灰姑娘变回了原来的样子，这就象征着催眠在一段时间后会失效。而催眠疗法就像故事中仙女的魔法，让灰姑娘有机会结识王子，并让王子爱上她。然后，即使催眠的效果消退了，王子也会寻找灰姑娘，并给她带来真正的生活改变。

▶ 催眠技术的基本操作

最古老的催眠技术的操作方式大体是：首先，引导被催眠者放松身体；其次，引导被催眠者意识逐渐专注。可以要求被催眠者持续看着催眠师的眼睛，或者持续看着催眠师拿在手里的某件小东西，而催眠师会让这件东西在被催眠者的眼前缓缓摇晃。然后，催眠师把被催眠者的某些身体反应解释为将要进入催眠的征兆。

如果被催眠者坚持看催眠师手里亮晶晶的怀表，他会逐渐感到眼睛有点酸或者沉重，催眠师会告诉被催眠者，如果眼睛越来越沉重，他就会逐渐进入催眠状态。这其实是一种误导，但如果来访者相信了这种误导，他的眼睛越沉重，他就会越相信自己将被催眠，而这种信念就会让他真的进入催眠状态。

为了让催眠得以实现，催眠师会使用各种有用的技巧，如以一种缓慢、平稳的语调说话，重复说一些词语等。催眠师会利用权威效应，用很多方法来让被催眠者把他看作神秘的权威，这样被催眠者也就更容易被催眠。

在比较暗的光线下，在安静没有干扰的背景中，催眠也比较容易见效。催眠师也会穿更有利于催眠的服装。催眠师也可以引导来访者想象，并借助想象的作用让他进入催眠状态。

当被催眠者逐渐进入状态时，催眠师常常会"宣布"对方被催眠了，比如说"你现在被催眠了"，于是被催眠者就进入了催眠状态。然后，催眠师会将一些"证据"给被催眠者，从而让他进一步相信自己已经被催眠，那么被催眠者就更加稳定地进入了催眠状态。比如，催眠师这样说："你现在已经进入了催眠状态，你的身体会和平时不一样。你的手感到很重很重，你的手很沉重，你会发现你不能把手抬起来。你的手会抬不起来。你可以试一下，你会发现的确抬不起来。（如果发现来访者的手在微微抬起）你的手抬的时候很吃力，对不对？你很难抬起来的，很重，如果非要抬起来会很不舒服。好，不用抬了，你现在是在催眠状态。"

之后，催眠师还可以再度加强催眠，让被催眠者进入更深的催眠状态。比如可以这样说："当我说手会浮起来的时候，你的双手和手臂会向上，缓缓向上，就好比木头在水上浮着。你会感到手在变轻，像充了气一样，缓缓上浮。"这时来访者的手会逐渐抬起来，而动作不是通常的方式，就像自动地缓缓上浮一样。"好的，手浮起来了。当手浮起来后，双手会向你自己的脸靠近，对，越来越靠近，当手碰到你自己的脸时，你会进入更深的催眠状态。"

在进入催眠，并且可能加强了催眠之后，就可以按照计划，给出对心理咨询有用的指令或暗示语，即 suggestion。这个行动将带来心理咨询所需要的改变。

最后，还需要有一个结束催眠或说把被催眠者从催眠中唤醒的步骤。催眠师会设定一个条件，并告诉被催眠者，一旦这个条件出现他就会离开催眠状态，然后再让这个条件出现。

例如，催眠师先设定说："一会儿如果手机铃声响起来，你就会从催眠中醒来。"

催眠师还可以设定醒来后的一些特征，比如醒来后会不会记得催眠过程中发生的事情，醒来后的感觉如何，等等。心理咨询的催眠，最好让被催眠者醒来后能记得催眠过程，这样被催眠者会感到更加安全。醒来后的感觉，当然要设定为一种好的感觉，比如"醒来后你感觉到很舒服、很放松、很开心"等。

▶ 催眠技术分类

我将催眠技术分为以下几类。

一是"狮子类"催眠。在这种催眠中，催眠师会以一个强有力的权威形象出现。催眠师的语调沉稳而坚定，所说的句子简练而干脆，发出的指令和说出的结论都有不容置疑的语气。他是让被催眠者在权威下，交出自己的心理控制而进入催眠状态。做这种催眠的催眠师，在平时也要注意塑造和维护自己的权威形象。这种催眠对文化程度比较低的来访者效果更好。但受教育程度高的来访者，如有批判性思维，就不容易相信权威，对这种催眠的接受性相对弱。

二是"母亲类"催眠。在这种催眠中，催眠师会以一个慈母的形象出现。催眠师的语调如同安抚儿童睡觉的母亲，温暖轻柔而带有拖长的尾音，重复一些简单的安抚性的词语，不断地引导被催眠者放松。让被催眠者在放松的状态下，为了享受这种舒服而放下自我心理控制，进入催眠状态。

三是"蛇类"催眠。在这种催眠中，催眠师会以一个"有诱惑力"的形象出现。催眠师的语调轻而带有气声，有时可以有一点沙哑，有些神秘的感觉，仿佛把被催眠者引导到一个深层的地方。催眠师会敏感地感受到被催眠者的心理反应和内心欲望，并抓住这个内心欲望去诱导被催眠者，让被催眠者在欲望的驱使下，主动交出心理控制，进入催眠状态。

这种催眠的效力很强，很容易让被催眠者进入催眠。被催眠者会感受到一种不可抵御的力量，吸引自己进入催眠状态并服从催眠师。但这种催眠的风险也是比较大的。催眠师使用这种"蛇"的原型力量，也会强有力地激发催眠师自己的种种本能欲望。作为催眠者，如果心理咨询师自己的欲望被激发了，就有可能失去心理咨询师应有的立场，使心理咨询师利用来访者实现自己的欲望。这可能会有伦理违规的风险。比如心理咨询师会在性上产生欲望，而来访者也会感到心理咨询师很有性魅力——即使是催眠已经结束也还有这种效应。或者来访者会对心理咨询师产生个人崇拜。因为有这些风险，所以我建议心理咨询师尽量不要做这种风格的催眠。

四是"狐狸类"催眠。在这种催眠中，催眠师的形象是一个友好、热情、亲和的友人形象。催眠师的语言风格是开朗明快，热情而有感染力的，语速比前三种都要快得多，所说的内容不像前三种那么简单而重复，而是滔滔不绝。被催眠者的思想会不自觉地随着催眠师所说的走，然后就一步步跟着催眠师去想，接受催眠师的引导，放弃了自己的"独立思考"。

和"狐狸类"催眠相似的还有"黄鼠狼类"催眠，这种催眠的语言方式也是滔滔不绝地说很多，语速比较快，语言内容不单调。区别是，"黄鼠狼类"催眠的催眠师并不像"狐狸类"的催眠师那么热情和友好。还有，"黄鼠狼类"催眠的催眠师并不是引导被催眠者的思想一步步跟着自己走，而是通过黄鼠狼式的东拉西扯，让被催眠者跟不上自己的思路，让被催眠者因信息过载而思维停摆，进入催眠状态。近期比较流行的米尔顿·艾瑞克森催眠，我认为就属于这种催眠。

心理咨询师天生的性格不同，所适用的催眠方式也有不同，应该选择适合自己的催眠方式。

第十章

心理咨询的其他方面

SYCHOLOGICAL

心理咨询的设置

▶ 设置的意义

心理咨询的设置，是指咨访双方共同遵守的心理咨询的基本规则。心理咨询的设置主要包括时间设置、场所设置、收费设置和基本关系设置。

心理咨询设置从总体上来说，是为了保证心理咨询更有秩序地进行，更好地保护来访者和心理咨询师的利益。

有了明确的基本设置，把一些基本的做法规定好，在现实中有便利性。试想，如果时间、场所、收费等方面都没有明确的基本设置，那么心理咨询过程中会给双方带来很多心理上的混乱。

比如，事先没有说好怎么收费，那么在心理咨询过程中，来访者和心理咨询师都可能会想到钱的问题。来访者也许会不知道给多少钱合适。他会考虑：心理咨询师可不可能不收我的钱了？我是不是应该慷慨一些，给多点？心理咨询师也会考虑：他会不会不给钱？心里的这些计较或担心，会给心理咨询过程带来极大的干扰。事先说清楚了，明确了，过程中就不会为这些事情操心，就会一心一意，专注在心理问题的解决上。

在心理咨询过程中，来访者可能对心理咨询师有各种投射，比如把心理咨询师看作是妈妈，或者投射为一个拯救者。这些投射会带来一些幻想和不切实际的要求。心理咨询中设置的存在，是一个明确的标志，让来访者知道，不管看起来这个关系像什么关系，但是归根结底真正的关系是咨访关系。也就是说，来访者是接受心理咨询师助人的服务，并需要为此付费。这使得来访者有现实感，而有现实感是心理健康必需的。

如果没有清晰的设置，在这些基本方面，来访者和心理咨询师之间有可能出现误解，而这些误解可能带来心理上的冲突和不愉快。一方面要考虑到来访者大多心理不够健康，哪怕是小事都可能激发其比较大的情绪。另一方面，更要考虑到心理咨询本身会触动来访者的情结，而情结会在方方面面表现出来，尤其会表现在这些基本问题上。有清晰的设置，这些冲突就可以大为减少，咨访关系也可以避免被这些事情破坏。

没有设置，心理咨询就成了一种随意的事情，那么来访者可能也会随意地对待咨询。就好比如果我们随时可以去锻炼，反而不会很积极地去锻炼。但是如果我们报名参加了一个定时的每周一次的游泳课，我们就会尽量每周都去。同样，如果参加了一个书法班，我们往往就会每周至少练一次书法。如果心理咨询没有设置，来访者就算想完成心理成长，实际也可能参加得比较少，而有了心理咨询的设置，就会坚持付出时间来做咨询。

心理咨询设置，是一种需要、一种仪式。按照这种仪式去做心理咨询，心理咨询就成了一种很正式的活动，人们会从中得到更多的收获。

▶设置的制定和遵守

心理咨询要有哪些设置？设置的细则是什么？这些在不同流派中，

有一定程度的不同，不过各流派的心理咨询中也有相当程度的共同之处。

现在多数心理咨询流派中，心理咨询在时间上的设置，大多都是每周几次的定时咨询，场所大都是在心理咨询机构专门的心理咨询室中，收费按时间计算。这些设置，受精神分析学派的影响比较大——最早弗洛伊德的精神分析，就是这样设置的。

个别心理咨询流派，在设置上会小有不同。比如行为疗法中，有些咨询活动可以在心理咨询室之外进行；社交恐惧症的系统脱敏训练，可以到实际的生活环境中进行；行为矫正工作，也可以到来访者家里去做。但这些都不是主流，主流的方法大体是一致的。在实际从业环境中，如果心理咨询师不懂得遵守主要的设置，会被看作专业性很差，并且会被认为在伦理上有问题。

各个流派在设置的制定上，是可以有自己的特别之处的。不过某个流派如果在设置上和主流做法明显不同，那么这个流派需要说明自己为什么这样设置。这个流派还需要证明在自己的心理咨询方法中，为什么这个设置更加有益。

目前，中国心理咨询界在设置上的共同方式，大体上依旧是沿用从精神分析流派开始的那些心理咨询通用设置。但是，中国心理咨询的机构也会使用一些与此不尽相同的设置。

比如，收费方式上一些机构不是"一次一收费"，而是采用收一个总体费用。这些往往会被心理咨询界看作是"不专业"的表现。

但在我看来，心理咨询的现有常用设置不能成为不可置疑的教条，如果有足够的研究证明，修改某些设置更有益，也未必不可以改变。改变也不意味着不专业。但是，现在一些机构的改变是缺乏研究基础的，也没有经验或研究证明是更好的。这或许不是他们有意识的改变，而是因为他们不知道现有设置是什么，那么这的确是不专业的表现。

如果将来，某种心理咨询根据对中国文化特别性的研究，做出了不同的设置，使得心理咨询有更适合中国的设置，那将是有益的改变。

设置需要认真遵守。

有些人提出，某些不符合设置的行为，可能针对某个特定的来访者的特定情况反而是有益的。心理咨询的目标说到底是为了来访者心理健康，那么是否可以偶尔做一些变通？不到万不得已，我们建议不要这样做。因为即使"变通"一时带来了益处，但设置可以被"破坏"，就会损害设置的稳定性，以及来访者对设置的信任，从而带来不安全感，或者带来对设置的轻视，使得以后保持设置更加困难，从而削弱甚至丧失设置的功能。这几乎是得不偿失的。

极个别时候固然可以突破设置。比如，来访者遇到紧急情况，甚至有生命危险时，当然不能固守心理咨询的时间设置。但是，对什么情况下可以突破设置，最好也有一个设置。

有些人强调，境界高的，或心理咨询水平很高的心理咨询师可以不受设置约束，因为这些高水平的心理咨询师知道怎么做更好。这种说法是不正确的。如果"好心理咨询师"获得了随意改变设置的权利，来访者就会受控于心理咨询师，咨访关系就会不平等，这对心理咨询肯定是不利的。提出这种说法的心理咨询师，往往是出于自恋。这种建议是危险的。

▶ 时间设置

通常一次心理咨询的时间，会设置为 45~50 分钟，叫作 1 个咨询时。心理咨询师往往做一个咨询时的咨询，然后用 10~15 分钟简单整理一下笔记，休息一下，再做下一个时段的心理咨询。

这个时间设置，是从精神分析心理治疗中沿袭下来的。为什么要这样设置，基本的原因是，心理咨询师需要在咨询或治疗过程中，保持一种适当的意识状态。心理咨询师要保持足够的专注，才能更好地理解来访者。如果一次咨询延续的时间太长，往往难于维持很好的专注力。如果心理咨询师感到疲惫，专注力下降，那么咨询的效果就会打折扣。因此，需要有一个时间上限。

有些新手心理咨询师，觉得时间长一点没有关系。我甚至见过新手心理咨询师给来访者连续做 4~5 小时的咨询。在那么长的时间中，保持适当的专注是不可能的事情。所以这样做的心理咨询师，几乎失去了适当的觉察力，肯定有未被发现的反移情。

时间上限为什么规定为一个咨询时？也许最早这只是出于方便，毕竟如果时间安排成 57 分钟或者 64 分钟，在现实中太难于安排咨询时间表了。

时间上限是不是可以更长一点呢？以我的经验，我认为 90 分钟左右是上限。如果心理咨询师训练有素，90 分钟内可能还可以保持应有的状态。以艺术治疗、想象为主要方法的心理咨询，比如意象对话心理咨询，用 90 分钟做咨询似乎是可以的。因为在艺术活动或想象活动为主的情况下，相比逻辑思维活动，人的意识保持专注的时间会更长一点。意象对话心理咨询通常建议设置为 90 分钟（算两个咨询时），因为 45~50 分钟的时间，引导来访者做意象对话，会稍微有些紧迫。

咨询通常会按照每周 1~5 次的频率进行。目前我国的心理咨询师大多设置为每周 1 次，一次可以做 1 个咨询时或两个咨询时，不可更多。通常设置时间应比较固定，比如每周都是周一下午 2 点，而不会随意变动。这样会保持一种稳定性。家庭治疗有些两周或一个月一次。心理咨询的后期，频率可以低一些，也常有两周一次或一个月一次的。

总时间并无限制，精神分析的传统会鼓励长时间进行，所以长程的心理咨询可以持续几年甚至十几年，在国外甚至有持续终身的。但学校心理咨询中心等机构，一般会有总次数限制，多为 8~10 次。

心理咨询的时间设置，必要的时候可以有少许弹性，这也是设置的一部分。特殊情况下如何商定，也是设置的一部分。比如，心理咨询师休假怎么处理，有病或有意外事件时怎么处理，都应有个大致的安排方法。

除了咨询时间，其他时间尽量不用电话、微信等方式交往，如果有一些必要的联系，时间应限制得尽量短些。如果没有这样的设置，有些依赖性强的来访者就会找种种理由，用大量的时间去联系心理咨询师。

调整咨询时间，应提前商定。最好不随便调整，以保持稳定性。

如果来访者迟到，一般原则上时间不会顺延。例如约好 1 点到，来访者 1 点 20 分才到，咨询时间还是在 1 点 45 分或 1 点 50 分结束。或者约好了咨询但没有来，咨询的费用还会照常收。

来访者不遵守时间设置，往往有潜意识动机。咨询师和来访者可以讨论此动机，并作为心理咨询的一部分。

▶ **场所设置**

目前，中国有学校的心理咨询中心，有医院的心理咨询门诊，更多的是公司经营的心理咨询中心。在家开业的心理咨询师比国外要少。

个体咨询场所，通常是私人的家庭环境或公共的心理咨询中心等地方。团体咨询场所，基本没有设置在家庭环境中的。

私人的咨询室布置可以更家居化，是一个方便两个人谈话的房间，布置好椅子就可以。不过，私人的家庭心理咨询室必须是专用于心理咨询的，而不应兼有其他用途。

咨询中心的咨询室，个体咨询室选择比较小一点的房间就可以，团体咨询室要大一些，应可以容纳 15~20 人活动。现在我国的心理咨询中心可能不以团体咨询的形式，而以小组活动的形式来使用团体咨询室。

对咨询室的设置，通常有以下几点要求：

采光中等，稍微暗点也行。如果屋子里太亮，来访者会感觉不够隐秘。太暗，来访者会感觉阴暗不舒服。

大小中等，太大了会感觉空旷不安全，太小了会有压迫感。个体心理咨询室 8~15 平方米的大小，通常居民楼中的小卧室就可以。

室内的颜色不要太有刺激性。

室内至少有两把椅子、一个茶几。心理咨询师和来访者可以坐下谈话，两把椅子一般斜对着或呈 90 度放置。

室内可以有电脑桌和电脑、心理学仪器。

最好有绿色植物或花卉，有一些摆设。

最好准备纸巾和水，方便来访者取用。

墙上的画要能使人平静为好。

窗户最好要安全（不适合跳出去），有些商业大楼那种一面墙都是落地大玻璃的，其实不适合心理咨询。

室内不要放置危险物品，比如刀。如果在自家开业，对安全的要求会更高一些。

近年来，开始有人尝试视频心理咨询。视频方便大家联系，用视频咨询的话，来访者也不需要走很远的路去咨询中心。家住偏远地区的来访者，如果没有视频，可能根本不会赶几百里的路做心理咨询，但有了视频就可以做心理咨询了。因此，视频咨询有其吸引力。

但习惯传统方式的心理咨询师对视频咨询还是有很多担心。这些担心也不无道理。例如，用视频咨询时不在现场，心理咨询师对来访者的情绪共情会有所减弱。在视频中心理咨询师只能看到来访者的脸，看不到他的全身，看不到来访者的一些非语言行为，比如不知道来访者的脚正在抖动，对来访者的理解会大大减弱。来访者对心理咨询师的感受也会不够清晰全面。

还有，万一出现了特殊情况，比如来访者情绪爆发、癫痫发作等，心理咨询师不在现场，也不能很好地进行应急干预。这会带来一些不可测的风险。来访者如果在咨询中，因情绪干扰不肯继续咨询，视频咨询也很方便来访者退出，他一断网就可以离开，而现场就不会有这样的问题。

视频咨询中，心理咨询师或来访者无法看到整个环境，所以如果其中一方有其他人在场，另一方也看不到。来访者如果不告诉心理咨询师，那么他身边有人可能带来的影响，心理咨询师是不能预知的。来访者也会担心心理咨询师身边有人，并对此感到不安。

使用视频咨询，心理咨询师和来访者比较方便在电脑上留存完整的咨询过程记录。心理咨询师方面，因为有保密原则限制，问题不大。但是，来访者方面并无保密原则，如果断章取义地截取心理咨询的片段发布出去，对心理咨询师有一定的威胁性。

中国人因传统生活方式的影响，有时会要求以"请吃饭"等方式，以朋友见面的名义，去饭店、咖啡厅等地做心理咨询。这样的设置问题太多，是不可以接受的。在心理咨询刚刚进入我国的时候，这种情况比较多。但现在因专业训练完备，来访者对心理咨询的了解增加，所以这种情况已经逐渐消失。

▶收费设置

金钱是一种重要的象征物，象征着资源、爱、安全等很多事物，对一个人的心理有重要意义。因此收费设置非常重要，恰当的收费设置本身有助于心理咨询见效，而不恰当的收费设置则会对心理咨询产生不良影响。

收费设置的基本要求是：除特殊情况外，尽可能收费。

在我国，出于对心理咨询的不了解，常有来访者要求免费做心理咨询，因为他们认为只有得到实物才需要花钱购买，而这不过是"聊聊天"，没有理由收费。他们愿意为"聊聊天，开导一下"付出的，是送一些礼物。如果让他们付费，他们甚至会有些不满。

这种要求不能接受。心理咨询就是一种收费服务。心理咨询师不是聊聊天，开导一下，而是给出需要长期受训才能提供的专业服务。在长期受训中，心理咨询师付出了很多的经济代价和时间成本，做心理咨询必须得到经济回报，且心理咨询要花费工作时间，更应该得到回报。

来访者不愿付费，不仅是一种不了解，更是不想花钱。这种想要占便宜的心态，往往与其心理问题有关系。也就是说，想占心理咨询师便宜的来访者，在生活中也想占别人的便宜，而这种占便宜的心态有加强心理疾病的风险。因此，让来访者付费，是心理咨询需要的，也是对来访者有益的。

如果不收费，来访者容易产生对心理咨询不重视的心理。因不重视，所以就不配合心理咨询，于是最后心理咨询的效果就不好；因效果不好，会进一步对心理咨询失去信心。这也是对来访者不利的。

个别时候也有不收费的心理咨询，比如学校心理咨询中心会给本校学生提供一定量的免费咨询，企业请心理咨询师为员工做团体咨询，部队或警察请心理咨询师为从事有心理压力工作的成员做心理咨询，以及监狱请心理咨询师对犯人做心理咨询等。这些情况下，心理咨询师是从组织单位收取报酬的，而参与者知道自己免费是得到了所在单位的福利。

有些心理咨询师愿意为贫困的来访者提供公益性的心理咨询。可行的方式是，心理咨询师每周半天或一天安排免费或低价的心理咨询，而其他时间保持正常价格。或者，只对某个具体的来访者提供一段时间的免费或低价心理咨询。这种情况下，应对来访者说明理由，或要求来访者参与一些公益活动（真正的公益活动，并不是为该心理咨询师工作）

作为补偿。

新手心理咨询师由于对自己的能力没有信心，愿意免费咨询，这种情况应尽量避免。因为这样做会更加强化心理咨询师的不自信。

关于收费的标准，行业内有一个大致的标准。心理咨询师可以按照当时的行情来确定自己的收费标准。心理咨询师的收费可以固定一个数值，也可以有浮动范围。原则上，收费数额应让来访者稍微有点心疼，但也并不觉得高到不合理。如果收费太低，来访者会因不重视而效果不好，如果收费太高，来访者会对心理咨询师产生不满，这也会影响效果。

标准的收费方式是来一次收一次费。通常不预付或者赊欠。这种方式沿袭于精神分析。我国的一些心理咨询机构采用按疗程计算，一次收齐一个疗程（如10次）的费用。这种做法目前在行业协会看来是不专业的，但是，是不是真的完全不好，还需要进一步研究才能确定。

不遵守收费设置，往往有重要的潜意识动机。忘记交费或拖延，常常是阻抗的表现。

▶ 关系设置

心理咨询师和来访者的相互交往关系，也是设置的一部分。

遵守这个部分的设置，是心理咨询师伦理的一个重要组成部分。我在后面有关伦理的部分对此有更详细的讲述。

在多数心理咨询中，心理咨询师会减少和来访者的躯体接触，仅用语言和来访者交流，躯体接触仅限于握手、拍拍肩膀以示鼓励等少数动作。在团体治疗时，可以拥抱以表示支持和安慰。减少与来访者的身体接触，可以避免性骚扰嫌疑，以及身体接触可能带来的色情化移情。

但躯体接触并非必须避免的，有些疗法中会有较多的躯体接触，比如躯体疗法。这些疗法中对躯体接触哪些可以、哪些不可以有自己的设置，比如以下几种。

一般不搭车回家。心理咨询结束后，如果心理咨询师和来访者一起搭车，那路上他们之间会有非心理咨询设置下的互动。这个时候，心理咨询师不可能像在心理咨询中那样以专业姿态和来访者互动。这种非专业的互动，可能会对心理咨询与治疗产生干扰。当然，生活中心理咨询师和来访者也应尽量避免双重关系，这是心理咨询伦理的强制规定。

不接受贵重礼物。心理咨询师一般不接受来访者的礼物，以免产生金钱上的问题。但金钱价值不高的小礼物可以接受，因为来访者通过小礼物表达感激，心理咨询师接受小礼物是表达一种对感激的接受。

心理咨询师工作时，服装要得体。

有些来访者会有一些特别不恰当的行为，比如在咨询室手淫等，这些是必须严格禁止的。

以上是一些通常的设置，除了这些设置，心理咨询师和来访者之间，可以根据情况做出一些特别的设置规定。这些特别设置不能违反心理咨询伦理，且应提前讨论确定。

有些特殊的心理咨询技术，使用时需要一些特别的设置。在进行这些技术培训的时候，就要把这些特别设置告知受训心理咨询师。而心理咨询师在做心理咨询时，要提前把这些特别设置告知来访者。例如，有些心理咨询技术需要使用一些器具，那么这些器具的使用要求、可不可以带出心理咨询室等都要提前告知来访者。

▶ 来访者心理咨询期间参与其他咨询类活动的设置

一般情况下，来访者最好不要同时接受多个心理咨询师的咨询或治疗。

有的来访者会在同一个时间阶段接受两个甚至三个心理咨询师的咨询与治疗。如果来访者找的这两个心理咨询师不属于同一个心理咨询流派，就更不利于心理咨询。因为不同流派的心理咨询，其治疗方法是不同的。他们也许隐含着不同的价值观取向，同时在不同流派做心理咨询，来访者会产生价值观上的混乱，产生无所适从的感觉。不同流派的心理咨询理论不同，对心理问题的解释不同，在心理咨询中的做法不同，来访者熟悉接受了某一种心理咨询理论后，站在这种心理咨询理论和操作的视角，可能会对其他心理咨询方法产生不认可，从而在内心产生冲突。这种冲突会导致在不同的疗法中，所做的工作相互冲突和抵消，从而削弱心理咨询的效果。

　　比如，行为疗法强调主动干预，而来访者中心疗法则强调不要干预，如同时接受这两种咨询，来访者也许会站在行为疗法的立场上，认为来访者中心疗法无所作为；或者站在来访者中心疗法的基础上，认为行为疗法没有给来访者选择的自由，从而导致内心冲突。

　　有些心理咨询的方法，由于其特殊的设置，使得来访者可能会更容易同时接受其他疗法。比如，心理剧、系统家庭疗法中的某些分支，其咨询设置可能并不是每周一次或几次的定期咨询，而是做一次就结束，或者间隔很久做一次。那么，来访者在其他的时候，很可能就需要接受其他心理咨询。在这种情况下，同时接受多个心理咨询师的治疗就不可避免了。

　　此外，还有一种情况是精神科的治疗和心理咨询与治疗同时进行。由于《中华人民共和国精神卫生法》规定，心理咨询师不能对精神疾病进行治疗。这导致被诊断为心理疾病的来访者，包括原来主要是心理咨询师服务对象的神经症等轻度心理障碍，都被规定为精神科工作的对象（心理治疗师数量很少）。所以心理咨询师基本上不能对他们进行咨询，也就不存在同时进行的问题。如果同时进行，那么心理咨询师所做的只能是辅助性的心理调节，这样也就没有了冲突。

在国内还有一种比较常见的情况，那就是来访者在接受心理咨询的同时，还会参加一些内在修行或者宗教修行。我国公民享受宗教信仰的自由，而有些宗教信仰是终身性的，所以可能在时间上与心理咨询同时存在。我们必须接受宗教和心理咨询的同时存在。由于宗教（如佛教和道教）中有其传统的心理训练和心理调节方法，所以和心理咨询之间也有可能存在冲突，但这个问题不难解决。

佛教和道教的基本理念，除了转世论等一些不可实证的理念，很多与心理学并不冲突，与心理咨询的一些流派在方法上也有接近之处，甚至有些心理咨询流派的方法也借鉴、吸收了佛教或道教的方法。荣格的分析心理学与佛教密宗、道教都有联系；精神分析流派也探索过佛教的一些思想；格式塔疗法，受到了佛教禅宗的一些启示；认知行为疗法的最新发展中的正念技术，来源于佛教的禅定，也接近于道教的静坐方法。有某种宗教信仰的来访者，最好选择与自己所信仰的宗教更"兼容"的心理咨询流派做咨询。

关系设置的安排恰当，会避免心理咨询中可能出现的一些问题，为心理咨询的进行建立良好的基础。

心理咨询与治疗中的价值原则

在心理咨询中，如何对待价值问题是一个关键。在这个问题上，心理咨询师并没有一个清楚的共识。当然这也不足为奇，因为在心理咨询的很多问题上心理咨询师都是缺少共识的，并且也许永远都不可能达成完全一致的共识。虽然是这样，我们还是不应当放弃寻求共识的努力。因此，我试图就心理咨询中价值问题的处理原则进行讨论，以期逐渐建立一种共识。

目前，中国的心理咨询师对待价值问题时，实际采用的原则大致是：受到过西方心理咨询与治疗培训的，或者受到心理咨询的正规教育培训较多的心理咨询师，多数接受和推崇罗杰斯提出的"价值中立"原则。而受到西方心理咨询与治疗培训较少的那部分心理咨询师，一般来说不是很了解，也没有采用这个原则，而是以自己的价值或社会的主导价值为导向，采用某种更主动的方式把这些价值观传递给自己的来访者。

前一部分心理咨询师的态度是学术界的主流声音，他们或多或少认为后者的态度是"不够专业"的表现。而后者的理论表达力虽然比较弱，但觉得"价值中立"的提法似乎有什么不对劲的地方。我以为，对他们在实践中的感受也不能仅仅用一句"不够专业"来评判，这其中有一些值得探讨的问题。

▶ 价值中立的意义

第一个要探讨的问题就是：为什么要价值中立？

在西方思想中，赞同价值中立的人有两种回答。

一是价值相对主义的回答：价值观是相对的，因文化不同、民族不同、个人不同而不同，没有一种价值观能凌驾于其他价值观之上。在这个意义上，心理咨询师没有权利，也没有必要影响来访者的价值观。

二是罗杰斯的人本主义的回答：价值是不完全相对的，但是，个人应有权利自由选择价值观，不受别人的控制和干预。在这个意义上，心理咨询师不应该干预来访者的价值观。

第一种意义上的"价值中立"，我认为是不成立的。

如果我们绝对坚持价值相对主义，认为不应该对别人进行任何价值评判，那我们就没有任何理由进行心理咨询。因为我们做心理咨询这件事，就隐含着一个价值评判——我们认为来访者的心理状态和行为是"不适当的""不健康的"。我们对精神病人进行治疗，就意味着我们否定他们的生活方式。是的，精神病人很痛苦，但是在某些价值观看来，痛苦比快乐更深刻、更有价值，这未必需要改变。我们对吸毒者进行干预，就意味着我们否定他们的人生哲学——及时行乐、随波逐流的"酒神哲学"。

做心理咨询时，如果使来访者的心理、行为和人格有所改变，则其价值观也必定有所改变。如果来访者不改变自己的心理、行为和人格，只是想通过心理咨询达到其他目的，比如让心理咨询师帮助他做一个人生选择，那么双方的这个活动并不是所谓的心理咨询。

只要你在做心理咨询，就意味着你不是彻底的价值相对主义者，所以价值相对主义意义上的价值中立是不成立的。

第二种意义的价值中立，是有其自己的意义的。

我对此的理解是，罗杰斯会认为心理咨询师是要有自己的价值观的。至少，我们从他的文章中可以看出，罗杰斯认为，心理成长是有价值的，自我实现是有价值的，真诚、美、爱等品质是积极的。

罗杰斯的"价值中立"原则不是说心理咨询师在自己的心里应该对所有价值问题永远保持中立，而只是说在心理咨询中，心理咨询师应当不对来访者及其行为做价值评判。这实际上只是心理咨询师对自己的价值观的"暂时搁置"。

这个价值中立原则的作用是避免心理咨询师用自己的价值观来评判来访者。心理咨询师如果评判来访者的价值观，又对之不同意，则可能会产生不接纳的态度或情绪，这将破坏双方的关系，使来访者感到不被接纳，不可避免地会对来访者造成压力。来访者也许会感到自己的自由被压制，从而感到不满；有些来访者也可能愿意放弃部分选择自由，让心理咨询师替自己做选择，虽然这些人也许不会对心理咨询师的评判不满，但是，他们的自主性和独立性却会因此有所丧失——而这不符合心理咨询师的原则和价值观。

有些心理咨询师对价值中立这个原则有异议，理由是"价值中立"不符合中国国情，来访者更多的是希望得到"直接的权威指导"。我认为，这个理由不成立，因为心理咨询的基本价值观就是让来访者独立。来访者希望得到"直接的权威指导"本身就是有问题的、需要改变的，我们不能对这个愿望让步。

罗杰斯在心理咨询中不做价值评判，而他又希望来访者能够自己自由选择善的价值，这似乎是矛盾的。但是，这符合他对人性的基本假设。他认为：人在本性上实际上是建设性的……假如我们能够提供一种促进成长的氛围，来访者的选择会是有利社会的、有建设性的，而且是完全自发、自由的。

心理咨询师如果不同意罗杰斯的这个假设，必定不能完全采纳"价值中立"原则，否则，来访者如果选择的是邪恶和不健康，心理咨询就会失败。

▶ 价值中立的可行性

第二个问题是：价值中立是否可以做到？

如果把价值中立理解为心理咨询师在自己的整个生活中对各种价值保持中立，没有任何价值取向，我认为是不可能的。所谓价值相对主义者号称他们能做到这一点，但是实际上，他们要求的"价值中立"本身就是一种价值观，而他们高度肯定这个价值观，否定其他价值观，这本身就没有什么"中立"可言。人一定有价值观，如果说心理咨询师没有自己的价值观是不可能的。

如果把"价值中立"理解为在心理咨询过程中，心理咨询师不对来访者的思想行为做价值评判，这是可能做到的。

价值评判是一种心理活动。这个活动的过程是，心理咨询师观察来访者的行为，用自己的价值观评价这种行为，得到一个肯定或否定的评价，然后心理咨询师要么表达这个评价，要么抑制对这个评价的表达。

只要心理咨询师在心理咨询过程中，不去做"用自己的价值观来评判来访者的行为"，他就是价值中立的。

实际上，价值中立原则和共情是密不可分的。只有在共情的时刻，心理咨询师才能够完全忘我，不再关注自己的心理、态度和价值观，全身心地体会来访者的感受。在这个时刻，心理咨询师心中没有任何评判，只有体会和感受，他是价值中立的。

虽然理论上可以做到价值中立，但是在实践中，我认为正如共情很难做到一样，价值中立也很难做到，因此这个原则的可行性并不大。

完全忘我是很难的。不忘我，心理咨询师的"自我"随时存在。只要一个人没有做到完全忘我，他对事物、行为和人格的价值评判就是非常自发的、自动化的过程，他不可能做到价值中立。一个心理咨询师听到来访者做了某件在自己价值观看来非常坏的事情时，他立刻就自动产生评判：这个人怎么能这样做？这不对！随即他就会自动产生一种否定性的情绪。

如果一个心理咨询师受过培训，并认为"我应该做到价值中立"，则他实际的心理活动是：压抑自己心中评判性的语言，在心中对自己说"不，我不要说这不对"，同时他会压抑自己的否定性情绪，告诉自己"不，我不应该对来访者生气，我应该接纳他并且做到价值中立"。

这样做之后，这个心理咨询师自以为自己"价值中立"了，但是这完全是一个假象。因为他的评判一经产生就不会因压抑而消失，他的否定性情绪也不可能因压抑而消失，这些只会变得更为隐蔽。而隐蔽的评判和否定性情绪将更加有破坏性，因为这里增加了一个破坏性的因素——不自觉的欺骗。

有的心理咨询师更是马上认同了自己的评判，不过试图掩盖自己的评判："这个人真是很不善良、很讨厌，不过，我不应该让他看出来我讨厌他。""他的想法错了，我知道什么是对的，不过，我不能让他觉察到这一点。"这是自觉的欺骗。有人引用马斯洛的观点，认为医生对世界的信念等，都绝不要让患者觉察到。价值中立似乎也是这样的态度，但我认为这个态度是不足取的。

综上所述，我认为价值中立是可能的，但是在多数情况下是不可行的。

▶处理价值问题的可行原则

我认为，既然心理咨询师的素质和能力不同，本身的价值观也不同，我们处理价值问题时，需要根据心理咨询师的能力和价值观的不同，选择不同的处理价值问题的可行原则。盲目地提出一个看起来很好，但是很多心理咨询师达不到的原则，在实操中是没有任何好处的。

第一级原则

我认为，"价值导向的非强迫性"原则是处理价值问题最基本的原则，或者说是第一级原则。

如果心理咨询师没有充分共情的能力，没有忘我地体会来访者的能力，或者心理咨询师认为自己应该促使来访者选择更好的价值观，他就至少应该做到"价值导向的非强迫性"原则。也就是说，心理咨询师有自己的价值观，他希望来访者接受自己的价值观，或者希望来访者接受社会主流价值观，他也决定用某种方法引导来访者接受，至少他的方法不能带有强迫性，不能借助压力迫使来访者改变价值观，不能在精神上对来访者进行过度控制。他应该给来访者一定的选择自由。一方面在伦理上，心理咨询师应当给来访者自由；另一方面在方法上，不至于使来访者过分反感，或过分依赖心理咨询师。

第二级原则

处理价值问题的第二级原则是"价值选择上的相互尊重"原则。

遵循这个原则，虽然不需要心理咨询师有充分共情的能力、忘我地体会来访者的能力，但是需要心理咨询师有较明确的人我界限，能尊重别人的价值观。

这个原则是指：我作为心理咨询师有自己的价值观，你作为来访者有你自己的价值观。每个人都有选择自己的人生价值的自由。虽然我也许不同意你的价值观，但是我尊重你的选择。

心理咨询师可以表达自己的价值观、态度和看法，也可以在价值问题上对来访者提出建议，但是要让来访者感受到，这是心理咨询师的意见，来访者有接纳和不接纳的自由。双方在人格上是平等的，来访者拥有对自己生活的选择权。

心理咨询师可以帮助来访者澄清他自己的价值观，发现其价值观体系中是否有矛盾，影响这个价值观形成的因素，以及了解这个价值观对来访者的影响和可能产生的后果。这些都会对来访者有帮助。心理咨询师也会有价值导向，但是这个过程中要让来访者知道心理咨询师在做什么。

第三级原则

第三级原则包含两个原则。

一是"在必要的时候搁置价值"原则。"搁置价值"就是在一些时刻先不对来访者进行评判，把注意力放在共情和了解来访者等方面，这需要心理咨询师有充分共情的能力，忘我地体会来访者的能力，能在某些时刻做到内心不做价值评判地体会来访者的心理。

这也就是马斯洛所说的"存在认知"。在"存在认知"的时刻，即使是最邪恶的行为我们也并不厌恶它，而是有兴趣地关注它。我们欣赏病毒的生命活动，欣赏它的狡诈，尽管它在杀害人的生命；我们欣赏受虐狂为追求安全感和爱而不惜牺牲自己的那种激情，欣赏抑郁症患者孤芳自赏的那种美，从而理解这些人，而暂时不考虑如何改造他们。

但是，搁置并不总是不关注价值问题。心理学家认为即使是在最好的环境下，人也不总是选择善，选择对自己和别人有益的价值。搁置价值可以帮助我们充分理解来访者，在搁置价值之后的某些时刻我们还需要进行一定形式的价值导向。当然，这种价值导向也是在来访者知情的前提下，在尊重来访者选择的前提下进行的。

这个原则，可以说是部分时刻的"价值中立"，总体上的价值不中立。

第三级原则的另一个原则是"价值中立"原则。采纳这个原则有四个前提：一是有充分共情的能力，有能力做到不评判；二是相信来访者在，良好环境下必定会选择积极的价值；三是相信在心理咨询师"无为"时也就是价值中立时，比起心理咨询师做价值引导，来访者会更快、更好地做选择；四是心理咨询师有能力为来访者营造一个良好环境。

关于前提一和二前面已经有解释，这里不再赘述。

关于前提三，这里还需要补充一点。这不仅是相信来访者在良好环境下必定会选择积极的价值，而且还要相信心理咨询师最好的作为就是"无为"，能提供的最好的环境是最自由的环境。罗杰斯有这样的假设或者信念："如果我想创造一种真诚、关切、理解的气氛，我就必须信任人们，信任他们反省自我、理解自我，以及认识他们自身问题的能力，信任他们有解决这些问题的能力。"而且他赞同古圣人的话"我无为，而民自化"。心理咨询师如果不同意这个观点，就完全没有必要一直保持"价值中立"，可以在某些时刻采用某种合适的价值引导。

关于前提四，除了心理咨询师要知道应当怎么做，还有一个必要的条件是心理咨询师自己必须达到相当程度的自我实现。否则，心理咨询师身上任何残留的心理问题都会使来访者的人际环境有缺陷，从而不能达到要求。

有些心理咨询师认为心理咨询中不可能没有价值参与和价值引导，理由是心理咨询必然要包含价值的改造。他们的错误在于，误以为让来访者改变价值观，心理咨询师必须要主动进行改造——"扫帚不到，灰尘不掉"。

但是，让来访者改变自己的价值观未必需要心理咨询师主动干预。来访者过去的错误价值观是灰尘，但是来访者不是"灰尘"，而是一个有主动性的生命，来访者可以自己把灰尘扫掉，而不一定需要心理咨询师动手帮忙——在我看来，心理咨询师可以帮忙也可以不帮忙。而在罗杰斯看来，心理咨询师如果帮忙只能越帮越忙。

最后，我阐明自己的观点，心理咨询师可以根据自己的情况和价值观选择原则。如果心理咨询师不具备采用高等级原则的能力，则不能强求自己使用，否则会造成对自己的压抑，以及对自己和来访者的不真诚，反而有害无益。

我完全承认罗杰斯所说的方法对他来说是可行的。但是，我个人更倾向于第三级原则的第一个原则，原因是：我认为在来访者的心理障碍比较严重的时候，"无为"和采用价值中立并不是效率最高的方法。也许来访者会做出正确的选择，但是需要很久的探索，在做出正确选择之前他也许会做出非常有破坏性的选择，造成一生不可逆的人际问题和自我心理问题。我认为，罗杰斯的方法在理论上是可行的。但是在实践中，对有严重心理障碍的来访者而言，这种方法的效率太低，也许是不可行的。所以，心理咨询师应根据情况处理，对心理障碍不严重，自我反省能力和改变自己能力还不算太差的来访者，可以采用价值中立原则，无为的方法；而对其他来访者采用有时暂时搁置价值问题，有时合适的价值引导的方法，才能更好地解决来访者的问题。

心理咨询转向心理训练的趋势

在心理咨询逐步中国化的过程中，将有一个转折发生，那就是心理训练将越来越多地进入中国的心理咨询中。随后，也许心理训练还会进一步扩展到国外的心理咨询中。

现有的心理咨询方式以谈话为主，其文化根源其实是西方基督教中的"忏悔"。心理咨询师的作用，更多是像牧师一样，包容、承载来访者不能消化的情绪，给来访者启发和支持，从而促进来访者的心理成长。心理咨询的关注点，是现存的心理问题和障碍，以消除这些问题和障碍为目标。

这种方式固然也可以用于中国人，并且行之有效。但是，我国传统文化中的方式与此不同。我们可以用中西医学的不同来说明这个不同。西方医学关注的是如何针对性地消除疾病，比如通过杀灭细菌和病毒来治病。而中医关注的是如何改善身体的功能和状态，也就是让人能阴平阳秘、精神内守，中医相信只要身体本身的平衡能够保持好，那么身体自己就可以保护好自己不得疾病。如何对待细菌和病毒，身体自然有解决的方法。因此在心理问题上，中国文化的传统精神，也将表达为：更重要的是让人的心保持良好的功能，心理问题和障碍就自然可以得到解决，而让心的功能和状态更良好的方法，就是通过心理训练来提高心的素质，也就是所谓的"修心"。

三足鼎立的儒释道思想，可以大略代表中国传统文化。儒家用于提升自己的主要方式就是修心。反求诸己、三省吾身、克己复礼等，都是对自己的心的训练，通过这些训练提升心的反观能力，以净化心并消除心中的不健康欲望（所谓的人欲）。佛家则全力用"修行"清净自己的心，提升心的定力和慧力，提升觉察心的能力，使心在根本上远离烦恼的根。佛家所用的具体训练方法非常丰富，其中部分方法已经被引进心理咨询，如现在很流行的正念训练法。道家及道教所用的方式，叫作"修炼"，实际上也是心理训练，其方式多种多样，包括静坐修习定力，用"存想"的方式调节身体和心理，在药物辅助下对心理进行修炼，以及用符咒辅助心理的修炼。目的是提升心的品质，从而能不受俗情的干扰。

对于中国人来说，最适合的心理咨询方式，也会是符合或接近中国传统的方式。中国人的深层文化记忆，会使符合中国传统的心理咨询方式更有效。因此，心理训练必将逐渐渗入中国的心理咨询方法中。将来，也会如正念一样，扩展到整个世界。

在心理咨询中引入心理训练，好处是可以大大提升效果。如果我们只是帮助来访者解决当下的心理问题，而来访者的心理素质提高得不多，那么以后来访者还是容易产生新的心理问题。而如果借助心理训练，来访者的心理素质提高了，则来访者将来产生新的心理问题的可能性也会降低。

在实操方面，针对某种素质进行心理训练，这部分工作可以让来访者独立完成，而不用在心理咨询的时段中进行。比如，心理咨询师可以让来访者每天用几十分钟做一套心理学练习，作为两周咨询中的作业。在每周一次 45~50 分钟的咨询之外，来访者每天都在做有用的心理训练，咨询效果必定会更好。

这样做也可以减少来访者的花费。如果只靠与心理咨询师的互动来提升心理健康，就需要更多次的咨询，花费更多咨询费。鉴于咨询费不可能太低，这花费也会成为来访者的一个负担。特别是有些低收入来访者，负担咨询费很困难，而不咨询就更难提升自己，从而也难以提高收入水平，这就进入了一个恶性循环。但如果低收入的来访者能坚持多做心理练习，就可以以较低的花费，达到同样好的心理咨询效果。

在中国，心理咨询师的数量相比社会对心理咨询师的需求，相当长的时间内应该还是不足的，所以，心理训练的应用，也可以在一定程度上缓解这种不足带来的影响。

心理训练虽然也需要一定的指导，但是，对心理训练的指导不需要一对一。心理咨询师可以给一个团体共同指导，让这个团体共同做心理训练。团体中的成员，也可以在这个训练中相互支持和帮助。

心理训练还有一个好处，它不是只针对心理有问题或障碍的人群，而是可以用于所有人。这样，一般的人也可以参与其中。通过心理训练，人们提升了心理素质，也就可以提升生活品质。既然心理训练可用于所有人，而不是只用于心理有问题或障碍的人，参与者就不会担心自己"没有面子"，可以放心地参与其中。未来，心理训练甚至可能会成为"全民健心运动"。

心理训练虽然可以作为心理咨询的一部分使用，但是毕竟与心理咨询还是有所不同。因此，将来也许会需要确定心理训练独有的技术规范、设置要求和伦理。

各种心理训练的具体技术，则需要中国心理咨询界的专业人员在实践中创造。虽然传统文化中有很多不同的心理训练方法，但是也并不适合直接拿来用。因为有些方法来源于宗教，与宗教中的一些传统理念结合在一起，其目标也是宗教性的，可能不适合教外人士使用。还有一些方法，可能和古代人的生活方式和习俗关系密切，也未必适合现代人沿用。有些方法虽然现代人可以用，但是对这些方法的解释却是建立在古人的观念上的，和现代人的科学世界观不相符合。因此，即使要继承这些传统，也必须有心理学家对其进行现代化的转化。

目前，已经有心理学家在创造各自的心理训练技术。我自己在意象对话疗法和回归疗法中，都研发了一些心理训练的小技术。意象对话疗法的其他心理咨询师，也各自有些心理训练技术的发明。比如赵燕程研发了提升定力的小技术；邱祥建研发了身心调节操；强迫症治疗专家东振明，在其独创的体悟疗法中，也研发出了多种专门的心理训练技术，以提升强迫症来访者的心理素质。

出于惯性，或因为不同于国外的模式，心理训练融入心理咨询，也许一开始不会被普遍接受，也许会受到质疑或者忽视。但是，我预测，一旦被心理咨询界接受，它就会很快爆发性地发展起来。而后也会很快被国外心理咨询界关注和引入，成为中国心理咨询界对全世界心理咨询领域发展的一个贡献。

科技发展与心理咨询的未来

在学习心理咨询的时候，我们很容易把心理咨询看作一个固定不变的理论和技能，有确定的正确理论和操作中的正确做法。就算不同流派之间有不同，至少在某个流派内部有正确与否的固定标准。这样看待心理咨询，对于学习有一定的用处。因为有确定性就方便学习。但是实际上，心理咨询说到底也不过是一种人类的活动，它以现在的样子出现，是各种因素共同作用的结果。随着时代变化，世界上的方方面面都在变化，因此心理咨询也必然会变化，未来的心理咨询必然会和今天有所不同。

当今世界，变化最快，对生活影响最大的是科技的发展。其中计算机和网络的出现，极大地改变了世界的面貌，也改变了人的生活方式。放眼未来，最大可能改变我们生活形态的，可能是人工智能的发展。因此，心理咨询的操作方式，也很可能会产生相应的改变。这些改变尚未发生，所以我们不能精确地呈现，但是可以进行初步的预测。

▶ 网络咨询

一个已经开始发生的改变，是网络咨询在一定情况下取代面对面的心理咨询。

与面对面的心理咨询相比，网络咨询的优势主要是便利性大大提高了。

来访者所在的地理位置，决定了他能找谁做自己的心理咨询师。路途上需要花多少时间，是一个重要的考量。虽然高铁、地铁等交通方式的改变，让不同城市之间的距离"变短"了，但是城市化带来的交通拥挤，却使得同一个城市之间的距离"变长"了。如果到心理咨询室，来访者来回所用的时间超过三个小时，这会让来访者的治疗动机大大降低。而网络咨询解决了这个问题，来访者不再需要在路途上花费时间，只要网络的信号稳定，即使一个远在青海或海南岛的来访者，也可以找北京的心理咨询师做心理咨询。

现在的心理咨询师，大多没有将网络咨询和面对面心理咨询同等看待，通常只是把网络咨询看作某些特殊情况下，对面对面心理咨询的补充和暂时替代。比如，有些心理咨询师接受某学派的心理咨询训练，过程中需要接受本学派的咨询和督导，而这个学派在中国几乎没有几个有资格的心理咨询师和督导师。学习者为了接受咨询和督导出国的话，在时间金钱等方面就会耗费太多，在这种情况下，通过网络咨询和督导就成为一种替代性的选择。

再如，在新冠肺炎疫情期间，大家都隔离在家，不能随便出门，也不可能去做面对面的心理咨询，在这种情况下如果需要心理咨询，就可以借助网络来进行。网络咨询并不被当作正式的设置，而只是作为一种补充。心理咨询师和来访者要先进行面对面咨询，建立一定的咨访关系之后，才可以在特别的情况下，用网络咨询来暂时替代面对面咨询。

网络咨询中会有一些特殊的困难。比如，前面章节讲"视频咨询"提到的，心理咨询师所获信息量少于面对面咨询，保密的困难增加了，来访者如果私自保存咨询过程的资料会存在一定的风险。

　　心理咨询师和来访者不在一起，万一咨询中发生一些特殊变故，心理咨询师也不方便处理。比如来访者突发癫痫、突然昏倒，突然有一些自我攻击的行为等，心理咨询师都无法制止或提供帮助。目前虽然没有出现过，但是可以想到的一个严重问题是，万一来访者在网络咨询的过程中自杀，心理咨询师无法现场干预。而且网络咨询时，来访者如果是在自己的家中，他也方便找到利器。

　　在网络咨询中，环境不是专门布置的。心理咨询师或可以在自己家专门设置一个咨询室，但来访者不在其中，这样来访者就不能像面对面咨询那样，进入心理咨询师设置的环境，感受环境给自己带来的心理感受。环境对来访者的积极影响，也就没有办法实现了。

　　在面对面咨询中，心理咨询师对来访者的共情会更好，更容易感应到来访者的情绪。还有，网络咨询中可能会出现断网，也会对咨询效果产生不良影响。

　　因此，当前，网络咨询并不可能代替面对面咨询。而现在做网络咨询的心理咨询师也并没有很好的方法来规避网络咨询的风险，只能用"只给安全来访者做"的方式来减少风险。但减少风险并不意味着没有风险，现在没有出问题不意味着将来不会出问题，并且一旦出了问题应如何解决目前也还没有先例。这不能不让我们有所担忧。

　　以后的网络也许会有改变，网络咨询中的有些问题也许可以缓解或解决。比如，网络对话中也许可以设置虚拟背景，那么环境设置的问题就解决了。如果有网络对话保密的专门防火墙技术，也许可以解决保密问题。但突发事件的发生，似乎没有什么规避方法。

　　而更可能的是，当网络咨询逐渐增加之后，心理咨询师们对网络咨询的设置、伦理和方法，会逐渐获得一些经验，并在此基础上形成一些共识。最终，网络咨询应该可以成为一种被认可的正规的心理咨询方式。

▶ 虚拟现实类心理咨询

虚拟现实（VR）技术逐渐发展后，极有可能用于心理咨询。比如在恐怖症的心理咨询中，虚拟现实可以用来构造一个虚拟的场景，并让来访者以之为基础，进行系统脱敏疗法的训练。这样做的好处是，场景可以很逼真，训练的效果可以很容易迁移到现实世界。而且，可以精确地设置场景的难度级别。

来访者在做训练的时候，电子设备可以即时采集来访者的生理信息，如皮肤电、心率和脑电等，电脑可以即时计算出来访者的焦虑程度，并根据来访者的数据，自动决定是延续现有的场景，还是转换到更高或更低级别的场景中。训练的效果也可以即时评估。

心理咨询师所起的作用，将很大程度上被电子设备取代，心理咨询师只是一个技术顾问之类的角色。

虚拟现实也可以用于角色扮演，有了虚拟现实的场景，做角色扮演的时候可以更加有现场感，效果也会好很多。

虚拟现实技术何时用于心理咨询，主要取决于成本。当虚拟现实技术发展到可以用很低的成本达到很好的虚拟现实效果的时候，它极有可能会用于心理咨询。

▶ 人工智能辅助咨询

人工智能也将成为心理咨询中的辅助工具，它将帮助心理咨询师做一些技术性的工作。

例如，来访者的生理状态测量、资料采集和整理，都可以靠人工智能完成。心理测验可以由人工智能完成，而心理咨询师无须参与。人工智能也可以自动识别来访者的情绪，发现来访者的微细动作变化和其他变化，并即时自动对心理咨询师给出提示。

心理咨询师在做咨询的时候，可以随时接到信息，"你的来访者愤怒即将爆发"，或"你的来访者的悲伤强度接近超标，他即将不能承受"，甚或"你的来访者大脑颞叶活动增加，他正在追忆一件事情"。

人工智能可以根据大数据资料，对来访者的行为进行推测，并提供给心理咨询师做参考，或通过计算给出来访者的诊断结果。心理咨询师将无须自己做诊断工作，这会大大降低心理咨询师的工作压力。将来心理咨询师的训练也将更加容易。人工智能甚至可以在咨询时，为心理咨询师即时提供可行的干预方案，并给出这些不同方案的成功率评估和可能的副作用提示，以备心理咨询师选择。

人工智能也可以负责记录心理咨询资料，并对资料进行自动分析。在特别情况下，也可以触发人工智能自动联系督导师或职业协会，以防止心理咨询师有不当的行为。

人工智能也可以具备现场医学急救、报警，甚至保镖等功能。

人工智能甚至可以直接做部分心理咨询。有些心理咨询有严格不变的操作步骤，有很明确的规范，所以完全可以用人工智能替代。人工智能在操作的严格性，以及应对的准确性上，可以完胜心理咨询师。当然，心理动力学类的心理咨询，格式塔疗法等心理咨询方法，不适合由人工智能替代。

虽然现在还没有人工智能心理咨询，但是考虑到技术进步可能会很快，未来人工智能心理咨询也许会很快进入我们的视野。

当然，人工智能心理咨询带来的质疑也很多。比如，人工智能会不会侵犯来访者的隐私，让来访者不愿意把很多隐私"告诉"心理咨询师？人工智能会不会带来严重的咨访关系不平等，因为心理咨询师借助人工智能"透视"了来访者？来访者是否应该有权即时了解心理咨询师的情绪变化等信息，并随时记录心理咨询师的资料？

还有一个很重要的问题，那就是来访者和人工智能的关系，是不是一种人际关系？来访者对人工智能的情感，是不是人类情感？人工智能对来访者所表达的，能不能叫作爱？如果来访者爱上了人工智能，那么这本身算不算心理不健康？如果来访者和人工智能之间的互动有性爱的成分，这算不算违反伦理？这里其实有很深的哲学层面的问题。这些问题，将是未来心理咨询师要思考和探索的内容。

第十一章

干预过程中的策略

为什么需要干预策略

对于多数心理咨询与治疗来说，干预过程并不是一个十分程序化的过程。虽然在通过阅读和教学来学习心理咨询与治疗时，我们感觉心理咨询与治疗干预的过程似乎有条理分明的步骤，有确定不变的方法，但是在工作中，我们很少完全按照教科书上的步骤严格进行。这并不是由于能力欠缺或者学习得不够好，我相信多数学派的创始人也很少完全按照他自己总结出来的步骤去做心理咨询与治疗。

当然，不同的疗法在这一点上会有一些差异。靠近行为主义取向的心理咨询与治疗方法，一般来说会有比较固定的步骤。相反，心理动力学取向、人本主义取向的心理咨询师必定会反对过分固定的步骤，因为在他们的心目中，每个人有不同的特点，这使得"普适的"步骤难于生效。更何况每个人出现问题的方式和时间都不一样，固定的步骤很难恰好地配合具体来访者的心理发现和发展节奏，心理咨询师必须根据现场进行判断，随时调节自己的方法和策略，才能有效地进行心理咨询与治疗。

我个人认为，如果只是处理某些具体的症状，也许可以有较为固定的步骤。但是，总体而言，心理咨询与治疗是一个非常需要灵活性的活动，不可能有严格不变的步骤。

来访者固然希望改变自己，让自己的心理更为健康，但是在他们心中，导致他们出现问题的心理要素一直存在着，而且这些心理要素是能动性或者说动力性的，不是静态的，它们像无形的"心中的魔鬼"。在心理咨询师一心一意要促进来访者改变和成长的同时，来访者"心中的魔鬼"也在一心一意地维持着旧有的状态。

心理咨询与治疗的过程并不像拆掉旧房子建筑新房子，却像是攻占敌人的堡垒并改建为我们的住宅区。这样的过程必然不能有固定的步骤，因为如果步骤很固定，来访者"心中的魔鬼"知道了我们的步骤后，就可以有针对性地创造出防御方法，使我们无法突破其心防，心理咨询与治疗也就很难达到预期的效果。

前面提到过的各种倾听技术、指导技术等，只是心理咨询与治疗的基本方法。我们可以把这些方法比作武术中的基本动作：冲拳、勾拳、弹腿和摆腿等，或者比作基本战斗活动：冲锋、守阵地、后退等。而只懂得这些方法的人是不可能成为一个武术高手或者军事家的，我们都知道，更重要的是更高层次的东西——应用这些方法的策略。我们可以把策略比作武术中的组合动作、招数，或者比作战争中的计策。

我在目前国内外心理咨询与治疗的书籍中，发现讲授基本技术的篇幅比较大，而讲授心理咨询与治疗策略的几乎没有。形成这种现象的原因是，西方心理学思想中，占据主要地位的依旧是某种"元素主义"的倾向。基本技术可以说是心理咨询与治疗的"元素"，所以得到了较多的重视。但是，我认为，在实际治疗中这些心理咨询与治疗的基本元素并不是独立的组块，实际上只是咨疗策略中被人为分离出来的一个部分。实际的心理咨询与治疗活动中，起作用的更多是作为一个整体、一个"格式塔"的咨疗策略。

因此，我用一定的篇幅，总结了一些常用的心理咨询与治疗的策略。这些是非常实用的。

咨疗策略

心理咨询与治疗中应用的策略很多，本书是不可能穷尽的，因此我只总结一些常用的策略。

▶ 高设门槛

高设门槛的目的在于增强来访者改变的决心和对心理咨询师的信心。来访者改变自己的决心不够大，或者来访者对心理咨询师的信心不够足，则心理咨询与治疗的效果注定会极为有限。

此策略的主要原理：当人们对一件事情付出更多时，他们倾向于更相信这件事情是对自己好的，也愿意更多地为这件事情付出；当人们为得到某个人的支持付出的努力更多时，他们倾向于相信这个人的支持有更大的价值。

此策略应用的方法：为来访者设置门槛，不轻易答应为他们做心理咨询。比如强调自己太忙，难于安排，或在可能的情况下提高咨询费用，或提出其他一些条件，如要求来访者先做到某些事情，以证明其真心求治。或者在已经开始的咨询中，要求对方先答应心理咨询师一些条件，才答应为来访者做某种进一步的帮助。

此策略的适用对象：信心和改变动机不足的来访者。我的经验是，有强迫人格的人似乎最适合这种方法，也许是因为强迫人格的人谨小慎微，使他们很难在一般心理咨询中投入，所以适合用这种方法来"逼迫"

他们做决定。而且，强迫人格的人舍不得放弃自己已经投入的无形或有形资源，当付出了一些资源后，他们就会下决心做下去。当然，对其他类型的来访者，这个策略也是可以用的。

使用此策略时要注意：自然适度，不能过分苛求，因为来访者也许并不能做到先付出很多，因而会放弃，或者有些来访者会被激怒，从而带来不好的影响。

▶声东击西

声东击西的目的在于突破来访者的阻抗。突破阻抗才能使某些被压抑、掩盖和隐藏的心理问题凸显，使我们能够解决这些问题。特别是在心理动力学取向的疗法中，突破阻抗更是心理咨询与治疗中必不可少的。

此策略的主要原理：当人们把注意力放在一个方向的时候，要把注意力转向其他方向，需要一定的时间。如果迅速转移心理上的进攻方向，则可以突破对方的心理防线。

此策略的操作方法：当来访者有比较强的阻抗，而心理咨询师认为突破这个阻抗的时机已经到来，心理咨询师可以在一个方向施加压力，进攻来访者的阻抗，当来访者强烈防御的时候，突然把进攻方向转移到其他方面，来访者的心理防线往往即刻崩塌。随后，心理咨询师必须马上缓和自己的语气，安抚来访者，处理暴露出来的心理问题。

此策略适用对象：确实到了应当突破自我的时候，但是对心理咨询师的推动却依旧有较强阻抗的来访者。

使用此策略时要注意：必须确认来访者确实到了该面对深层问题的时机，并确信突破阻抗后会带来心理问题的解决以及心理的成长。如果没有这种确信，就不要使用这种技术。否则，来访者心理防御被突破，而他又没有做好准备或没有足够的心理资源面对暴露出来的心理问题，反而会退步、受损，甚至暂时性崩溃。

声东击西的操作要点之一：不能让来访者看出前面的攻击是"佯攻"，一定要有力，在转换攻击方向时也一定要非常迅速而有力，语句一定要非常简洁、鲜明并有冲击性。如果前面的佯攻无力，来访者并没有把大量的心理力量放在这个方向的防御上，则转换后的攻击就不足以突破心理防线。如果转换攻击方向太慢，或者语句不够简洁有力、不够鲜明，来访者潜意识就可以利用这个时间调配自己的心理防御，也可能无法突破心理防线。

声东击西的操作要点之二：当对方的心理防御已经被突破后，来访者处于一种无防备能力的状态，心理咨询师此时必须以安抚性、保护性的方式与他们交流，否则就会对他们造成一定的伤害。

声东击西不能常用，只能偶尔使用，否则会失去效果。

▶ 前说后扫

前说后扫的目的是避免来访者对建议的过度抵抗，使心理咨询师的建议能够更好地被来访者接受；避免面质来访者的时候，来访者感到被批评、指责而产生阻抗或者过分的自我批判。

此策略的主要原理：当心理咨询师提出一个有一定压力的建议，或者提出一个面质的时候，虽然来访者在一定程度上会接受，但是依旧会有阻抗，或者会在内心为自己辩解。这些阻抗和辩解会抵消心理咨询师建议和面质的力量。如果心理咨询师提出建议和面质后，抢在来访者在内心为自己辩解之前，替他把辩解的话说出来，一方面会使来访者感到被理解、被接纳，另一方面，来访者就不必自己在内心再做一次辩解。用心理咨询师提供的"边界"替代来访者自己内心的"边界"，来访者少了一个自己想辩解的过程，对来访者的影响力减少，并且心理咨询师的"辩解"中，还可以包含有其他治疗作用的伏笔。

此策略的操作方法：提出一个对来访者否定性的建议，或者对来访者面质后，随即缓和口气，比如说："当然，从另一个方面看，你这样做也有你这样做的道理，你的道理是……"

此策略的适用对象为对否定性信息过分敏感的人。此策略适用于强有力的面质之后。即使心理咨询师的面质或建议很温和，有些来访者也觉得是一种批评或攻击，因此而产生愤怒或抑郁情绪，以及反抗性质的阻抗。

使用此策略时要注意：前"说"要有力，后"扫"要柔和；要根据来访者的情绪进行调节，如果"扫"得太多，对前面的面质产生了消极影响，则不妨再回到前面的面质观点上说几句，但是态度要变温和。

▶点到为止

点到为止的目的是避免某些信息对来访者有太强烈的刺激。如果来访者不能接受这种强烈的刺激，会形成巨大的阻抗，或者会导致过分强烈的情绪。使用点到为止，最主要的是避免阻抗。此外，点到为止策略还可以用于挑起来访者对某些主题信息的关注和兴趣。

这种做法的原理：点到为止说出的话，来访者可以在一定程度上避开，可以不用付出太多的注意，所以冲击力相对比较小。如果所说的内容比较容易刺激情绪，那么点到为止地说出来，刺激性也稍微小一点，来访者的阻抗可能也会相应小一点。点到为止的内容，不一定都是消极的。有时，我们可能对来访者有一些积极的话要说，但是，由于某些来访者的自我概念过于悲观、消极，如果我们认真地赞扬他，他反而会有阻抗。这时候，点到为止说出的话，就不会让来访者产生阻抗，因而对来访者有积极的暗示作用。

另外，点到为止，因为说的时间比较短，来访者还没有来得及构建阻抗，心理咨询师的话题就转移到其他地方，这也会使得来访者的阻抗相对比较小。因此，点到为止时，话虽然说得比较少，但是由于没有遇到阻抗，所以对来访者的影响力未必就更小。

点到为止，有时也可以引起来访者更多的关注和兴趣，它是一种对人的注意力的挑逗。但是，这不是点到为止策略的主要功能，如果以这个目的去做点到为止，那就成了故弄玄虚。

点到为止的操作方法：对来访者做出一个评论，或者一个面质，简短的一两句话之后，随即停止这个话题，并转到其他话题上。

这种方法的适用对象：比较敏感的来访者。

在使用时要注意："点"的话要简练，点的时候态度可以有点漫不经心，仿佛只是不经意之间顺带着说的话。比如，要提升一个来访者的自信，可以在某次咨询一开始用不经意的、稍许有点惊讶的口气说："今天你看起来很阳光啊！"然后就自然地转话题说："坐吧，我现在很想知道你这一周的情况如何……"

▶矛盾指令

矛盾指令的目的是突破阻抗。主要是为了应对用刻意逆反、反叛或者不合作的方式来实施阻抗的来访者。这个策略会导致一种情境，来访者不论如何做，心理咨询师都能够实现自己的一个目标。从而瓦解对方的反抗，让心理咨询师对情势有一定的主控力。

让我用一个故事来说明其中的原理。从前有个智者，似乎能解答任何问题。有个国王为了战胜他，想到了一个绝妙的方法。国王把一只小鸟轻轻攥在手心里，问智者："当我过一会儿张开手的时候，这小鸟是活着的，还是死的？"国王的计划是：如果智者说"这只小鸟将是活的"，国王就先把小鸟攥死再张开手；如果智者说"这只小鸟将是死的"，国王就不攥死小鸟。这样，不论智者怎么说，他的话都会是错的。

原故事中的智者有一个回答，这里我不提，如果用矛盾指令的策略，我们可以这样回答："你会说我的答案'小鸟活着'是错误的。"

如果国王让小鸟活着，那我们的预测"小鸟活着"就正确了。如果国王让小鸟死了，那国王就会说"小鸟活着"这个答案是错误的，那我们的预测"你会说我的答案'小鸟活着'是错误的"就是正确的。

国王让智者先给出答案，然后，国王可以采取一个行动，让事件按照不同于智者答案的情况发生。而智者可以给出一个两可的回答，这个回答虽然是事先给出，但是可以根据国王的行为，而给出对这个回答的不同解释。这样，智者就可以居于不败之地了。

国王的目标是挫败智者。这刚好和某些来访者的目标类似，他们也试图挫败心理咨询师。因此，他们也会用类似这个国王的策略，让心理咨询师的做法"错误"，而心理咨询师也可以用上述思路来防御。

矛盾指令的操作方法：告诉来访者，"我预测，你一定不可能好转、不可能症状减轻、不可能按照我的指导去做……"然后，心理咨询师指导来访者："你这样按照指导去做，你的症状就会减轻，你的心理问题就可以好转。"

如果来访者反叛，不按照心理咨询师的指导做，那他的行为就证明了心理咨询师刚刚的预测是正确的。因此，来访者意识到，他承认了心理咨询师的预测，从而证明了心理咨询师的主控能力。这会让来访者不太舒服。

如果来访者不想让心理咨询师预测成功，那他就要按照心理咨询师的指导做，并且让他的症状减轻，让他的心理好转，从而证明"你这个心理咨询师是错误的"。这当然给了来访者更舒服的感觉，但是心理咨询师不必难过，因为让来访者的症状减轻，本来就是心理咨询师的目标。

这种方法的适用对象：那些有阻抗、逆反或者以战胜心理咨询师为快乐的来访者。

使用时要注意：要表现得很认真，不要让对方明显意识到你在使用策略。而且，这个策略不能提前让对方知道，也不可以多用。

▶旁敲侧击

旁敲侧击可以避免心理咨询师提出建议时对来访者造成压力，可以使来访者更容易接受心理咨询师的建议，而且把这个建议当作自己的决定。这可以让来访者有一种自我满足感，让他对自己有更好的感觉。

旁敲侧击的原理：人有基本自恋，更愿意看到自己是正确的，别人并不比自己更正确，或者别人是错误的。一个人如果被别人指出错误，会有低人一等的感觉，并且因此而不愉快。人们会尽量避免这样的情景。因此，作为助人者，心理咨询师有一个基本的困境——如果告诉来访者怎么做是对的，那么就等于在告诉他：我知道什么是对的，你不知道；我要告诉你该怎么办；我比你更好。这会让来访者感到很不爽。有时来访者的确需要指导和建议，而心理咨询师也的确可以给他需要的指导和建议，但是来访者并不喜欢被心理咨询师"指手画脚"。

如果我们对来访者更体贴，我们就希望削弱来访者低人一等的感觉。因此，我们可以不直接说出我们的建议，而只是旁敲侧击地说。因为我们并没有明确说，所以来访者就不会感到我们给他施加了压力，不会感到我们迫使他接受我们的建议，这样来访者就可以自己选择接受我们的建议，还是不接受。或者，他也可以接受我们暗示的建议，却对自己说这是他自己的主意，从而感到满足。

旁敲侧击的操作方法：用暗示的方式，通过说出部分内容，启发来访者想到一种方法。

旁敲侧击策略的适用对象：非常适合内心缺乏自信，并用补偿的方式表现为过度自信、自尊心过强或者更有权威感的来访者；自信心脆弱，禁不起冲击的来访者。

如果心理咨询师过分自恋，他就会有一种潜意识的驱力，想给来访者更多的指导和建议，从而满足自己的自恋。他仿佛是对来访者说："看我多么聪明、专业、有办法，我可以给你很好的建议，你只要按照我说的做就会好。"这样的心理咨询师很难使用旁敲侧击的方法。因此，心理咨询师对此应当要有知觉，从而避免这样的情况发生。这是使用此策略的要点。

使用这种方法时要注意：不能太过刻意，不能太明显。否则，来访者会觉得你故意卖关子，觉得你在炫耀你知道而来访者不知道的，这样反而会显得对来访者不够尊重，也显得心理咨询师不够真诚。

▶ 条件预设

条件预设是为了促进来访者采取有价值的行为，帮助他们在实践中认识自己和外界，学会新的行为模式。

条件预设的原理：以奖励为强化，可以让来访者改变；以许诺未来的奖励作为强化，可以激发来访者的适应性行为。当来访者获得了适应性行为带来的收益，是否奖励来访者并不重要。

此策略的操作方法：心理咨询师在答应来访者的要求时，要提出条件——来访者必须先服从心理咨询师的指导去做某件事。

我以一个故事来说说这种策略。

据说，有个女人的丈夫脾气非常暴躁，她希望师父能给她一种灵丹妙药，可以让丈夫变得温和。

这个要求显然是不合理的，因为师父也不可能有这种药。但是，师父发现女人的愿望很强烈也很坚定，对师父也很有信心，就尝试了一种方法。

他对这个女人说："我虽然有药，但是需要一味药引子，这药引子非常难得到，如果你能给我弄来，我就可以给你这味药。""药引子"是什么呢？是从活老虎嘴边剪下来的几根胡须。

这个女人真的非常希望得到这味药，所以她下决心要弄到老虎的胡须。于是她定期在山上一只老虎的不远处放上肉，当老虎逐渐习惯了被饲喂时，女人也逐步靠近老虎。久而久之，老虎与女人越来越亲密，以至于女人可以随意靠近老虎而没有危险。最后，女人剪下了老虎几根胡须，老虎竟然没有发怒。

女人带着虎须找到师父，并向师父求药。师父对女人说："药你已经有了啊。如果连老虎你都可以让它变得友善，你老公难道比老虎还难对付吗？"

心理咨询中的条件预设也是类似的思路，只不过不是让来访者去剪虎须，而是让来访者做其他的事情。比如，心理咨询师发现来访者的丈夫是一个心智不成熟的人，像一个熊孩子一样，得不到满足就发脾气，而来访者是一个幼师，心理咨询师就要求她说："你先完成一份作业，你专门带那个让老师们都无可奈何的熊孩子，带好了我们再做下一步。"或者说："有些内容我们只讲给高级别的学员（在意象对话疗法中，只讲给珍珠以上级别的学员），你先去评级吧。"为了达到这个级别，来访者必须获得很多心理成长，从而具备解决那个问题的能力。

条件预设适用对象不愿意为心理成长付出努力，总希望从心理咨询师这里获得"窍门"和"绝招"之类的来访者。如果你试图让他反观自己，让他去思考，他都会感到不耐烦，他要求的就是"你告诉我怎么做就好，不用多说这些"。

这类来访者容易把心理咨询师看作权威，他们表面上会很服从权威，但是内心其实并不服从，而只是利用权威，他们期望权威者替他们做决定。

使用此策略时要注意：条件预设适用于依赖权威的来访者，如果来访者不依赖权威，使用效果反而不好。因为不依赖权威的来访者也许会想："这个心理咨询师让我干的事情似乎没有什么意义。我为什么要相信他？"

▶ 神龙百变

神龙百变的目的是应对迎合型的来访者，让来访者感到迎合心理咨询师是一件很困难的事情。这样，他们会更容易意识到自己正在迎合。此外，这也让他们难以继续从迎合行为中获得心理收益，从而产生改变的契机。

此策略的原理：迎合型来访者，在迎合中是有心理获益的。如果迎合成功，心理咨询师会不自觉地因此而更喜欢来访者，那么来访者在情感上就有收获。迎合也可以成为有效的阻抗，因为表面上来访者完全同意心理咨询师的看法，可以掩盖他内心对心理咨询师的反叛、不服从。迎合有助于回避问题，心理咨询师会误以为来访者已经懂了自己的话。因此如果心理咨询师没有办法应对迎合，来访者的"因病获益"会妨碍其问题的真正解决。

神龙百变策略，是指心理咨询师不断改变自己的表态，让来访者无法摸清心理咨询师的想法，大幅度增加来访者迎合行为的难度，从而减少迎合行为。

此策略的操作方法：心理咨询师先说一个观点，当来访者说了迎合赞同的话之后，心理咨询师迅速改变，说一个相反的观点。如果来访者再度迎合，心理咨询师再说一个不同的观点，或回到第一个观点上，直到来访者感觉错愕，并停止迎合为止。之后，心理咨询师可以和来访者讨论一下感受，如果可能的话，帮助来访者看到他自己的迎合，并分析其原因。

此策略的适用对象：迎合的程度很高，并且自己并没有自知的来访者。

心理咨询师在使用此策略的时候要注意：表达的观点可以有些夸张，不需要给出有说服力的理由，且不要说得很复杂，要明显地表现自己的话反复无常。

这是因为，如果心理咨询师的话虽然前后不一却很有说服力，那么来访者的迎合就不明显。如果心理咨询师的话无理由且反复无常，来访者迎合的行为就会凸显出来。话如果说得很复杂，也许来访者听不明白，则迎合也不明显；话如果并不复杂只是前后矛盾，来访者对前后的话都认可，则迎合的行为就比较明显。

在来访者的迎合无法继续之后，与来访者讨论现场的心理感受，启发来访者进行反思。这个时候一定要用很尊重来访者的态度与来访者讨论，如果态度稍有不当，来访者就会感到被下套，或被耍弄，导致来访者产生愤怒，弄巧成拙。万一来访者产生了愤怒，要支持他的愤怒并且道歉。

▶ 弄假成真

弄假成真是运用角色扮演技术的一种方式，让来访者学习、实践并掌握一种更好的行为模式，减少来访者学习中的内在阻力，从而更顺利地学习好。

此策略的原理：心理问题的产生，很多都是因为来访者现有的行为模式不够好，这种不够好的行为模式引起了一些不良结果。为了减少不良结果带来的消极感受，来访者会采用一些心理防御机制，而这些心理防御机制会反过来使得他无法改变。

例如，北宋词人柳永考试失利，为了安慰自己，他写词说："才子词人，自是白衣卿相……幸有意中人，堪寻访。且恁偎红倚翠，风流事，平生畅。青春都一饷。忍把浮名，换了浅斟低唱！"

这个自我安慰带来的后果是，下一次考试的时候，皇帝直接取消了他的考试资格，皇帝说既然你喜欢偎红倚翠、浅斟低唱，那还来考什么试？"且填词去。"

受到这个打击后，为了自我安慰，柳永自称"奉旨填词"，就此不再考试，过上了烟花柳巷的生活。

不良结果会带来一种消极的自我认同，而这种自我认同也阻碍了未来的改变。比如，自信心受到了打击，认为"这件事情我做不到"，或者"这不是我"。人的自我认同更难以转变，以至于心理咨询师想让来访者做一些更好的行为时，他内心会有阻力。

弄假成真，是一种绕过这些阻碍的策略。先把某个做法说成是"假"，这样就减少了阻力，并让来访者有了尝试新行为的机会，为将来的成真提供基础。

弄假成真的操作方法：让来访者"假装"是一个行为更适当的人，去做一些他过去没有做过的更适当的行为。来访者在这个过程中，就会学会如何去做这些适当的行为，也会感受到一些积极的感受，懂得一些新的道理。这样，就为改变做好了心理准备。这之后，我们就可以让来访者产生新的认同——认同自己可以做出新的适当行为。

例如，来访者在工作环境中的适应性很差，他把原因归咎于老板，认为老板对员工极为苛责。但心理咨询师发现，实际问题出在他自己身上，他对工作敷衍了事，很不认真，所以才使得老板对他越来越不满。心理咨询师也发现，他其实具备认真工作的态度，只不过因一些小事，恶性循环，导致了和老板之间的互相抱怨。

如果劝说他改变自己，来访者不会接受。因为他在情绪上会有阻力，且他也不承认是自己行为不当需要改变。他会把那些好好工作的人，说成是"不真诚"的人，认为他们只是装作好好工作，而老板却"吃这一套"。心理咨询师让他那样做，他觉得他是真诚的人，不会做那样的事。

对他，弄假成真策略的操作方法是：首先，告诉他，不妨在本月底拿到工资就辞职；其次，既然就要走了，可以在走之前"假装一个好好工作的员工"；最后，要尽量按照那些员工的方式去做，让老板"以为你在听他的指挥"，这样等你突然走了，就可以让"老板感到后悔"。

如果来访者这样做了将近一个月，通常老板就会看到他的变化，并且给出积极的回应。也许老板会表扬、鼓励他，或者给出其他的积极反应。而老板的变化也会使得来访者产生变化，觉得老板也不那么讨厌了。

在这样做的过程中，也许来访者会体验到做一个负责的员工带来的积极感受。这样到了月底，他可能就不急于辞职了，而在后面的工作中，他和老板的关系逐渐好转，以至于他最后不需要辞职，真的变成了一个更好的员工，也成了成功的员工。

弄假成真策略也可以用于婚姻咨询。例如，丈夫认为婚姻就是搭伙过日子，不需要那么多甜言蜜语，甚至对自己的妻子也没有多么深的爱，看她也只是一个普通女人，不需要去做那些没用的"浪漫行为"。心理咨询师可以找个由头，让他在一段时间内，假装成他妻子所向往的丈夫，去说甜言蜜语，干没有用的事情。而当丈夫这样做之后，会得到妻子热烈、积极的回应，从而带给他自己前所未有的喜悦，于是真的爱上妻子，从此就真诚地开始说甜言蜜语。

此策略的适用对象：弄假成真策略适用于自我改变阻力比较大，问题却并不错综复杂的来访者。这样的来访者，在行为有所改变的时候，能确保带来积极的后果。

使用这个策略的前提是，与来访者相关的其他人没有严重问题。如果来访者的老板或者妻子有心理问题，或者和来访者之间的关系已经严重破坏而不能修复，那么来访者的改变，并不能让老板或妻子很快改变，这个策略也同样无法生效。

使用此策略时要注意：心理咨询师让来访者"假装"的时候，要有一个合理的理由。在"假装"的过程中，心理咨询师要引导来访者"装"得更像。也就是心理咨询师要保证来访者模仿好行为的时候，能够做得比较到位。如果做得很不到位，就没有效果。如果这个策略用了一次无效，就很难再用第二次了。

当假装带来改变之后，心理咨询师要引导来访者重新解释人际关系，改变对自己的看法，看到"别人也可以相处"，自己"也能做到一些过去做不到的事情"，且这样做并没有什么不好。假装"爱"之后"现在是真的爱上她了"。这样，"假"才能真正变成"真"。

▶ 限制进步

限制进步是为了保护来访者在咨询过程中的自信，避免其自信受挫，从而能让任何咨询成就都保留下来。

这个策略的原理：人的心理成长是一个缓慢的过程，有了进步后，经常会出现反复。另外，有个情况并不是反复但容易被看作反复：人格有不同层次，也有各个不同的侧面和部分，一个层次中的一个侧面和部分进步了，来访者就会感觉自己有进步，他会误以为自己整体都进步了。但是实际上人格其他层面或部分可能并没有进步，而在之后的某个时刻这些没有进步的侧面还会表现出来。当这些并没有进步的侧面出现时，来访者会认为"怎么我又回到以前了"，甚至会认为"看来我的进步都是假的"。来访者就会感到很挫败，对改变自己没有信心，因此受到打击。

如果我们把这个道理告诉来访者，那么来访者对这个"反复"或者"退步"有心理准备，知道这是正常现象，挫败感就可以减少一些。当然，他还是会多多少少有一些挫败感，或者依旧会产生自我怀疑，以及对心理咨询效果的怀疑。

如果我们对进步本身加以限制，从设置中留出时间，让每一个微小的进步都可以通过反反复复的尝试，扩散到整个人格。那么，这种挫败感就会进一步减少。

此策略的操作方法：当来访者在心理咨询中有明显的进步，想趁热打铁获得更多积极的改变时，心理咨询师根据判断，如果认为需要，就可以叫停来访者的进一步行动和思维上的进一步推论。同时，心理咨询师要求来访者回到自己当下的领悟，以及自己当下所达到的行为改变上，对当下的领悟做总结，对行为的改变做仔细的观察。

明确限制来访者在行为上追求更大的进步，不要设定更高的目标，而且允许有一定次数的倒退，允许不好的行为有一定程度的反复。这个时候，来访者常常会更迫切地需要给自己一个更高的目标，而心理咨询师则尽量给予限制。

此策略的适用对象：性格冲动的来访者，以及性格不冲动但追求完美的来访者。这些来访者都可能会在有进步的时候，急于"扩大战果"，我们可以用这个策略加以约束。

需要注意的问题并不是来访者有进步的时候，就需要使用这种策略。有些时候，有的来访者耐受挫折能力比较强，不是很害怕失败，他们有了一个很好的领悟时，可能反而需要心理咨询师帮助他们"乘胜追击"，从这个领悟中举一反三，触类旁通引申出尽可能多的东西。

限制来访者进步，心理咨询师的表达要有分寸，不要把限制变成打击进步。允许反复，但不要变成"追求反复"，不要刻意让来访者的不良行为反复。

▶ 预先封路

预先封路策略用于完成强有力的面质。目的是封死来访者逃避问题的路径。

这个策略的原理：预测来访者逃避问题的各种方法，提前封死这些路径，那么来访者的逃避行为就难以成功。来访者将被迫面对问题，因面对问题产生领悟和改变。

这个策略的操作方法：在估计来访者将要逃避问题的时候，心理咨询师迅速、连续、猛烈地出击，立刻把来访者可能要说的话提前说出来，让来访者无话可说。

例如："你也许会说，你不去做是因为你现在不想去做了，也许还会说什么自由意志随时变化之类的理论。其实你扪心自问就知道，根本不是这样。你也许说，你不去尝试是因为不具备条件，但是你也知道，现在可能是条件相对最好的时候。如果再等下去，也许以后的条件还不如现在。你也许会说，你不是不做，只是想再考虑周全一些。但是，你也不知道怎么才能更加周全。你也许还可以怪罪别人，说谁谁干扰了你，但是你如果不管她说什么只管去做，难道她能阻止你吗？你可能会说，你就是不能不在意她的看法。可是在其他事情上，你其实并不在意她怎么看，她很反对的事情你也不是没有干过……所以如果你打算找借口的话，你可以找到一百个借口，但实际上真正的原因只有一个，那就是你现在没有胆子去做，还想推卸责任。不敢就说不敢，不敢做你就承认，你的人生你负责，做不做你自己定吧！"

心理咨询师这样说了之后，给来访者一个空间，让他消化这个冲击，看来访者是否能获得一种心理上的领悟。

如果来访者试图找一个其他借口，心理咨询师就迅速地把那个借口替他说出来，并同时揭穿他说："这也是一个借口，这样的借口你还可以继续找，但我也会一一给你戳穿。你可以这样一直'玩下去'，如果你的人生就这样荒废了，也是你自己的选择。"心理咨询师这样说的时候，语气要干脆利落。

如果来访者在心理咨询师这样强有力的面质下，终于勇敢地面对自己，试图鼓起勇气做自己该做的事情，哪怕仅仅是一点迹象，心理咨询师也要马上给予鼓励和支持，语气要马上变得非常有支持性。千万不要再延续那种强硬的语气，要迅速变为支持性的口吻。

预先封路策略的适用对象：不断逃避，不敢面对问题的来访者。

需要注意：预先封路面质强度太大，所以只有在咨访关系很牢固之后才能使用。如果在咨访关系并没有建立好的时候就用，可能会让来访者愤怒，甚至破坏咨访关系。由于该策略使用强力面质，因此在达到效果，来访者开始反思时，就应该迅速给予支持和鼓励，对来访者不吝表扬、赞许，保护来访者的自尊心。

使用预先封路策略时要特别小心，避免对来访者产生伤害。拿不准是不是可以用的时候，就先不要用。一旦要用的时候，就要自信勇敢地用。

如果有一次用得不好，没有达到效果，就不要顽固地继续使用，并且一段时间内都不要再用这个策略，以免让来访者感到被攻击。如果伤害来访者，心理咨询师可以通过道歉来消除带给来访者的伤害。

▶ 体贴入微

体贴入微这个策略是为了温和地与来访者建立联系，不让来访者感到有压迫性或者有压力。

这个策略的原理：如果来访者处于恐惧和怀疑的心态，那么他会对任何接近自己的事物努力保持警惕。因此，心理咨询师试图在心理上接近来访者，试图与来访者建立心理联系，这就会激起来访者的心理防御，并导致来访者退避。严重的时候，来访者甚至会把心理咨询师的善意接近，看作一种侵犯或者攻击。在这种情况下，心理咨询师的心理接近就必须小心翼翼，所有的心理接触都必须非常轻柔，而所做的事情又必须对来访者有益，才能使来访者逐渐接受心理咨询师。

使用体贴入微策略的方法：心理咨询师要温和地轻声说话，持续地对来访者进行共情，或者把自己的话说给来访者听，但不要求来访者回应。允许来访者一言不发，甚至允许来访者看都不看心理咨询师，来访者可以不给出回馈，而心理咨询师可以继续以独白的方式，体贴地说出自己对来访者要说的话。或者，也可以让来访者用别的方式给心理咨询师一点回馈。比如，心理咨询师可以和来访者约定，你不用回答我，不过如果我说的你认可，你就向我走一步，如果你不同意，你就可以退一步。

心理咨询师在说话的同时，要仔细观察来访者的身体反应，从而判断来访者对这些话是不是能够接受。心理咨询师的话告一段落的时候，也可以进行询问，但是不要求对方必须回答。比如可以这样说："你觉得我这样说，是不是也有一点道理呢？"或者说："你是不是这种感觉呢？"语气要轻柔，千万不要像质问一样。

如果心理咨询师的话能够说到来访者心里，过一会儿来访者就会主动回馈心理咨询师，主动接近心理咨询师。这时，心理咨询师也就可以顺利转换交流方式，用通常的对话方式与来访者交流。

体贴入微策略的适用对象：敏感、脆弱、胆怯的来访者，或者是刚刚遭遇了突发的创伤事件，正处在崩溃状态中的来访者。比如因失恋重挫，一句话也不说，谁和他说什么都不回答，不吃饭也不睡觉的来访者，我们就可以用这种方法来对待。

有些儿童比较敏感、胆怯，心理咨询师也可以使用这种方式和他们建立心理上的联系。在电影《灵异第六感》中，心理有问题的孩子一言不发，心理咨询师就去猜测孩子的情况并说出来，告诉孩子说，我猜对了你就往前走一步（更接近我），错了你就退一步。这种做法就属于我们现在所说的体贴入微策略。

需要注意：这个策略的使用，对心理咨询师的共情能力、理解能力，都有很高的要求。如果心理咨询师所说的话，对来访者不能很好地共情，或者心理咨询师对来访者的理解不准确，那用这个策略，就没有任何作用。

使用体贴入微策略时，心理咨询师不能通过来访者的语言获得反馈，全靠体会来访者的躯体反应，判断自己的话产生的效果，然后决定下一步怎么说。这对心理咨询师的判断能力也有比较高的要求。而且在这个过程中，心理咨询师比较容易产生压力，会担心自己说得不对，心理咨询师也需要对这种焦虑有足够的承受能力。因此，使用这个策略对新手心理咨询师来说是比较困难的。

使用这个策略的时候，说话的语气要足够温和。如果语气不够温和，来访者就有可能会投射一些不好的东西给心理咨询师。如果对方把心理咨询师的做法看作"训导"甚至"训斥"，那这个策略的效果就会很差。

▶ 釜底抽薪

当来访者淹没在情绪之中不能自拔，不能停止情绪的激烈爆发时，用釜底抽薪的策略，可以让他的情绪相对更快地得到缓解。

这个策略的原理：来访者对自己的心理常常没有正确的认知。有时他们以为自己是因为某件事情爆发情绪，实际上引起他们情绪的真实原因是另一件事情。这时候，如果纠结于表面的那件事情，情绪就不可能得到疏导，也就很难得到缓解。心理咨询师如果能看出真正的原因，那么就可以不在表面的事情上纠缠，直接处理真正影响来访者的事情。

这个策略的操作方法：在来访者情绪特别激烈的时候，心理咨询师忽略他表面上所说的事情，找到他内心真正关注的事情，并谈真正对来访者有影响的事情。比如一个人因起得太早，睡眠不足，心情不好，于是在小事情上计较并发脾气，怪心理咨询室噪声大，怪心理咨询师不够专心，等等。心理咨询师看清了原因，就可以直接对他说："你今天起得很早，比较疲劳，你要不要闭上眼睛，放松五分钟？"来访者放松五分钟之后，感觉就会好一点，发脾气的驱动力自然而然会减小。

釜底抽薪策略的适用对象：所有对自己的潜意识缺少觉察的来访者。

心理咨询师使用这个策略时要注意：对来访者的情绪攻击要有足够的容纳力，这样才不会暗含怨愤。如果心理咨询师暗含怨愤，来访者很容易觉察到。更何况，来访者还会有夸大心理咨询师消极面的倾向。如果来访者觉察到了心理咨询师的怨愤，他就会把心理咨询师的这种"釜底抽薪"的行为看作一种对自己的攻击。来访者也许会说："你什么意思？你的意思是我闹觉所以我才情绪大是吗？不是，是你这里的环境的确太差，你的心理咨询做得的确太差。"这样，心理咨询师的行动反而会进一步激发来访者的情绪。

心理咨询师如果发现使用这个策略并不成功，不妨放弃这个策略，改用其他策略与来访者进行互动，不要固执地继续使用该策略。

▶ 激惹

激惹的目的是让来访者的情绪更强一些，从而让来访者感觉到自己有情绪，并且学会观察自己的情绪，从而增强来访者的自我觉察力和自我情绪认知能力。

此策略的原理：人对自己情绪的觉察程度与情绪的强度之间的关系是一个倒 U 形曲线。情绪强度很低的时候，人很难觉察到自己的情绪是什么。情绪强度很高的时候，人也很难觉察出自己的情绪是什么。情绪强度中等程度时，人对自己的情绪才会有最好的觉察。

习惯于压抑自己情绪的人，因为其情绪受到压抑而强度比较低，所以他们对自己情绪的觉察很差。这些人因为很少有机会去观察自己的情绪，所以情绪管理能力也会很差，这也使得他们的心理健康受损。

适度激惹他们，让他们产生更强烈的情绪，可能会让他们觉察到自己的情绪，从而提升他们的觉察力、情绪认知能力及情绪管理能力。通常，激惹他们的时候，意在激发他们的愤怒情绪。这是因为，相比其他情绪，愤怒是最容易被激发出来的。

激惹策略的操作步骤：先激惹来访者，让来访者产生愤怒或其他情绪，然后转换语气，温和地提示来访者，让他看到自己的愤怒；之后再进行下一步的心理干预。

据说一个日本武士曾经询问一位高僧："什么是地狱，什么是天堂？"高僧回答说："像你这种粗略的武夫懂什么地狱、天堂？"武士大怒，伸手去拔腰间的刀。高僧这时说："这就是地狱啊。"武士听了之后，恍然大悟，于是克制了自己的愤怒，把拔出一半的刀又推回刀鞘。高僧说："这就是天堂。"

这个故事未必真实发生过，也许只是一个编写出来的故事。但是，这个故事中高僧用的，就是激惹策略。第一句话是故意激怒这个武士，而在武士发怒之后，马上开始对他进行指导，提示他，让他看到自己的情绪是什么。

不过在心理咨询中，我们激惹来访者的时候，所说的话不能像这个高僧一样粗暴，不能有太强的攻击性。当来访者的情绪被激惹出来之后，我们要及时地提示他："现在你有什么感受吗？"如果来访者回答说："没有什么情绪。"我们可以继续激惹他，让他的情绪更强烈一点，然后重复那个提示或询问，直到他能觉察到自己的情绪。如果他觉察到了自己有情绪，但是对情绪的识别不准确，心理咨询师就可以引导来访者去仔细体验，从而使其更准确地识别出自己的情绪。

激惹与之后的引导，心理咨询师的语调是可明显区别开的。

此策略的适用对象：性格压抑、习惯于克制情绪的人，对情绪缺少感受力的人，有述情障碍或者强迫性人格的人。简单地说，当你问他："你现在有什么情绪？"他总是回答说："没有情绪。"这类来访者就比较适用这个策略。

使用时要注意：激惹的程度要适当。程度太低可能会没有效果，达不到应有的程度，后面的提示和引导就无法进行。这样的话，前面的那些激惹就没有积极的作用，反而会留在来访者的潜意识中，成为消极的积累物。

激惹的程度太高，超越了那个最容易带来觉察的程度，那么按照我们前面所说的原理，来访者就被情绪淹没了，同样也不会带来觉察，也不会有治疗的效果，甚至可能会带来破坏性的后果。故事中高僧激惹武士的时候，所说的那句话其实激惹的程度太高了。假如武士抽刀速度够快，一刀砍死了高僧，那么高僧后面预备说的话，就连说出来的机会都没有了，那这个高僧的"心理咨询"就彻底失败了。

激惹在咨访关系还没建立起来，或者咨访关系不是很好的情况下，是不能用的。激惹用不好，会破坏咨访关系。还有，情绪敏感或者冲动的人，以及边缘性特质的来访者，也都不适用这种方法。

心理咨询中的策略还有很多，比如我自己总结的方法还有所谓的：直捣内心、迅雷不及掩耳、步步紧逼、故示闲暇、乘虚而入、围魏救赵、免疫试探、以逸待劳、自饮美酒、以不变应万变。另外，NLP中总结了很多技巧，比如先跟后带、世界观法、反例法、下切模式、换框法（再评价）、改变参考系、价值标准模式、时间线模式、自身应用模式、隐含前提模式、挑战等。这些技巧实际上也都是我在心理咨询中使用的策略。

策略的局限性

策略使用得当，的确会有很好的效果，但是我们要知道，策略不是万能的。心理咨询成功最重要的因素也并不是策略。总之，策略就是所谓的"招数"或者"术"，它是有用的，但不是最根本的。

心理咨询与治疗中更重要的是，心理咨询师本人的心理健康示范，心理咨询师对来访者的真诚关怀，心理咨询师和来访者之间的信任关系。

策略是一种辅助。有些心理咨询师学习或使用了某种策略之后，感觉很好用，就想学习更多的策略，把高明招数用来当作自己心理咨询的基础。以为自己会的招数越多就越好，这种想法是不正确的。

如果一个心理咨询师过于重视策略，在心理咨询中过多地使用策略，会让来访者感觉不好。来访者会觉得心理咨询师不够实诚，心眼太多，花招太多。如果来访者因此对心理咨询师不那么相信，这对心理咨询的效果来说，是弊大于利的。因此，策略可用，但是不能多用。

策略用得多了，来访者可能会感觉自己被心理咨询师"控制"在手中，好像心理咨询师有很多"套路"，自己一不小心就进套了。这样来访者也会丧失安全感。即使来访者知道心理咨询师是为了自己好，但是他也不会喜欢"被套路"的感觉。

如果咨访关系的基础很好，心理咨询师偶尔使用策略，来访者的消极感觉比较轻微，在这个过程中来访者自己心理上也获益了，他会接纳心理咨询师使用策略这件事。但是如果咨访关系没有那么好，来访者不会喜欢一个招数百出的心理咨询师，他会感觉心理咨询师使用这些策略"对付自己"，是居高临下地对他，这种关系是不平等的。

说到底，咨访关系应该是一种友好的、人格平等的关系。真正的疗愈，靠的是心理咨询师的爱心。策略用得太多，心理咨询师就有可能忘记了这个根本。那策略的使用，就完全是得不偿失。

心理咨询之术，是为了实现心理咨询之道，而不是用来替代心理咨询之道的。

第十二章

心理咨询的结束

SYCHOLOGICAL

心理咨询的结束，是一个延续的过程。也就是说，心理咨询不是说结束就可以立刻结束，它是一个过程，做完这个过程需要做的事，才是一个良好的结束。

结束过程完成得好，才能让来访者最大程度地保留住心理咨询的成果，避免在结束过程中受到创伤，使得心理持续成长。因此，我们有必要研讨如何达成一个好的结束。

结束阶段的心理意义

结束阶段是必不可少的阶段。

有些流派的心理咨询，延续的时间非常长。例如精神分析学派或荣格分析心理学派，他们的心理咨询可以持续几年、十几年甚至更长时间。个别情况下，甚至有的来访者几乎终身接受某个心理咨询师的咨询。

在这种情况下，来访者和心理咨询师都可能会忽视心理咨询的结束过程。仿佛心理咨询就是他们人生的一部分，感觉结束过程好像可以不存在一样。但是，这是一种错觉。即使某个来访者和心理咨询师都不去结束咨询，也不可能有永不结束的心理咨询，因为心理咨询必定以一方死亡的方式被动地结束。在这种一方死亡的情况下结束的心理咨询，同样需要有对心理咨询结束过程的安排。心理咨询师如果考虑到自己有去世的倾向，就有责任考虑如何让来访者做好被动结束心理咨询的准备。如果心理咨询师在应当考虑的时候不去考虑这一点，是不负责的。如果来访者有年老多病等将要去世的迹象，心理咨询师也需要对来访者做有关结束咨询的准备。不这样做也是不够负责的。

世间的任何事情，都有开始和结束。万物有生就有死，一段心理咨询关系的结束，就是广义上的"关系之死"。健康的心理，要懂得如何生，也要懂得如何死，要能接受生也能接受死。从这个意义上说，不肯结束的心理咨询，就仿佛是拒绝死亡。拒绝死亡的心理，虽然可以理解，但不是成熟而健康的。

多数情况下，心理咨询当然不涉及人的死亡，而只是涉及心理咨询的结束。但这个过程也同样有意义，它是一个机会，让来访者学习如何学会在关系中分离，如何面对心理的丧失，如何适应生活中的变化，这就是心理咨询结束过程的意义。

当心理咨询长期延续的时候，来访者可能会在某些方面产生依赖，他会习惯于让心理咨询师替自己执行某个心理功能。比如有的来访者，在情绪爆发的时候，就会去找心理咨询师，实际上是把心理咨询师作为自己情绪容纳和管理功能的化身，仿佛把情绪管理的心理功能"外包"给了心理咨询师。或者，当遇到重大的事情需要决策的时候，来访者就去寻求心理咨询师的意见，实际上相当于把心理咨询师作为参谋。更常见的是，来访者把心理咨询师当作替代性的父母，所有需要父母实现的功能，都找心理咨询师去实现。这种依赖，可以让来访者维持生活所需要的心理功能。但是，这种依赖会使来访者自己内部的相应功能不能充分发展，他心理的独立性也就不能很好地发展，这并不是最理想的心理咨询结果。

如果没有心理咨询的结束过程，来访者就可能没有动机去独立。我们让来访者更彻底地走向独立和放弃依赖，可能会遇到很大的困难。但是如果有心理咨询的结束过程，来访者就会有动机去学习如何独立。

如果没有考虑结束，来访者会对所得到的心理咨询有种"随时能得到"的感觉，从而不会珍惜，也可能会对心理咨询感到懈怠。但是如果知道不久后即将结束，来访者就会产生珍惜感。在很多心理咨询中，恰恰是在即将结束的时候，来访者才有了最重要的成长上的突破，这往往是因为知道咨询将在不久后结束。因为结束在即的急迫感，促进了来访者的努力。

心理咨询的结束方式

心理咨询的持续时间不同，结束方式也不同。

短时的心理咨询，结束过程比较简单。原因是，在短时的心理咨询中，咨访关系的深度相对比较浅，来访者和心理咨询师之间没有太多的情绪依恋，也没有很深入的人格之间的相互影响，所以结束对来访者的影响比较小，需要处理的问题比较少。

长时的心理咨询，结束过程就比较复杂。因为在长期的咨访过程中，心理咨询师和来访者的人格在发展中相互影响较多，结束咨询并相互分离，带来的影响就比较大。如何更好地结束，需要小心地处理。

有的心理咨询，通常是短时的咨询，在一开始就规定了总次数和总时间，到时间就结束。这种咨询中，来访者和心理咨询师不需要决定"要不要结束"咨询。相对来说，这种咨询的结束也比较简单。而有些心理咨询，并没有明确确定什么时候结束，所以要不要结束咨询，也是一件需要思考、讨论和决定的事情，这种心理咨询的结束过程就复杂一些。

有些心理咨询是正常结束的。所谓正常结束，就是咨访双方在结束咨询这件事上达成了一致，之后经历了一个收尾的过程，处理了应处理的事情之后，按计划可控地结束了心理咨询。正常结束的心理咨询，因为从容地完成了结束阶段该做的事情，对来访者的影响是更好的。

正常结束的心理咨询，大多数都完成了心理咨询的目标。目标完成，所以心理咨询不需要继续，这种时候结束咨询，双方都会有成功的感觉。少数正常结束的心理咨询，并没有完成心理咨询的目标。因各种原因，双方都同意结束咨询。比如，目标部分完成，而有些部分双方看清不可能完成，于是决定结束。或者，来访者移居到远方而不能在这里做咨询，心理咨询师因身体健康问题不能继续做心理咨询师，诸如这样的客观原因导致咨询只好结束。在结束前，双方都可以完成应有的收尾工作，这也是正常结束。

有些心理咨询，是非正常结束的。比如，咨询中发现心理咨询师和来访者不匹配，无法对来访者进行有效帮助；或者来访者移情太严重，导致不能继续有效工作，不能继续进行咨询；或者心理咨询师无力解决此来访者的心理问题。心理咨询的目标，无望实现，甚至都没有部分实现。这种情况下，心理咨询师也许被迫转介来访者给其他心理咨询师，或者被迫停止咨询。

还有一种非正常的结束，就是来访者脱落。在心理咨询遇到困难的阶段，或来访者认为心理咨询师不能帮助自己的时候，特别是来访者不敢面对自己的情结时，来访者可能会给心理咨询师打招呼，也可能不打招呼，突然就放弃了心理咨询。

非正常结束可能带来一些不好的后果。因此，心理咨询师需要采取一些方法，来减少非正常结束的不良后果，包括如何进行更恰当的转介，以及在来访者脱落的时候如何处理等，这些都需要专业技巧。

如何判断是否要结束

如果结束的时间是事先确定的，比如事先确定总咨询次数一共八次，那么不存在是不是要结束的判断。通常计划中会安排结束过程中要做什么，按照计划去做就好。

如果没有事先确定结束时间，那么如何决定是不是要结束咨询呢？最主要的依据是看心理咨询目标的完成度。完成心理咨询目标的时候，就是适合结束心理咨询的时刻。这时候结束咨询，来访者和心理咨询师在心中都会有一个心理咨询过程的完型，会有一种完成感。不及时结束咨询，反而会有拖沓、画蛇添足等感觉。

如果在长时的心理咨询过程中，来访者产生了习惯性的依赖，心理咨询师也可以通过结束咨询，促进来访者的心理独立。这种结束，应在心理咨询师感觉适当的时候进行。我们可以把这种结束比作"断奶"。"断奶"不能太早，如果来访者成长得不够，独立还有困难，"断奶"并不会带来成长，反而会带来危险，那么就先不要结束。如果发现来访者已经有了这种能力，心理咨询师就可以建议并鼓励来访者结束心理咨询。

有些心理咨询师，感觉为某些熟悉的来访者做咨询很轻松，收入也不错，从而在该结束的时候，拖延着不结束。这属于伦理问题，心理咨询师应以来访者的利益为中心，而不是以自己的利益为中心。

如果在长时的心理咨询中，没有设定非常具体、明确的目标，比如目标设定为"心理成长"，那也就很难说什么是"完成"。在这种情况下，通常比较适合结束咨询的时间，是来访者的成长有了一个质变飞跃，并稳定住的时候。

如果心理咨询目标并没有完成，但心理咨询师评估认为，继续咨询也不可能有用的时候，也可以建议转介并结束在自己这里的心理咨询。

来访者也可以评估自己是否已经获得了满意的结果，如果获得了，也可以提出结束咨询。或者，来访者认为此心理咨询师不适合自己，可以直接对心理咨询师提出结束咨询的意愿，并与心理咨询师讨论是否应该结束。

正常的结束应是双方共识下的结束。如果来访者想结束，而心理咨询师评估不适合结束，可以说服来访者继续。当然，如果来访者坚持结束，心理咨询师要尊重来访者的意见。如果来访者并不想结束，心理咨询师尽量不要结束为好，否则可能会被解读为"抛弃来访者"，如果因客观原因确实需要结束，心理咨询师应尽量做好转介或善后。

结束阶段的咨询

就算双方做出结束咨询的决定，通常也不会突然结束咨询，而是会持续一段时间。在这段时间内，咨询的内容和特点都会有所不同。

▶咨询更加有收敛性

所谓收敛性，就是在这个阶段，尽量不开启对一个新的、重大问题的分析处理工作。在这一阶段，重点处理已经在处理的那些问题，并争取让这些问题得到阶段性的解决。即使发现人格中有其他问题，只要不是非常必要，都不展开分析新的问题。这种收敛性的咨询，可以避免在心理咨询结束后，留下解决到一半的问题，反而给来访者带来一些麻烦。

▶进行回顾和总结

回顾过去的咨询过程，在一开始是什么状态，带着什么问题，然后咨访双方都做了哪些事，有过什么领悟，发生了哪些改变，哪些改变是更重要的。

这样的回顾，让来访者对心理咨询过程有更完整的、全面的视角。回顾可以让来访者更多地发现自己的进步。来访者在心理咨询中的进步是缓慢的，自己很难注意到。通过回顾整个心理咨询过程，来访者能更清楚地意识到自己在咨询过程中的成长和收获。这样会强化来访者成长的信心。

回顾的同时，整理、概括、总结心理咨询中的领悟，可以让这些收获更加系统化和条理化。在平时的咨询中固然会时而有所领悟，但一般是在某些具体事件中，应对具体的情况，没有系统性，难免会有些零碎。通过总结可以把这些领悟综合起来，得到一种更系统性的领悟。

在总结的过程中，来访者常常会突然意识到，自己在各个方面所经历的各种心理分析，都是围绕着同一个主题，意识到各种问题归根结底是一个问题的种种变式，或是一个问题在各个不同方面的表现。这样来访者会领悟得更加深刻。

心理咨询师可以总结来访者的问题，也可以要求来访者自己做总结。如果来访者自己有比较好的反省能力，最好让来访者自己做总结，而不是心理咨询师去做。对来访者来说，自己做总结，努力将自己的领悟向心理咨询师做一个好汇报，会带来更好的效果。这就好像我们在学习文化知识的时候，我们感觉自己已经懂了，如果让我们给别人讲课，我们会发现自己未必能讲得很清楚，有些知识点可能会感觉有些模糊。但如果我们尽量给别人讲清楚，这会让我们自己对这些知识更加清楚明了。

此外，总结过程也能让来访者更好地记忆所领悟的内容。总结是一个信息的整理、组织过程，而记忆心理学的规律是，组织过的知识更容易被记住。并且，总结过程是来访者对别人说这些领悟，类似于来访者对别人进行说服的过程。心理学的规律是，一旦一个人说服别人去相信某个观点，他自己也就会更加相信这个观点。因此，来访者自己总结后，他会更坚信这些领悟，也会把这些领悟更好地保留在心中。

被总结的内容，不会轻易被忘记或者放弃。因为在总结的过程中，过去各方面的领悟和知识被放在一起，会构成一个完型，所以在结束过程中做总结会对来访者产生启发，让来访者获得更深刻的体验和领悟。来访者会惊喜地发现，这个他本以为是走过场的行为，带来了最大的收获。

▶处理分离焦虑

在长期的心理咨询中，来访者和心理咨询师之间往往建立了密切的联系。因此来访者极可能对心理咨询师有依恋，甚至有依赖。前文说过，结束咨询对于来访者犹如心理的"断奶"。那么，在心理"断奶"中，来访者的情绪反应主要是分离焦虑。

分离焦虑是心理上的分离带来的焦虑。有依恋的人际关系中，分离都会带来焦虑。这种焦虑不安，会使来访者产生心理上的很多反应。心理咨询结束的过程，对于来访者来说类似于离开父母时的心理过程。所以来访者的反应会和他童年时的依恋类型有关。人在童年时的依恋类型有四种，安全型依恋、回避型依恋、矛盾型依恋和混乱型依恋。

如果来访者本身在童年时的依恋是安全型依恋，那么这种分离焦虑会比较轻微、无害。但是，来访者往往是因心理不健康来寻求心理咨询的人，那么童年时是安全型依恋的人很少。

回避型依恋的儿童，分离的时候焦虑反应不强，但和依恋对象重逢时也并不喜悦，总体上比较冷漠。童年时是这种依恋类型的来访者，在心理咨询的结束阶段，看起来焦虑反应也不大，似乎比较容易完成分离。但是，他们内心有可能会把结束咨询看作心理咨询师对他们的"抛弃"

或者"不关心"。如果结束过程处理得太草率，结束后，他们的心理咨询效果的维持会不够好。心理咨询师需要让他们理解，结束并不是抛弃，关心依旧还存在着。

矛盾型依恋的儿童，分离时会很焦虑，重逢时容易愤怒。童年时是这种依恋类型的来访者，在结束阶段的表现可能也很矛盾。比如他们会表达厌倦咨询，希望结束，但是在结束过程中又会表现出拒绝。心理咨询师在面对这类来访者时，处理结束阶段要格外细心才行。

童年时是混乱型依恋的来访者，上述各种情况都可能会存在。

结束过程中，为了处理分离焦虑，通常需要让分离逐步进行。不要非常突然、迅速地结束。可以先加大心理咨询的间隔时间，从每周两次改为每周一次，然后到两周一次，之后再结束。或者从两周一次，改为一个月一次，然后再结束。

在处理分离焦虑时，心理咨询师和来访者可以就分离焦虑进行交流。来访者可以表达自己的分离焦虑，可以宣泄分离焦虑，心理咨询师对来访者的分离焦虑进行共情，这样分离焦虑就比较容易被处理。

此外，心理咨询师也可以对分离焦虑中来访者表现出的心理问题或情结进行心理分析。通过分离焦虑，可以进一步看到来访者的人际关系模式和依恋模式，发现其中可以调整的地方。这样，处理分离焦虑的过程，也成为促进来访者心理健康和心理成长的过程。有些问题，在分离没有临近的时候，不会表现出来。所以在前一个阶段的心理咨询中，可能没有契机去发现和处理，那么在结束阶段分离焦虑出现后，正好可以发现和处理，让来访者获得更多的心理成长。心理动力学各流派常用这种做法。

不仅仅来访者会有分离焦虑，心理咨询师也会有分离焦虑。因为心理咨询师不可避免地会有一定程度的反移情，而某些反移情会导致心理咨询师的分离焦虑。比如，有些心理咨询师可能会对来访者有过度的保护和担心，把来访者看作需要自己去帮助才能生活得好的弱者；有些心理咨询师对来访者产生了依恋，需要来访者满足自己的需要。这些心理咨询师潜意识中不愿意和来访者分离，或者对来访者过于担心忧虑，可能表面上支持来访者结束咨询，行为上却有意无意地设置了阻碍。如果心理咨询师发现这种情况，或者不知道发生了什么，但是发现结束过程进行得莫名困难，应寻求督导师的帮助，来处理自己的反移情。

▶ 处理反弹

在结束阶段，来访者可能会突然出现症状反弹。个别时候，这种反弹会非常强烈，看起来似乎回到了心理咨询刚开始的状态，心理咨询中获得的成果被一扫而空。比如，刚开始咨询时情绪消极，一段时间后，来访者情绪得到了明显的改善，在临近结束的时候，来访者又变成了情绪消极的样子。

出现症状反弹，有多种原因。其一，是来访者分离焦虑下的反应。来访者害怕分离，潜意识中不愿意结束咨询，于是症状反弹就成了一种避免结束咨询的潜意识手段。仿佛潜意识在说"我又病了，所以我不能结束"。如果发现是这种原因导致的症状反弹，心理咨询师按照前文处理分离焦虑的方式来处理即可。心理咨询师不用过于担心，也不用因此灰心，因为这种反弹并不是心理疾病真的反弹了。心理咨询师可以与来访者进行心理分析和讨论，让来访者看到自己的焦虑，并允许他宣泄这种焦虑。焦虑减少之后，反弹自然也就消除了。

其二，是有一定真实性的反弹。心理从不健康走向健康，是像股市的曲线一样波动的过程。股市中，牛市的曲线也不会一直上升，而是会有涨有跌，但大趋势是上升的。心理走向健康的过程也一样。一段时间的心理咨询要结束，是来访者生活中的一个变化，从借助心理咨询师维持健康，走向自己维持健康。这就像股市要突破一个"箱体"的顶部，在冲击箱体顶部的过程中，难免会有一次或几次下跌。这种症状的反弹，可以看作心理疾病和问题的反复。

遇到真实性的反弹，需要做的是补充进行心理咨询，继续处理解决过但是解决得不彻底的那些心理问题。最重要的是，心理咨询师不要因为反弹而灰心丧气，不要因此否定自己过去的成果。要认识到反复是正常的，存在反复也没有关系。以平常心对待这些反复，继续做应做的工作，就可以解决问题。虽然来访者的症状反弹看起来可能很重，但是做过心理咨询不会没有效果，如果同样做心理咨询干预，这一次的转化一定会比上次的转化更容易。就算来访者看起来回到了心理咨询刚开始的样子，但是上次用了一年达到的那些成果，现在从头再来，可能只要两个月就能达到。

来访者症状反复之后，心理咨询师又进行了一阶段干预，心理问题再复发的风险就减少了。这个过程实际上夯实了心理咨询的成果。

其三，是真正比较困难的情况。来访者在咨询中有迎合心理咨询师的倾向。如果来访者和心理咨询师之间有正向移情，也就是说，来访者很希望心理咨询师认为自己是"好来访者"，他们就会出现"虚假的改善"。也就是说，他们的情结并不是真的化解了，他们的心理也并不是真的成长了，只不过为了让心理咨询师满意，他们潜意识中"表演"出了改善和好转。如果来访者有表演型人格的倾向，那么这种表演会非常逼真，以至于心理咨询师会误以为他们的心理问题已经解决。但是，当心理咨询师试图结束心理咨询的时候，这种来访者的心理问题就会复发。复发，是为了阻止心理咨询结束。因为他们的心理问题并没有真正解决，所以症状复发是非常真实的。遇到这种情况，问题就很难解决。

这种反弹或疾病复发，有时也是一件好事。它给了心理咨询师一个机会，发现过去自己没有很好地识别出来访者的移情，当然也没有很好地识别出自己的反移情。这样，心理咨询师就会明白自己过去的心理咨询并没有取得真正的成效。

如果确定是这种情况，心理咨询师需要评估自己是不是有能力应对这种来访者。如果可能，最好把现在看作一个新的开始，对来访者重新进行心理咨询。在之后的咨询中，充分保持对移情、反移情的警觉，不再被来访者表面的改善欺骗，真正解决来访者的心理问题。当然，最好是寻求督导师的帮助，以保证真正解决来访者的问题。这个过程，也是心理咨询师的学习成长过程。如果实在觉得做不到，也可以把来访者转介给其他心理咨询师。

心理咨询结束的时候，来访者和心理咨询师可以约定有什么程度的联系。结束并不是完全不再联系，这样才不显得关系过分职业化，从而保留了一些人情味。结束的时刻，也可以有仪式化的告别，或者送一点小礼物、纪念品（价格低，不违背伦理）。

结束之后的回访

心理咨询，特别是长时的心理咨询，在结束之后最好有回访。

回访和结束的间隔时间，要长于最后两次心理咨询的间隔时间。我个人认为在半年之后回访为宜。回访的方式，可以用电话联系。现在大家习惯微信，其实更加方便。

回访的内容，通常是心理咨询师了解来访者的现状。从而确定来访者在咨询中的成果，了解来访者是不是在现实生活中得到了较好的保持。如果有必要，心理咨询师也可以给来访者简单指导。这种简单指导通常只是一两句话的提醒。毕竟已经结束了正式咨询关系，并不适合做太多的指导。如果来访者保持得比较好，可以对他说几句鼓励的话。

特殊结束的处理

▶心理咨询未完成的处理

心理咨询没有达到目标，但是双方评估发现，也许是心理咨询师和来访者不适配，也许是因为移情严重阻碍咨询，也许因其他原因，双方已经不适合再继续此次心理咨询了，就可以终止这次心理咨询。

这种情况下，心理咨询师通常会把来访者进行转介。转介是心理咨询界的一个传统，心理咨询师如果不能完成对某个来访者的咨询，就把他介绍给自己的同行，让同行继续对他做心理咨询。

转介的好处是，给来访者提供一个代替自己的心理咨询师，避免来访者离开自己后，找不到其他心理咨询师，从而耽误了心理咨询。转介也会大大减少来访者被抛弃的感觉，从而避免来访者的不满。

对于另一个心理咨询师来说，你所做的转介，可以看作为他提供客源，常常也是一种有用的帮助。

因为对来访者已经有了一些了解，心理咨询师做转介的时候，可以找更善于应对这个来访者问题的心理咨询师。这种转介对来访者将来的心理咨询也有很大的帮助。

转介时，心理咨询师可以先与来访者进行讨论，告诉他为什么自己所介绍的心理咨询师更加适合他。征得来访者的同意之后，心理咨询师可以联系新的心理咨询师，提出转介的意向。并且可以在不违背保密原则的前提下，对来访者的情况做简单介绍，以便于新的心理咨询师决策，也可以给新的心理咨询师以后的咨询提供参考。如果新的心理咨询师接受了转介，就可以让来访者与新的心理咨询师联系，并开始咨询。

转介时，心理咨询师不宜对来访者的情况做太多的介绍，也不宜多说自己对此来访者的看法。因为这样可能会导致新的心理咨询师产生先入之见，不利于新的心理咨询师独立判断，也可能使自己的认知误区延续到新的心理咨询师那里。

转介通常发生在同一流派的心理咨询师之间。不过，我们国家不同流派的心理咨询师之间的联系相对更多，心理咨询师总量相对比较少，所以转介也常常发生在不同流派的心理咨询师之间。

目前，国内训练足够的优秀心理咨询师总数比较少，好的心理咨询师往往并不容易约上，所以转介也会有一些困难。

除了要转介之外，心理咨询师也需要与来访者讨论关于中止的问题，说明停止咨询的原因，尽量避免来访者对停止咨询做过于消极的解释。

如果来访者心理严重不健康，比如是边缘性人格障碍等，心理咨询师还需要做一些自我保护的准备，以免来访者因停止咨询而产生消极情绪，对自己进行某种攻击。心理咨询虽然结束，但是来访者的咨询记录等资料需要保留下来。

▶ 客观原因致异常结束的处理

一些心理咨询异常结束有客观的原因，比如来访者或心理咨询师要迁居到别的城市，或一方要出国，或心理咨询师生病等，也可能需要中止心理咨询。

心理咨询师如果计划迁居，最好提前告知来访者，并与来访者商量咨询是否需要停止。对于长时咨询的来访者，这是一个对其生活有影响的变化，所以应当让他有心理准备。

对这个事件，来访者可能会有不同的反应。来访者过去的情结或心理模式不同，他们的反应也就不同。心理咨询师可以把这当作一个心理咨询的契机，让来访者在这件事情中看到自己的一些心理模式，最好能让他自己因此获得心理成长。

如果来访者产生愤怒，可以让他表达自己的情绪，并针对情绪做一些分析。当然，限于时间这些分析不可能做得很充分，能做多少是多少。

如果可以转介，最好给来访者做好转介。如果不能转介，心理咨询师应在咨询结束阶段，尽量为最重要的问题多做一些工作。

考虑到时间紧迫，已经开始处理的问题，如果更加主动地干预，可以更快地解决，那就更主动一点。没有触及的问题，可以先不触及，即保持收敛性的心理咨询。

心理咨询师可以给来访者一些叮嘱性质的建议，这些建议应简明扼要，以防止来访者在生活的重大事件上犯错为主。

心理咨询师如果有危险的疾病，担心出现因突发疾病而导致突然停止咨询的情况，可以给来访者准备一份音频文件，让来访者听，以防万一。心理咨询师还可以做一些现实中的安排，比如：万一自己有突然变故，可以让哪个心理咨询师临时救急，接下自己的来访者咨询，或者至少能为自己的来访者进行心理安抚；自己的咨询文件如何处理；等等。

如果由于某种原因，比如疫病导致的隔离，面对面的心理咨询不能进行，可以转到网络上进行。在网络上进行心理咨询的时候，要考虑到网络的特点，尽量保证咨询效果不要下降太多。

▶ **来访者脱落的处理**

如果来访者脱落前，在咨询中告知心理咨询师，心理咨询师可以与来访者就此进行讨论，询问来访者想结束咨询的原因，并给出自己的意见和建议。

在这种情况下，心理咨询师要格外关注自己的反移情和被激发的情绪。因为这种情况很容易引发心理咨询师的挫败感，让心理咨询师产生愤怒、焦虑、自卑等情绪，甚至做出一些不合适的应对。

心理咨询师要避免对来访者进行直接或隐蔽的攻击，也要避免讨好来访者。即使心理咨询师认为来访者此时很不应该停止咨询，也只能给出自己的建议，并心平气和地说明自己的看法，不能强求，也不用与来访者辩论是否应该停止，不要求来访者给出充分的理由。要记住，停止咨询永远是来访者的权利和选择。

来访者提出停止咨询之后，心理咨询师的重点不再是心理咨询的目标，而是如何更好地结束此次心理咨询。除非来访者改变主意，否则不再展开对心理问题的分析发掘和干预工作。

如果来访者不告而别，或者仅仅用电话、微信等方式告诉心理咨询师要停止心理咨询，心理咨询师通常也至少要与来访者联系一次，以便确认来访者的安全，避免来访者出现自杀或离家出走等问题。此外，在这一次联系中，心理咨询师可以简单问来访者为什么要停止咨询，从而总结经验，同时给出简单的建议，或提示一下停止咨询后可能出现的问题和应对方法，以减少停止咨询的不良后果。这一次联系，也是正式确认心理咨询的结束，以及双方之间不再是咨访关系。也可以告知来访者，以后如果想恢复咨询有哪些要求，以及其他可能需要善后的事项。

结束过程中的意象对话

在结束阶段，意象对话可以作为辅助工具。即使不用意象对话做心理咨询，也可以用意象对话的方法来处理结束过程。

▶ 咨询画卷

咨询画卷，适合学习过意象对话方法的心理咨询师。这种方法类似于意象对话中用过的"人生画卷"，只不过是把意象所关注的对象限于心理咨询的过程中。这种方法的意义，是对心理咨询的全过程进行总结。只不过这个总结，不是用语言和逻辑思维进行，而是用意象进行。

咨询画卷的步骤一般如下：

心理咨询师带着来访者放松。

当来访者充分放松了之后，让来访者闭上眼睛，在想象中先回忆心理咨询室的样子：房间的门窗、墙壁的颜色、桌椅的位置、房间中的画或照片、其他摆设等。启动来访者的想象力。

然后，让来访者想象，在心理咨询室的墙上挂着一个投影的屏幕。一个投影机正在把影像投到屏幕上。

屏幕上有一个文件夹，标题是：某某（来访者的名字）的心理咨询。

想象点开这个文件夹，里面又有几个文件夹，分别写着"第一阶段""第二阶段""第三阶段"……最少三个，最多七个。点开第一个文件夹，其中有很多照片文件。

想象用右键点击屏幕空白处，出现了一个可输入文字的地方，在这里输入"自动抓取这个阶段心理咨询中最重要的瞬间"，然后回车。

告诉来访者：这个操作后，屏幕上会显现出一张或两张照片（如果来访者各个阶段的文件夹共有三个，在这里可以显现两张照片，如果来访者的文件夹有六七个，则这里只显现一张照片），分别代表这个阶段咨询中的一两个重要瞬间。照片并不是咨询室中的实景，而是象征性的画面，用来表达内心发生的事情。

然后等待，过一会儿，想象中的那个屏幕上就会出现一两个画面。来访者告诉心理咨询师画面上的场景，之后来访者睁开眼睛，离开意象对话。

心理咨询师和来访者可以针对这个画面进行简短讨论，分析这个画面的象征意义，它代表哪个心理咨询阶段的什么心理活动，并对此做简单的总结。

再放松，想象依次点开下一个文件夹，重复这个操作。

最后一次放松后想象在这个屏幕上，点击右键，输入"同时显现各阶段的重要瞬间"，回车。

告诉来访者：屏幕上将会同时显现多张画面，可以如微信上的那种九宫格的样子显现，按照时间顺序从左到右，或从上到下排列。

当多张画面都出现之后，来访者表达多张画面整体上给自己带来的感受，来访者和心理咨询师针对所有的画面来进行讨论，通过讨论让来访者对整个心理咨询过程有全面的感受和总结。

▶学成归来

学成归来，没有学习过意象对话的心理咨询师也可以使用这种方法。

学成归来的步骤一般如下：

从放松开始。

当来访者放松之后，让来访者闭上眼睛想象。

来访者想象离开了心理咨询室，下楼，出门，然后沿着一条现实中没有的，想象中的道路向前走。心理咨询师也可以先让来访者想象这条道路是什么样的路，路边有什么事物，从而让来访者进入状态。

然后，让来访者想象他走到了一条山路上，通向山里，最后到达一个四面环山的山间小盆地。

想象山间小盆地中，有一座房子，是一个智者居住的地方（也可以是山洞）。

让来访者想象走进这座房子，跟随这个智者学习（可以只有自己在这里，也可以有同伴。智者是什么样子，什么年龄，什么性别，都让来访者自由地想象，并告诉心理咨询师所想出来的样子）。

然后，想象学习已经完成，来访者要走出这座房子，回到自己的家。

临走的时候，他带了一个书包，里面放了一些智者给自己的东西。可在想象中看看，自己带走的是什么东西。

最后从想象中回到心理咨询室，从 1 数到 5，睁开眼睛，离开意象对话。

如果心理咨询师懂意象对话，或懂得对意象的意义进行分析，可以讨论书包中的东西有什么象征意义，意味着来访者在心理咨询中得到的收获，并进行一些总结。如果心理咨询师不懂意象对话，可以不做分析。

虽然没有分析，但是来访者的潜意识或者说原始认知中，也会自动地产生一个总结。

通过上述工作，我们可以让结束的过程，成为对来访者有帮助的过程。

第十三章

资料的分析处理

SYCHOLOGICAL

资料对心理咨询师是很重要的。资料中关于来访者的信息，是心理咨询师了解来访者所必需的，也是辅助记忆所必需的。心理咨询师有很多来访者，如果没有资料，不可能记住每一个来访者的情况。资料中有心理咨询过程的记录，是心理咨询师推进咨询所必需的，也是心理咨询师分析、思考、回顾所必需的。万一出现纠纷，心理咨询师被投诉，这些资料又是心理咨询师用来证明自己的材料。心理咨询师如果需要研究和写作，心理咨询中的资料更是研究和写作的数据和素材的来源。

　　选择重点收集哪些资料，以及如何整理这些资料，并没有统一、固定的规章。总的来说，收集和整理资料是为心理咨询服务的，所以不同的心理咨询流派，咨询中关注的重点不同，所收集的重点资料也就不同，分析、整理资料的方式也会有所不同。每个心理咨询师也有自己的个性，可以按照自己的需要来调整资料的收集、分析、整理方式。当然，如果所属流派或督导师有统一的要求，可以按照统一要求去做。

　　资料收集得全面一些，固然会有益处，但是过多的信息也会带来信息过载，增加心理咨询师的压力，所以资料并不是越多越好，而是按照心理咨询师的需要调节到适当的数量即可。

需要收集的资料

在心理咨询中，需要收集的资料主要包括以下几个方面。

▶ 来访者的人口学资料

来访者的人口学资料包括姓名、性别、年龄、出生地和出生日期、居住地、职业、收入和经济状况、受教育程度、婚姻状态、宗教信仰和联系方式等。

个别来访者坚持匿名咨询，有些心理咨询师也是可以接受的。但匿名有一个风险，那就是万一来访者出现自杀或攻击他人的严重危险，心理咨询师不方便找到其家人或相关责任人。

性别信息收集通常没有问题，但是有些人的性别认同和生理性别不同，比如生理性别为男性，但认为自己是女性，在资料中应注明，如记为"心理上认同女性"。年龄如实记录，也可以记录出生日期。出生地可记可不记，记录居住地相对更有用一些。

收入不需要收集精确数字，但应知道其收入在什么层次。如果经济上不是靠自己，而是来源于家人等，知道经济来源来自哪里对心理咨询是有用的。

婚姻状况只需要记录已婚或未婚。

宗教信仰信息现在并不一定要收集，但将来也许会需要收集。宗教信仰情况对心理咨询师来说是重要的信息。将来来访者可能来自世界各国，所以其民族、种族或国籍，都需要作为人口学资料收集。也许有人担心，记录种族会导致种族歧视。将来这也是需要加以考虑的。

来访者的联系方式是需要收集的，部分来访者还需要留下紧急联系人或监护人的联系方式。

在初始访谈阶段，心理咨询师需要对来访者的一般状况有所了解。比如来访者的日常生活状况；婚姻和家庭关系如何；如果有冲突，主要是和谁因什么而有冲突；工作是不是满意；社会交往中的情况如何，朋友是不是多，交往是不是密切等。

但是，对来访者人口资料的收集并不需要面面俱到，因为那样很容易导致信息收集过多。而花费太多时间收集来访者认为不重要的信息，反而会影响咨访关系的建立。有些信息与来访者的心理问题有关，在咨询中他自然会提到，而关系不大的部分并不需要收集、记录。

▶ 来访者的生活史

精神分析疗法非常重视童年经验对来访者的影响，所以对来访者生活史的资料非常重视。受精神分析疗法影响比较大的流派，都很重视来访者的生活史资料。不过如果是强调"此时此地"的格式塔疗法，或者其他不在意童年经验的疗法，就不需要收集很详尽的生活史资料。

生活史资料可以根据不同的年龄阶段来收集。最早的是胎儿期（母亲怀孕时），以及婴幼儿期的情况。可以了解包括母亲当时是想要孩子还是意外怀孕，有没有不想要孩子或试图流产，孕期母亲的身心状态如何，出生是不是顺产，新生儿是不是健康，婴幼儿期的身心状态如何，家里人之间的关系如何。

童年期的生活史，需要了解的是家庭中的人际关系情况。来访者和父亲、母亲的关系，以及父母之间的关系，是需要了解的重点。当然，来访者和其他亲人之间的关系也需要了解。特别是有些家庭，比如留守儿童家庭，孩子的主要抚养人并非父母，而是爷爷奶奶或外公外婆，那来访者和他们的关系就格外重要。

如果来访者不是独生子女，还需要了解他们和兄弟姐妹的关系。在家中谁更受宠爱，兄弟姐妹与父亲更亲，还是与母亲更亲。

家庭中的教育方式如何，家中最重视的事情是什么，家里有什么规矩等。这些方面的信息都是有意义的。

来访者童年期间，家里发生过什么事情，这些事情对来访者有什么影响。比如家里有人病重，家中经济突然富有或贫穷，父母一方或双方有外遇，父母离婚，这些都会对来访者有较大的影响。

学校生活情况如何，有没有发生过什么特别的事情，来访者在学习上的情况如何，这些对于儿童来说是很重要的。

青少年期的生活史有几大重点需要了解。来访者形成了什么样的性格，什么事情影响其性格的形成。尤其是学业方面的情况如何，高考对人的影响不可轻视——高考成功，读了好大学，通常可以提升一个人的自信心，但也有可能带来傲慢自大的倾向；高考失利，通常是对人自信心的重大打击。此外，还应了解青少年时期发生过什么对来访者心理有影响的特别事件。

两性关系上的经历也可以去了解一下，因为这方面的经历，会塑造来访者在两性关系方面的价值观和行为模式。恋爱经历也是除了家庭之外，对人影响最大的人际影响源。

来访者的就业情况，以及婚姻状况等，也需要了解。

▶ 来访者的心理状态与问题

来访者来做心理咨询，当然是因为他有这方面的需要，也就是说，来访者现在不满意自己的心理状态，可能有一些需要解决的心理问题。那么，来访者的心理状态是怎样的？他的问题是什么？这些都是重要的基本资料。

来访者的口述，是这方面资料的来源之一。

为什么来做心理咨询，想通过心理咨询解决什么问题？这个是心理咨询师必问的问题。而来访者会告诉心理咨询师自己的情况。

在收集这方面信息的时候，心理咨询师要注意，先不要急于对来访者的问题做出判断，而要收集记录来访者给出的原始信息。比如来访者说心情不好，心理咨询师不要马上就判定他是心境障碍，更不要直接记下心境障碍或者抑郁等。草率地做出判断，有可能会出现错误。没有记住来访者的原话，会增加事后分析并做出新判断的困难，也就不容易对心理咨询师最初的判断进行校正。

来访者刚开始所说的问题，并不一定是他真正需要解决的问题。有时来访者开始只是进行试探，当他感到真正安全了，咨访关系建立了，才会把自己真正关心的心理问题说出来。所以，一开始收集资料的时候，只要摘要地记下来访者所说的原话就好。

另一个了解来访者心理状态和问题的方法，是心理咨询师的观察。

对来访者的第一印象，是心理咨询师对来访者心理状态最直观的经验。因为在这个时候，心理咨询师和来访者还没有多少互动，对来访者也没有什么看法，也没有因为知道来访者的什么情况而产生先入之见，也还没有形成太明显的反移情（但不能说没有反移情，因为反移情在第一瞬间就会有），所以此时心理咨询师的观察，能够提供比较真实的、感性的信息。

心理咨询师一定要记录自己对来访者的第一印象。如果当时不记录，以后回顾对来访者的第一印象就很不可靠，因为人会受后面事件的影响而修改对第一印象的记忆。

来访者来的时候，身体的姿态有什么特点，服饰有什么特点，表情、神态和气质是什么样的，让心理咨询师产生了什么样的感觉，心理咨询师第一印象整体上感觉这个人是什么样的人。第一次来咨询的时候来访者说了什么，他的语言有什么特点，或做了什么给心理咨询师带来好的或坏的感受的事情。这些都能体现出心理咨询师和来访者之间的关系模式。

来访者的心理问题有什么表现。如果是心理障碍，有什么症状。这些当然是一定要收集的资料。但是要注意，先记录原始资料，之后再做诊断和评估。

▶来访者心理问题或心理障碍发展史

通过询问来访者，可了解来访者的心理问题或心理障碍的发展史。

首先，心理咨询师要向来访者了解：最早是什么时候出现这个心理问题或心理障碍的？找到第一次出问题的时间后，可以试探着问，那个时候发生过什么特别的事情，生活中有什么改变，或者有没有遇到什么创伤性事件。这些资料，有助于将来对心理问题发生的原因进行探索，从而更好地理解这个心理问题或心理障碍。

有些心理问题，来访者明确知道是什么事件引发的。有些心理问题，来访者并不清楚是什么事件引发的。通过这样的询问，能启发来访者，让他产生领悟。

其次，心理咨询师要问来访者：在发现问题之后，他用了什么方法来应对，结果如何？

当然，这里的结果不可能是成功地解决了问题，要不然来访者就不会来咨询了。这个问题的重点在于了解来访者应对后出现了什么情况，这提供了有关这个心理问题的信息。之后，来访者的心理问题有什么样的发展变化，他又做过什么，如何发展到了今天的状态，这些问题会勾勒出心理问题或心理障碍整体的发展过程。

在这里，还需要向来访者了解：他此前有没有做过心理咨询与治疗？如果做过心理咨询与治疗，那么是什么疗法？找了哪些心理咨询师？过去的心理咨询师都为他做过什么？

这些资料很重要，有助于心理咨询师分析、判断为什么过去的心理咨询与治疗并没有解决问题，从而知道这个来访者可能不适用什么方法。这样，在这次心理咨询中，就可以避开已经被证明无效的方法，避免无效的重复。即使过去的不成功，并不是因为某种疗法不适合，而只是因为过去的心理咨询师功力不够，那来访者也可能对以前用过的方法有"抗药性"，或者有心理抵触，最好还是换用其他方法。需要注意的是，在问及这些问题时，心理咨询师尽量不要评判来访者过去的心理咨询师。

如果来访者做过精神科诊断和治疗，需要了解精神科给出的诊断是什么，精神科用过什么药物，用药的效果如何，有过什么副作用，并向来访者说明，心理咨询不负责治疗，只是一种辅助性的工作，可以调节情绪、改善人格等。

此外，还要了解来访者是不是有自杀或攻击他人的历史。如有，需要尽量仔细地了解其原因、过程和结果等。这些信息对避免心理咨询中再次出现类似问题，或出现了如何处理很重要。

除了上述资料外，其他有用的任何资料都可以收集。比如，来访者身体健康情况，有没有特殊遗传问题，来访者的特殊社会关系，等等。

除了直接在与来访者的互动中获得资料，也可以通过间接渠道或其他人获取来访者的资料。

咨询记录

咨询记录是心理咨询师对咨询过程中发生的事情的记录，是所有资料中最重要的资料。

有了咨询记录，心理咨询师才能记住更多关于来访者及咨询过程的细节，从而在后面的咨询过程中使用。

来访者对心理咨询师的期望与现实情况常常不相符。来访者往往只想到自己和心理咨询师在交流，而忘了心理咨询师除了自己之外还有很多来访者。所以，来访者如果对心理咨询师说过什么，他就会期待心理咨询师应该都能清楚地记得。实际上，对于有多个来访者的心理咨询师来说，这个任务是不可能完成的。但心理咨询又不像一般人际交往那样，不用刻意记住什么，心理咨询师需要更多地回应来访者的期待，即使期待不那么合理。有了咨询记录，这个困难就会相对小一些。心理咨询师可以在每次咨询之前，先翻看上一次的咨询记录，帮助自己回忆起前面的细节，从而更好地与来访者交流。

很多发生在咨询过程中的细节，其意义不是立刻就能明白的。过了一段时间，反而会逐渐浮现。这个时候，心理咨询师看一看过去的咨询记录，仔细看一看过去的某些细节，对这些事情的意义就会多一些理解。

心理咨询师在咨询过程中，需要时时反观自己的咨询方法是否有效，在咨询中有没有什么不当之处。通过反观随时调整自己的心理咨询方法，从而改善心理咨询效果。对心理咨询过程的研究是每次咨询必须做的。为了做好这份工作，咨询记录必不可少，依靠咨询记录才能准确地回顾过去。如果心理咨询师需要督导，咨询记录也是督导师了解心理咨询过程必需的资料。

咨询记录中，要真实记录咨询过程中发生的事情。比如，在这次咨询中，来访者讲了什么事情，来访者表现出来的状态如何，情绪是怎么样的，以前的咨询是不是带来了一些改变，来访者做了什么事情，心理咨询师自己又做了什么来回应，心理咨询师在这次咨询中用了什么咨询方法，这种方法是不是起到了作用。

咨询记录和前面所收集的其他信息不一样，后者可以说是基本静态的信息。比如，来访者是男性，那么他几乎总是男性，除非在咨询过程中他变性了；在来访者的生活史中，童年受过家暴，那这个信息就不可改变。但是咨询记录中的信息，可以说是"动态的信息"，这些信息不是记录一个人"是什么"，而是记录一个人"在发生什么"。

所以咨询记录的写法是"叙事性的"，是写咨询的过程，是写一个故事。那些静态信息，可以在过去的记录上进行补充。比如，可以在一开始的生活史资料中补充信息。但是动态信息是每一次咨询过程中发生的事情。

在做咨询记录的时候，不仅仅记录发生的客观事件，也可以同时记录心理咨询师自己的看法、想法和观点，记录心理咨询师自己为什么要这样或那样做，以及记录心理咨询师的感受、情绪反应等主观内容。因为这些主观的心理活动，恰恰是心理咨询的推动力。记录了它们，才能更全面地体现出心理咨询的过程。

有了咨询记录，以后回顾和接受督导时，才能更清楚地知道自己当时是怎么想的，怎么感受的。心理咨询师也是人，人的记忆都是不可靠的，回忆过去时，经常会出于为自己辩解等原因，产生对过去的错误记忆。因此，如果不记录，事后回想的时候，回想起来的未必可靠。不过，记录时要注意分别，哪些是客观事件，哪些是自己的看法，两者要分开做记录，避免混淆。例如，有心理咨询师记录："今天，来访者一直在试图讨好我。"这是心理咨询师的观点，而不是客观记录。如果心理咨询师误把这句话看作客观记录，那么他的咨询记录中，就会缺失对来访者的客观记录，而这些带有强烈主观色彩的记录，很可能是心理咨询师对来访者的误解。所以，心理咨询师应记录客观发生的事情，然后再写自己的看法。比如"今天来访者反复赞扬我，说我是最有智慧的心理咨询师，还赞扬了我着装很漂亮，说我的丈夫真有福气等，我感到有些不安，我觉得他是在讨好我"。这样，客观描述和主观看法就都有了。在以后的咨询中或许会对这件事情有不同的理解，比如以后也许发现，这是来访者对心理咨询师色情性移情的表现，而不仅仅是讨好。

咨询记录不可能记录所有的对话，但是可以摘录少量的对话。那么，选择摘录哪些对话呢？通常的原则是，记录心理咨询师有特别感觉的对话。摘录的对话，尽量是原话。

咨询时发生的事情，心理咨询师和来访者的互动，其意义很少当时就能看出来。很多都是在一段时间后，心理咨询师才明白，而又过了很久之后，心理咨询师才能让来访者也明白。所以在记录的时候，不可能知道哪些是意义重大的对话，哪些相对不那么重要。但是，人的潜意识中的直觉，对什么重要是会有感觉的。因此，心理咨询师只需要记录那些自己有某种感觉的对话就可以。这种感觉就是觉得这段对话对自己有所触动，或者这段对话让自己有种模糊的好或者不好的感受。或者有一种简单的方式，那就是在咨询时随时记下自己有印象的对话，或咨询结束时写下自己还记得最清楚的对话。

在咨询记录中，还要记录心理咨询师认为在这次咨询中有所突破的事件，比如来访者在这次咨询中领悟到了什么，咨访关系有什么转变，来访者做了什么以前做不到的事情。如果心理咨询师感觉这次咨询有某个亮点，也可以记录下来。不过以我的经验，心理咨询师感觉特别好，认为自己做得很成功的那些亮点，事后看往往并没有多么成功。因为心理咨询师感觉很好的时候，往往只是他觉得自己发挥得好，觉得自己做得很聪明，他自己的自恋比较满足的时候，但这些时候对来访者问题的解决却并不一定有用。

咨询中感到困难、挫败的事情，也应该专门记录下来。当然，所有这些记录都可以很简单。咨询记录如果太长太细，心理咨询师的精力耗损太多，反而不是什么好事。

咨询记录上的日期一定要标注清楚。

有些心理咨询师，会在咨询记录之外，另备一个文档，写自己对咨询的感受、对来访者的看法，以及自己的咨询想法等。这样做会麻烦一点，但有一个好处，避免不必要的误解。如果被来访者投诉，甚至来访者去法院控告心理咨询师，心理咨询师就需要把自己的咨询记录提交给行业管理机构甚至是法院，作为证据。有些不成熟的想法和感受，如果被提交上去，可能会带来误解，并对心理咨询师不利。但是这些想法和感受，记录下来也有意义，另用一份文档记录，是一种比较好的方法。提交证据时心理咨询师只提交那份客观记载了事实的咨询记录就可以，而这份记录主观想法等的可以留给自己看。

资料收集的注意事项

▶ 收集资料的方式

初始访谈阶段，需要收集的资料比较多。即便如此，也不能把所有信息都收集起来，那会花费太多的时间。来访者是为了缓解消极情绪和解决问题而来，如果在几次心理咨询的时间内，心理咨询师都只是收集资料而不做别的，来访者通常会难以接受。

因此，心理咨询师要相对比较分散地收集资料。心理咨询刚开始，先收集的主要是基本的人口学资料，以及来访者的心理问题状况等必要信息，然后就可以与来访者做其他心理咨询工作，比如建立咨访关系，讨论咨询目标，以及做一些尝试性的，对心理痛苦有缓解作用的干预等。而其他资料，都是在以后的心理咨询过程中逐步获得的。比如来访者的心理问题发展史资料，都是在对来访者的心理问题做心理分析或干预的过程中获取的。而且一开始可能只了解一个大体的轮廓，在以后的咨询过程中，才逐步获得了很多细节性的信息。

心理咨询师收集资料的时候，通常不能只用客观理智的态度去询问，那会被来访者看作是冷漠的表现。应以关心的态度询问，并使用倾听技术，让来访者感到被关心，让来访者有机会倾诉。心理咨询师也可以给出共情和支持等，在收集资料的同时做心理干预。

　　收集资料的时候，传统的方式是现场做咨询笔记，把这些信息记录下来。然后在咨询时段结束之后，心理咨询师再进行整理。现在有些心理咨询师比较习惯使用电子设备，在电脑上现场做笔记也是可以的。但心理咨询师面前放一台电脑，在咨询时随时在上面打字，感觉上会和来访者之间有点距离。

　　心理咨询师如果征得了来访者同意，也可以用录音甚至录像的方式记录整个咨询过程。这样获取信息更加全面。但是，这种做法不大适用于普通的心理咨询。咨询中用录像，来访者容易紧张。录像机镜头仿佛是盯着来访者看的眼睛，且这双眼睛是冷漠无情的，这会让来访者不舒服。录音相对好一些，但是也同样会让来访者有一些不适或者分心。

　　录音方式所收集到的信息固然全面，整理的时候却需要花费很多时间。心理咨询师需要重听录音，才能把其中的信息摘出来。听并且整理，花费的时间肯定会超过咨询所用的时间。这太耗费心理咨询师的精力了。所以通常心理咨询师在咨询的同时，用纸笔做简单的笔记，咨询结束的时候迅速做一下整理，是最省力的方式。

　　有些督导师，会要求被督导者给出心理咨询的逐字稿。为了进行督导，心理咨询师就需要全程录音，事后再整理出逐字稿。这属于特殊情况，只有为督导做准备时才这样做，平时咨询不需要如此。

　　在我看来，即便督导，用咨询的逐字稿都不是很必要。逐字稿会给督导师和心理咨询师一种感觉——自己非常认真，这是一种很优越的感觉。但对于督导效果来说，意义不大。因为督导只要能让心理咨询师学会如何去观察、思考和干预，懂得如何处理咨访关系，就可以提升心理咨询师的水准。督导师手把手在每个咨询细节上去教，效率会很低，而且也不必要。在实际督导中，督导师也没有精力那么细致地在每个细节上去督导。

而且，如果用逐字稿，心理咨询师和督导师（如果是团体督导时，还包括其他被督导的心理咨询师）很容易进入一种"细节纠错模式"，即把注意力过多地放在细节上，寻找是不是有做错的地方，可以怎么改进。这种做法，表面上看是精益求精，实际上是吹毛求疵。被督导的心理咨询师在这个过程中容易有挫败感，因为他会被发现有很多做得不当的地方。心理咨询师在细节上都做到最好，这是一种不可能的幻想。心理咨询是一个即时反应的过程，心理咨询师在当时并没有太多时间去仔细思考并找到最理想的做法，而且心理咨询是一个互动过程，互动中甚至会有对抗性，所以有小的错误是很正常的事情。就好比再好的篮球运动员，在实际比赛中也会有动作不标准的时候。我认为没有必要过于细致地纠错，心理咨询中不犯小错是不可能的，过于细致地纠错是不必要的。小错反而会让来访者感到心理咨询师是有血有肉的人，小错中反而有问题呈现的机会，来访者通常也能容纳心理咨询师犯小错。当然，心理咨询师也不必故意犯小错。

如果督导师需要对心理咨询师在细节上进行督导，我建议可以录音，并截取心理咨询过程中的片段做逐字稿就足够了。

▶ 真实性、可靠性问题

由于来访者往往有令自己羞耻的心理问题或人生经历，因此隐瞒自己的真实情况是时常会发生的。

在心理咨询的初期，来访者部分信息不实，是可以理解的。在心理咨询的过程中，咨访关系逐渐建立，来访者对心理咨询师越来越信任，所提供的资料也会逐渐真实。

不真实的信息，通常在生活史、心理问题发展史或病史部分。比如，有人怕被说成下等人，所以会隐瞒家庭情况，家里其实很穷但不说穷；有些人家里对他很好，但他对此闭口不谈；有些人隐瞒自己金钱的来源，本来是受家里资助但不肯说。或者隐瞒自己做过的一些不好的事情，比如偷东西被开除，进过监狱等。

性经历上也经常会有隐瞒。例如，有的女性实际上有非常多性经历，却告诉心理咨询师自己没有性经验，或做过人工流产却否认；被强奸或者被性骚扰不愿意承认；童年性经历更常被隐瞒，亲属间乱伦性质的性活动几乎总被掩藏。

在婚姻咨询中，对外遇大概率会隐藏，几乎不会说出来。在一对一的个别咨询中，来访者也经常会隐瞒自己的婚外性行为。

除了故意隐瞒之外，来访者还可能会有选择性地遗忘。在潜意识动机的驱使下，来访者忘记了某些事情，报告的生活史和心理疾病史中会缺少一些环节。心理防御机制的作用，会导致记忆出现偏差，从而使来访者对生活中的事件有扭曲的记忆。因为心理防御机制普遍存在，所以因心理防御机制而导致的记忆偏差，几乎每个来访者都会有。如果来访者的心理问题比较严重，则其记忆偏差会很大，甚至会把幻想当作现实，所以其给出的资料的真实性也非常低。比如有人会反复抱怨父母对他非常不好，近乎虐待，但是后来发现实际上他深受宠爱。

心理咨询师如何判断来访者给出的信息是不是可靠？这其实是个很困难的问题。

常人判断一个表述的真实与否，主要有几个依据。一是看对方有没有说假话的动机，如果说假话的动机存在，就要格外谨慎，不要轻易相信。二是根据生活常识，如果某个人所说的话与常识不符，就会对其质疑。三是看对方的人品，如果这个人经常骗人，就不会轻易相信他。但是这些依据在心理咨询中都不那么好用，来访者是有心理问题的人，和一般人本来就不一样。在一般人觉得没有必要说假话的地方，他也许就是会说。更何况心理咨询师关注的很多事情，往往都是让来访者感到羞耻的事情，所以来访者就更有动机说谎。从理智上说，为了心理咨询更有效，来访者不应该对心理咨询师有所隐瞒，但是内心的担心会让来访者不那么理智。而有心理问题和心理障碍的人，他们的行为方式和常人也不一样，他们的一些做法，本来就可能非常不符合常识，因此用常识来判断就不可靠。关于人品，来访者虽然不能说人品不好，但是心理可能有障碍，这会导致他们不可靠。因此，来访者的表述是否真实，是很难判断的。

那么，心理咨询师该怎么办呢？心理咨询师应对来访者表达出充分接纳的态度。来访者一开始之所以不说出真实情况，是因为他不确定心理咨询师能否接纳他。在心理咨询师表达出接纳的态度后，来访者往往就会说出真实情况，并且心理咨询师的接纳程度越高，来访者往往就会说出越多自己的真实情况。来访者会试探性地说一些心理咨询师不喜欢的事，这时心理咨询师的接纳就很关键。当然，接纳并不是同意来访者做任何事，而是先倾听，不要急于纠正来访者。

心理咨询师不要轻易用常识判断事件真伪，因为来访者所经历的事情，很可能真的违反常识。对此，心理咨询师的处理原则是：在不能确定真假的时候，对这些真实性尚不确定的资料，可以暂不做真伪判断。在心理咨询过程中，可能有些资料会在很长时间内无法确定其真实性。

在一些资料真假不确定的情况下，心理咨询依旧是可以进行的。因为所有说出来的信息不论在现实世界中是真是假，在心理层面都是心理真实。在心理层面，我们可以看到这个事件所带来的影响，并对之进行干预。

随着心理咨询的进行，心理咨询师对来访者的内心活动及其心理动力越来越清楚之后，判断真实与否就会越来越可靠——虽然可能永远达不到百分之百的可靠。心理咨询师越来越清楚来访者的人格特点和心理问题之后，就可按照心理发展的逻辑，用自己的理论，去看那些不确定真伪的事情。如果事情是真实的，就会符合心理发展的逻辑，如果是不真实的，也可以判断出来访者这么说的原因。

通常情况下，随着心理咨询越来越深入，咨访关系越来越好，来访者会更多地用真实信息来修改过去的错误信息。这些后来修改的信息，其真实性通常更高。来访者可能会对过去的隐瞒做一些解释。这时候，心理咨询师不用计较来访者的说法是否合理，只要知道现在的资料更准确即可。

除了来自来访者本人的信息，资料中的一部分是我们从别人那里获得的信息。比如来访者的父母、伴侣、子女、学校中的教师、同伴或朋友等，都可能会提供一些信息。对于这些信息的可靠性和真实性，也需要加以考虑。

相对来说，来自专业人员的信息，可靠性更高。来自其他心理咨询师的信息，可靠性相对来说最高。来自学校教师的信息，可以反映来访者在学校时在别人眼中的表现，但由于老师往往只能看到学生展现在老师面前的样子，而学生在老师面前往往都会自我掩饰，所以信息往往并不全面，反而同学给出的信息会更加全面，真实度也更高一些。

提供信息者和来访者的关系，也是要参考的一个因素。如果双方关系好，所提供的信息中，积极信息会比较多，但是也可能因过度担心，把问题看得更加严重。如果双方关系不好，提供的信息中则有可能有一些消极的猜测。

心理咨询师的任务，就是在各种信息中，通过自己的思考，获得真实性相对较高的资料。

资料的存储和使用

▶ 资料的存储

资料的存储，过去通常用纸质的文件，现在大家更多用电子文档，也可以同时使用这两种文件。比如保留咨询时用纸笔做的现场记录，同时也用电子文档做一份资料文件。

纸质文件可以长久保存，但是占用空间比较多，而且查找具体资料时，相对麻烦一些。

占用空间，对于学校心理咨询中心来说，也不是什么大问题。下面就以学校心理咨询中心为例，说明需要保留哪些纸质文件。

学校心理咨询中心所存的资料，不只是个别咨询的资料或来访者的个人资料，还会包括其他资料。

一是学生心理档案资料。我国很多学校都建立了学生心理档案，对每个学生都会建档。档案中必备的是统一进行的心理测验结果。这个测验通常在学生刚入校不久时做。通过心理测验，学校心理咨询中心会筛选出有心理问题的人群并列出名单。不在这个人群中的学生，心理档案内容比较简单。而在这个人群内的学生，心理档案中就会有更多的资料。比如，对有危险的人，学校可能会安排学校心理咨询师进行个别交流，并得到对这些学生心理健康状态的进一步评估，以及危险程度评估。高危学生会有专门的心理档案和记录。

二是班级或非班级的团队进行团体心理辅导的资料。学校里学生人数很多，学校当然希望能让更多的学生接受心理咨询，但是学校的心理咨询师人数不可能满足需要。因此做团体心理辅导，就成了最常见的解决方法。团体心理辅导与典型的团体心理咨询不同，它更像是一种简化了的团体咨询，可以只做一次，深度不会很深，会普及一些心理学知识，使用一些简便的心理调节小技巧。这些活动的资料也需要留存。

三是学校心理咨询记录。这是来心理咨询中心咨询的学生的心理咨询资料。通过电话咨询和面询的记录都会被保存。

四是其他相关资料。比如，与学生家长沟通的记录，与有关教师沟通的记录，与学校领导沟通的记录，学生心理委员的工作记录，以及心理老师或其他教师参与心理辅导工作的记录，等等。如果发生过特殊的事件，比如有学生因心理问题而实施自杀、出走、精神疾病发作，以及接受精神科治疗等，或者因心理问题出现严重的宿舍内冲突、攻击性行为和霸凌等，整个事件的处理过程，以及相关的各种资料都需要存档。

此外，心理咨询中心的制度规定，也需要保留相应的文件。

心理咨询师个人保留资料，现在多用电子文档，因为这样保存和检索都更加方便。为了避免电脑故障导致资料丢失，心理咨询师应注意及时备份。

▶资料的保管、整理和使用

心理咨询师个人保留的资料，当然是自己使用。但心理咨询师需要设置保护措施，保证其他人（比如自己的家庭成员）不会看到这些资料，以免违反心理咨询师的保密原则。

心理咨询机构中，部分资料可以统一保管，比如来访者的基本信息通常是统一保管。而部分资料可以由心理咨询师自己保管，比如心理咨询师所接个案的咨询记录。

统一保管的资料，在被取用的时候，要注意保密原则。谁可以用这些资料，按照什么程序取用，心理咨询机构应有自己的制度。

资料留存的时间，心理咨询师和咨询机构可以有自己的规定。在心理咨询进行期间，资料必须留存。咨询结束之后，资料也需要保留一段足够长的时间。这个所谓的"足够长"，可能是咨询结束之后至少三年，甚至是永久。

资料的整理包括基本的统计工作，如统计来访者的年龄、职业和收入水平，以及来访者的心理问题或心理障碍分布。还可以统计各个心理咨询师的接访数量，咨询持续时间和脱落率，以及来访者对心理咨询师的评价等。心理咨询机构中的资料整理工作不需要让心理咨询师做，可以安排助手或其他职员做。

来访者的交费记录、保密协议、特殊问题处理记录、投诉记录、法律纠纷材料等都需要保存，并对其有序整理，以便需要的时候方便找到。

这些统计整理后的资料，可以按年度给出一个简单的报告。可以根据报告中的统计结果，以及对资料的分析，得到咨询中心或机构需要的一些信息。比如，学校心理咨询中心，可以分析一下学生哪种心理问题较多，团体咨询效果如何，如何向校领导呈现心理咨询中心工作的成绩。心理咨询机构，也可以了解收入和支出比例，找到盈利点；或根据资料，决定心理咨询师的去留、分成比例等；选择以后的发展方向，比如是更多地向某一类咨询发展，成为专科的心理咨询中心，还是更加广泛地进行各种心理问题的咨询；咨询中心应如何宣传，以更好地和中心的咨询重点相匹配。

个人心理咨询师，如无必要，其实不需要做太多的资料整理工作。多数咨询记录文件，都可以以原始状态保留。这样反而方便心理咨询师需要的时候去查阅原始信息。为了便于检索，可以有一个简单的表格，记录来访者的姓名、开始咨询时间和结束咨询时间等最基本的信息。来访者的个人咨询记录，如果是纸笔记录的资料，在封面上标注上姓名、来访时间段、心理问题分类等，可以用关键词来标注其特别之处。如果是电子文档，可以把姓名、时间、问题分类等写在文档名字之中，这样将来寻找时只要用相应的关键词搜索就可以了。

不论是咨询机构还是个人心理咨询师，都可以使用心理咨询资料进行研究工作，或写作学术论文或心理学科普文章。具体如何使用，取决于研究和写作的需要。使用资料时要注意遵守相应的伦理规范，比如遵守来访者知情同意、保密等方面的要求。

　　总之，心理咨询的资料，并不是保留得越全越好，但是有用的资料需要整理并保留好，以备不时之需。

第十四章

心理咨询的伦理

SYCHOLOGICAL

心理咨询的伦理及其功能

伦理是约束人际行为的一种弱强制性的社会规范。

伦理和道德不同，道德也有规范作用，但是道德不仅限于行为的规范，也关系到一个人的思想。道德是对正当性的判断，不正当的就是不道德的，或者说不善的就是不符合道德的。即使没有表现出行为，仅仅是意念中有不正当和不善的思想，也是不道德的。伦理则不然，它只关注行为。只有做出不符合伦理的行为，才算违反伦理。如果没有行为，就不算违反伦理。

伦理所约束的行为，是人对他人的行为，也就是所谓的人际行为。自己所做的事情，只要不影响别人，就和伦理没有关系。如果对别人有影响，就可能关乎伦理。伦理是一个社会用于约束个人，并避免不利于社会事件发生的一种规范。

伦理和法律不同，法律是强制性的社会规范。如果一个人的人际行为违反了法律，国家就会强制制止这个人。如果这个人反抗，国家就会动用警察等去镇压这个人的反抗。伦理并没有那么高的强制性，它要的是人们更自觉地遵守，只是用社会压力、舆论等方式来施压，以让人们遵守。

　　从事某种专业的人员所共同约定并遵守的专业中的特定伦理，称为专业伦理。专业伦理是这个专业中的专业人员，在专业活动中的人际行为的规范。心理咨询的伦理，就是指心理咨询的专业人员需遵守的伦理。它是关于心理咨询师在与其他心理咨询师或精神科医生、来访者，以及与来访者有关的人员的人际交往中，需要遵守的基本规范；心理咨询师与其他社会大众互动行为中需要遵守的规范。

　　心理咨询行业对专业伦理格外重视，因为心理咨询对人的心理健康和人格发展影响很大。心理健康和身体健康一样，对于人的一生幸福有决定性的作用。如果不遵守专业伦理，心理咨询有可能带来极大的危害。心理咨询师因为懂得人的心理规律，如果完全不顾伦理，完全有能力对来访者进行精神控制，让来访者成为心理咨询师的精神奴隶。即使有些违反伦理的行为看起来没有那么严重，但是因为来访者常常心理格外脆弱，也有可能对其带来很大的心理危害。因此，心理咨询中的伦理问题，是非常重要的问题。

　　与其他职业不同，心理咨询也是一个高度自我卷入的工作。心理咨询师并不是仅仅靠技术工作，而是要全身心地投入与来访者的交流中。心理咨询师是什么样的人，有什么样的性格和价值观，心理是否健康和成熟等，都会影响到心理咨询的效果。优秀的心理咨询师的言行举止，也是来访者学习的典范。心理咨询师如果不能遵守伦理，那么来访者也就很难学会好的人际交往模式。

　　心理咨询是一个细致、精密的工作。因为来访者往往心理上有很多旧伤，稍微处置不当，心理咨询就有可能伤及来访者，带来激发的创伤。而心理咨询多数时候，没有绝对固定的做法，常常需要心理咨询师随时应变，这对心理咨询师的要求很高。一旦处置失当，危险就很大。万一出现来访者自杀等极端情况，对心理咨询师也会造成很大的心理创伤。

在这种情况下，心理咨询师也需要伦理规范作为一种底线保护。只要遵守伦理，风险就可以大为减少。

心理咨询师需要有高度的责任心，而遵守伦理是其责任心的体现。

心理咨询的专业伦理，固然是为了保护来访者的基本权益而设置的，从效果上说，它也同时是对心理咨询师的保护。因为心理咨询的伦理规范确定了行为的边界，确定了什么行为是不合乎伦理的，也就同时确定了什么行为是不违反伦理的。只要心理咨询师的行为没有违反伦理，那么心理咨询师就不会受指责和制裁。

设想一下，如果没有专业伦理的规定，那么，心理咨询师的做法是否合适就只能具体情况具体分析，也许人们会更依赖行为的效果来判断。这就会带来一个问题，有时心理咨询师动机良善，选择的方法也有道理，效果却不好，如果没有伦理作为标准，那么这种情况下心理咨询师很可能就会受到质疑甚至处罚，导致很不公平的结果。但有了专业伦理规范，这个问题就可以避免。只要心理咨询师没有违背伦理，那么即使效果不好，心理咨询师也不会受指责和惩处。万一有来访者投诉甚至发起诉讼，心理咨询师也有明确的规范作为标尺，来说明自己并无过失和责任。

心理咨询工作会触及人内心深处，如果心理咨询师动机不良，为私心而伤害来访者的利益也是非常容易的，所以来访者对做心理咨询有不安也是可以理解的。有了伦理规范，可以让来访者或潜在的来访者对心理咨询师产生更多的信任。人们知道心理咨询师是有伦理规范的，也知道那些不利于来访者的行为是被约束的，就可以减少对心理咨询过程中受到伤害的担心。

心理咨询专业伦理的具体要求和细则，建立在专业内人员共同认可的基础上。它本质上是一种共同约定的产物。虽然在实际操作中，制定专业伦理时，不可能所有从业人员都参与，但是，制定专业伦理需要以某种方式获得多数业内人士的共同认可。没有获得多数业内人士认可的专业伦理，是没有价值也没有可执行性的。

心理咨询师和其他临床心理工作者，必须了解并遵守心理咨询的专业伦理，以保障来访者和自己的权益，维护专业水平并保障公众利益。

在咨询中，心理咨询师应培养自己对专业伦理的敏感性。在遇到可能会触及伦理规范边界的时候，能够敏感地意识到可能有伦理问题，从而不会轻率行动，而会审慎地进行伦理思考和判断。心理咨询师也应培养自己的伦理判断能力，这样当出现一些左右为难的伦理困境时，可以做出更好的判断，从而最大程度地遵守伦理规范，避免出现伦理过失，更好地服务来访者。

心理咨询专业伦理的原则

伦理具体体现为行为规范，这些行为规范建立的基础，是心理咨询师们价值观上的共识。为什么要这样规定行为规范，而不那样规定，取决于我们的目标是什么。

根据共同价值观，确定行为要达到哪些目标，这构成了专业伦理的原则。

含糊而直观地看，伦理规范的原则就是要对来访者有益。当然，同时也要对心理咨询师是好的。但是，什么是有益？什么是好？这就需要由价值观进一步确定。

《中国心理学会临床与咨询心理学工作伦理守则（第二版）》（简称《伦理守则》），已于2018年2月8日获得中国心理学会常务理事会通过，并在《心理学报》上公开发表。心理咨询师们接受了这个守则，所以其原则可以说获得了大家公认。在这个守则中，列出五个原则，分别是：

善行、责任、诚信、公正、尊重。①

▶善行

善行，是指行为是为了对他人有益，也就是要有助于来访者或其他人的福祉和心理健康。这是心理咨询伦理的特别之处。其他行业，比如商业，只需要满足顾客的合法需要就可以。而这个需要的满足，是不是能对他的人生长远有益，通常商业销售者并不需要负责。但心理咨询不同，因为来访者心理可能不够健康，对于什么真的对自己及他人有益，他们的判断力相对要低于平常人，所以心理咨询师需要更多地考虑这个问题。心理咨询不能只为了盈利，更要为了对他人真的有益。心理咨询师通过自己的工作，来实现对来访者或其他人的利益。也就是说，要考虑什么对来访者更好，并做对来访者更好的事情。

▶责任

责任，是指在咨询中要对来访者坦率、负责，避免轻率而不负责任的行为，避免做不明确的承诺。在心理咨询中，心理咨询师也需要做出

---

① 对照一下美国心理咨询界的伦理原则，其所列出的大体上和中国的守则一致，分别是：自主、善行、无伤害、公正、诚信、正直、尊重。其中的善行、正直、诚信、公正和尊重这五个原则大体和中国的原则相对应，多提出来的两个是自主和无伤害。

无伤害原则，是美国心理咨询伦理中单列出来的一个原则，实际上是从相反的角度表达善行原则。无伤害是指要尽量避免对来访者有害，不能完全避免的时候要尽量让伤害最小化。为什么要提出"伤害最小化"呢？因为很多时候的确不可能完全避免伤害。心理咨询师也许无意识中做了某种行动，比如攻击了来访者，而这种攻击对来访者是有害的，这种情况心理咨询师是无法完全避免的。心理咨询师的专业能力提高了之后，这种无意的伤害就会少一些。因此心理咨询师有责任不断提升自己的专业能力和素养。

自主原则，指的是自我决定和自我定向的权利。强调来访者有选择的自由，除了绑架或谋杀这类犯罪之外，心理咨询师不干扰来访者做决定的权利。在我看来，这可以归并到尊重原则之中。

很多不同的选择。不同的选择有不同的结果。这些结果有好有坏。在做选择的时候，即使是有经验的心理咨询师，也不能绝对保证自己所做的选择完全正确。但既然做了选择，心理咨询师就应该承担相应的结果。不推卸责任，不归咎于人，这样，心理咨询师才能成为来访者可以依靠的对象，也可以给来访者示范应有的行为。

▶ 诚信

诚信原则指的是心理咨询师在临床工作中，要保持诚实和可信赖，不能欺骗来访者，也不能言而无信。

个别时候，也许不完全对来访者诚信，可以让心理咨询减少一些困难，甚至一些不诚信的做法反而有一定的咨询效果。那么，为什么心理咨询师还要诚信呢？首先，诚信是一种我们共同认可的价值观。心理咨询师不诚信，从基本价值观上是我们不能接受的。还有，不诚信会破坏咨访关系，使得来访者无法真正信任心理咨询师，这样，咨询的基础就会被破坏。不诚信的暂时利益，不能抵消诚信的长远利益。

心理咨询师可以不对来访者说出所有的真话，但是不能说假话。即使在个别细节上，或在短暂的时间里，心理咨询师可以说一点不得不说的不够真实的话，也应尽量、尽快把真相告知来访者。

▶ 公正

公正原则是指公平和平等。对于心理咨询师来说，可以表达为对所有来访者一视同仁，防止因为自己潜在的偏见、能力局限等导致的不公正。在实践中，做任何事情和做任何决定的时候，都需要考虑这样做是否公正。例如，在心理咨询过程中，由于移情的影响，也许有些来访者会理想化心理咨询师，从而可能会盲目崇拜和服从心理咨询师。在这种背景下，如果心理咨询师要求来访者为自己投资，来访者可能会欣然同意。这样做实际上是不公正的。因为心理咨询师利用自己在工作中得到的崇拜，获取其他方面的利益。

▶尊重

尊重原则是指尊重所有人的个人尊严，不能贬低、歧视，更不能羞辱来访者。心理咨询中认可每个人都有独立的自我，有自己独立的意志。心理咨询师即使出于善意，也不能用自己眼中的善良意愿替代来访者自己的意愿。

这一点与意识形态教育及宗教是完全不同的。意识形态教育和宗教传播者，不论态度多么亲和，即使没有表现出任何贬低，所做的事情都是把自己所认可的意识形态或宗教的意志灌输给对方，"我是正确的，所以你应该转化为和我一样"。心理咨询则不同，心理咨询的态度是：你有你的独立意志，有你的选择，有你认为是好的方式，这些都是你的权利。

为了强调尊重，有些心理咨询师提出心理咨询应该是完全价值中立的，即对任何价值观都一视同仁。这实际是不可能实现的。毕竟有些价值观必定会带来心理的不健康，必定会伤害别人和自己，这种价值观是心理咨询师不可能同意的。反社会人格障碍患者认为伤害别人是一种乐趣，抑郁症患者认为死亡是唯一有意义的事情，心理咨询师对这种价值观都不可能认可。

但是，即使心理咨询师不认可，也必须承认，来访者是独立的人，他选择什么价值观是他自己的事情。来访者如果在某种邪恶价值观的驱动下，做了犯罪的事情，我们可以依法处置他，却没有办法依法扭转他的价值观。懂得了这一点，就能做到基本的尊重。

心理咨询师可以推介更健康的价值观，但是否接受它，依旧是来访者自己的选择，而且心理咨询师认可来访者这种选择权利。

尊重更体现在对个体差异的认可上。人与人由于种种原因会在各个方面有差异。比如，有的人很内向，有的人很外向，有的人进取心非常强，有些人却喜欢得过且过的生活。心理咨询师不要以自己的偏好去评价来访者。

如果心理咨询师认为来访者的某个特点，并不是他自然的表现，而是他心理疾病或情结的产物，心理咨询师可以引导来访者看到这一点，这并不算对来访者的不尊重。但最终如何改变，或者不改变，依旧是由来访者自己决定的。

任何其他方面都是这样，心理咨询师可以帮助来访者看到其方方面面，并看清其来龙去脉，但是否改变由来访者自己决定。心理咨询师只是在来访者决定要改变的那些方面，辅助来访者做出更健康的改变。

保护来访者隐私，对咨询中来访者透露的事情保密，这些都是尊重来访者的应有之义。隐私，是来访者的自我边界。有了隐私，来访者的内心生活才不会被别人侵犯，他的精神生活的独立性才会有保证，因此，保密原则是心理咨询伦理中的重要具体原则。

其他具体的各种伦理规范，都是根据这些原则制定的。

对具体规条的讨论

目前，理论上中国心理咨询界共同遵守的伦理规范，是《伦理守则》，具体内容大家可以到中国心理学会临床与咨询心理学专业机构和专业人员注册系统官网或微信公众号上去查阅。

但实操中，因为缺少一个能够管理所有心理咨询师的机构，这个规范并不能实际管控所有心理咨询师。实际上，只有中国心理学会临床与咨询心理学的注册心理咨询师，才会实际接受这个规范的管理。如果有来访者要投诉心理咨询师违反伦理，也只有这个机构的注册心理咨询师会受到这个规范的实际约束。而这个机构的注册心理咨询师，实际上只是中国心理咨询从业者中很少的一部分。所以，对多数的心理咨询师，实际上是无处投诉的，这是心理咨询行业待改善的问题。即使如此，这个规范至少可以作为衡量心理咨询师行为优劣的标尺。

有些心理咨询团队，比如意象对话心理咨询团队，会在这个伦理规范的基础上，加上一些自己团队独立的要求，形成自己的伦理规范。意象对话团队有自己的投诉处理程序，有专门处理投诉的机构，所以也是可以接受投诉并自行处理的。这样可以稍许弥补不足，让没有得到注册心理咨询师资格的意象对话心理咨询师也有可以遵守的规范，让来访者必要的时候也有办法进行投诉。

《伦理守则》中，具体的条文分为十个章节，分别是：专业关系，知情同意，隐私权与保密性，专业胜任力和专业责任，心理测量与评估，教学、培训与督导，研究和发表，远程专业工作（网络/电话咨询），媒体沟通与合作，伦理问题处理。这里我仅仅对其中常见的问题进行初步讨论。

▶知情同意

心理咨询中的知情同意，主要是指需要告知来访者关于咨询及心理咨询师的信息。

来求助的人，往往对心理咨询有一些不正确的理解，或者有一些不切实际的期待。通过知情同意告知，心理咨询师可以让来访者初步了解什么是心理咨询。如果不做这个工作，当来访者发现他们的期待没有被满足的时候，可能会愤怒、失望，并与心理咨询师发生冲突。比如，很多来访者都期望一次心理咨询或很少几次咨询就可以解决问题。绝大多数情况下，心理咨询都不可能做到这一点。所以，需要事先把这些告知来访者。再比如，父母让孩子来做心理咨询，往往都是期待心理咨询师按他们的要求去改造孩子。这也不是心理咨询能做到或适合去做的。

心理咨询中的设置，比如收费、计时方式、特殊情况的处理等，也都应尽量提前说清楚。可能会采用什么疗法，这种疗法有什么特点，治疗大概会如何进行，可能会遇到什么问题，等等，都应该尽量说清楚。可能会出现的问题和困难尤其应该说清，这样以后遇到了困难和问题，来访者才有心理准备。告知应合乎实际，不要进行"商业性"的夸大宣传。

心理咨询师自己的资历、教育和培训经历、擅长的领域等，也应该告知来访者。提前告知得越多、越清楚、越准确，以后就越不会被动。

▶ 保密原则

保密原则，简单地说就是心理咨询师要为来访者保密。来访者在心理咨询中所说的事情，心理咨询师不能泄露出去。这个原则非常重要，因为来访者在心理咨询中所说的很多事情都是负面的，令来访者感到羞耻的，或不可让别人知道的，没有明确保密原则的话，来访者会非常没有安全感。在心理咨询一开始，心理咨询师就应该告诉来访者自己会遵守保密原则，同时告诉来访者哪些特殊情况下不能保密。

心理咨询师应该遵守保密原则，泄露来访者的隐私不道德，这个不必多说。来访者的事情，可能会和日常生活中普通人的事情差别很大，会让心理咨询师很好奇。但是来访者把自己的隐私告诉心理咨询师，是为了获得帮助，而不是为满足心理咨询师的好奇心。心理咨询师就算很想和别人议论这些事，也必须克制自己的欲望。

还有一种情况是，心理咨询师觉得告诉别人一些来访者说的事情，可能会有好处。比如，心理咨询师觉得如果告诉来访者父母，来访者说了什么，对父母有什么不满，也许有助于让父母改善行为方式。但是，这种做法大多数时候都是弊大于利的。青少年如果知道心理咨询师把自己所说的话告诉父母，就会不再信任心理咨询师，也不会继续说心里话。有时候，心理咨询师对来访者的话一概保密，显然是更好的做法。

但不是任何时候对任何来访者的事情都要保密。有些特殊情况，为来访者保密可能会对来访者或对别人产生重大危害，这时候就不能盲目继续保密了。什么是重大危害？规范认定属于重大危害的主要是这几种情况：来访者有自杀的危险，来访者有伤害甚至杀害别人的危险，来访者有严重传染病，有儿童被虐待或性侵的事件发生，以及按照法律心理咨询师需要突破保密原则的其他情况。

来访者有自杀危险，这种情况是可以不保密的。我们可以通知来访者的家人、所在机构管理者、警察等，用各种方法避免来访者自杀。但是实际操作的时候，怎么确定来访者真的要自杀？来访者说要自杀，也许是真的想自杀，也许只是叫叫苦而并不是真有自杀意图。如果一听到来访者说要自杀，就马上通知很多人，这种做法可能会让来访者感到受伤或被威胁，来访者可能非常担心父母知道自己的想法。还有，真正有自杀意图的来访者，也许不会直接说我打算自杀，而只是流露出一些自杀的线索，这时候心理咨询师有可能会误判。来访者没有真想自杀，心理咨询师误报，或来访者真想自杀，心理咨询师漏报，都可能带来不利后果。这需要心理咨询师以自己的专业能力来减少出错的概率。

来访者有严重伤人、杀人的危险，这种情况更难判断。来访者在宣泄自己对别人的愤怒时，可能说出很愤怒、很过火的话，如果心理咨询师轻易当真并采取预防措施，那么可能会给来访者的生活带来很大的危害。但漏报的话，也是对别人不负责任。这也同样需要心理咨询师具有专业能力，来保证判断更加准确。如果来访者真想杀人，且把自己的杀人计划告知心理咨询师，这可能会给心理咨询师带来危险。心理咨询师在咨询一开始的时候，告诉来访者这是"保密例外"，是保护自己的方法，因为来访者如果知道杀人计划不保密，他就不会告诉心理咨询师，也就没必要杀人灭口了。

来访者有艾滋病，但继续进行不安全性行为，这种情况就可以不再保密。

儿童受虐待，或受到性侵，这些都是非常严重的事情，且儿童没有办法自我保护，这种情况下也不能保密，而应该采取可以采取的措施，尽快解决现实问题。

团体心理咨询时，心理咨询师应在一开始就告知所有人关于保密的规则。通常的规则是，团体中发生的事情及团体成员的秘密，不能告诉团队之外的人。但是，团体的成员不大可能像心理咨询师一样严格保密，也不大可能只字不和别人说。所以，我们通常需要告诉参与者，在团体中泄露自己的隐私时需要掂量，有些怕被泄露的重要事情还是不要当众说为好。

有一点需要注意，保密原则是约束心理咨询师的，不能约束来访者。也就是说，如果来访者泄露心理咨询中的事情，或者泄露心理咨询师的隐私，心理咨询师对此是没有办法的。所以心理咨询师暴露自己的时候，需要有自我保护意识。极端情况下，来访者可能会说一些关于心理咨询过程的谣言，而心理咨询师限于保密原则，不能拿出事实来澄清，这对心理咨询师可能会很不利，心理咨询师需要对这种危险保持警觉。

▶双重关系问题

　　心理咨询师要尽量避免双重关系，咨访关系就是心理咨询师和来访者的关系，双方除此之外尽量不要有其他关系。心理咨询师和来访者不能同时还是夫妻、情侣、亲子、师生、商业伙伴、同事……心理咨询师不要与来访者建立其他关系。

　　之所以要设立这一伦理规则，是因为在过去的心理咨询实践中，人们发现双重关系会带来干扰，对心理咨询不利。实际上，不仅是心理咨询，在其他领域也同样存在这种问题。爸爸是部门领导，或妈妈是班主任，这都会带来一些干扰，使工作受到影响，或使得孩子不容易管理。心理咨询中，我们需要处理的是心理层面的问题，这种干扰就更明显，所以需要专门用伦理规范来尽量规避。

　　尽量不给亲友做心理咨询，如果亲友需要心理咨询最好找其他人，也就是所谓的医不自治。那么，不能给多近的亲友做心理咨询呢？父母、兄弟、夫妻，这是肯定不行的。那么表兄弟呢？表姨家的表弟呢？朋友的朋友可不可以？这些并没有很明确的规定。我认为可以这样去判断，这个人如果做了你的来访者，是否有可能说一些你们共同认识的人的事情？知道了这些事情，会不会让你尴尬或者影响你以后和那个人的相处？如果有，那就应该避免。知道和我们有关系的人的隐私并不是好事。如果是很远的远亲，生活中也没有什么联系，那也不是绝对不行。普通的朋友，介绍他的朋友来做心理咨询，这个人你也不认识，这未必就算双重关系。中国人比较喜欢熟人介绍，如果你的朋友只是介绍他朋友来咨询，你朋友以后就和这件事情无关了，那其实并无影响。很远的关系，也未必真的有什么影响。所以在这点上，能避免，还是避免为好，但如果难以避免，且估计影响很小，也不必过于刻意。

　　严格禁止与来访者建立其他关系。这些关系包括咨访双方的性关系以及金钱关系，其次就是心理咨询过程很容易激发性的移情和反移情，稍微松懈，就很容易打破性的界限。来访者心理上受心理咨询师影响很大，如果心理咨询师想在性的方面占来访者的便宜，是极为不道德的。故这种双重关系是需要严禁的。有人认为，咨访之间的性关系利用得当，可能会有助于来访者的心理健康，这种看法是不可容忍的。这是给心理咨询师的不道德行为提供借口，实际上就算短时间内似乎看起来有益，但从长远来看，这种关系对来访者有害。心理咨询中，来访者可能会理想化心理咨询师，从而在崇拜的心理下，付出不应付出的大笔金钱或其他利益。所以，咨访双方也应避免商业关系，以免心理咨询师不当获益。

▶ 胜任力问题

心理咨询对来访者的影响力很大。心理咨询如果不成功，对来访者也可能会有危害。心理咨询工作就如同医生的工作，不可以掉以轻心，更不能随随便便。因此，心理咨询师如果感到自己的能力还不够，不能解决某个来访者的问题，就应该尽快转介，而不要拿来访者冒险。

为了对来访者更负责，心理咨询师应该不断学习，持续提高自己的咨询能力和胜任力。接受继续教育，接受督导，进行自我成长，进行心理研究，这些都是心理咨询师应终身去做的。只有自己的胜任力不断提高，才能避免因能力不足而带来的缺失。

▶ 避免夸大宣传

心理咨询师也需要向社会介绍自己。但是伦理规范禁止进行夸大的宣传。如果夸大宣传，让来访者对心理咨询师产生不切实际的期待，或者理想化的幻想，对心理咨询是有害的。

现在，很多资本进入心理咨询界。这些资本对推广心理咨询做了贡献，但是资本以盈利为核心，为了盈利，资本会倾向于用商业手法来做宣传。他们推荐心理咨询师的时候，习惯于用商业活动中的夸大手法，用广告的夸张和暗示性的方法进行推广。有些心理咨询师为了更快地扩大个人影响，可能会主动接受夸大宣传，或进行过度的自我包装。有些心理咨询师虽然自己并没有打算夸大宣传，但很可能被动地被合作方"夸大"了。前者是违反伦理规范的。后者可能自己都不知道被夸大宣传了，但是即便如此，也不能说完全没有责任。至少，一个心理咨询师应关注自己的合作方，关注他们的宣传，一旦发现有夸大和不实，就应该马上要求对方修改。如果发现合作方经常用夸大、不实的方式来宣传，心理咨询师应避免与之合作。专业人员，对待资本，应保有足够的警觉。

如何进行伦理判断

伦理规范虽然有明确的条文，但是在实操中遇到的情境千变万化，并不是对照条文就能很清楚地知道怎么做符合伦理，怎么做不符合伦理。法律条文比伦理规范条文写得更加详尽，也精确得多，但是判断一个人的行为是否违法，依旧需要证据，而寻找证据有时是很困难的事情。遵守伦理规范，不仅仅是有意愿就能做到的，而且需要心理咨询师有进行伦理判断的能力。

仅仅做到遵守伦理规范还不够，心理咨询师还需要同时考虑对来访者心理健康的影响。有时心理咨询师的做法虽然合乎规范，但是对来访者的心理健康不利，并不能算一个好的做法。

如何进行伦理判断也被称为伦理决策，在心理咨询研究领域，有过不同的"伦理决策模型"。在这里我不去引述，因为本书不是研究性的著作，而是一本给心理咨询从业者的实用参考书。本书直接给出经过我的综合分析后建议的步骤。

▶ 发展伦理敏感性

伦理敏感性是一种对伦理问题的敏感或警觉。在某些时候，突然想到："这样做是不是有伦理问题？"这就是伦理敏感性。

有些心理咨询师之所以违背了伦理，往往是因为"根本没有往那边想"，做了也就做了，等到别人指控他们违反伦理的时候，他们才意识到这样做好像真的有问题。这就是人们常说的"没有那根弦"，即缺少伦理敏感性。

有伦理敏感性，才会关注是否符合伦理，才会去思考、判断、决策。

伦理敏感性也不是越强越好。如果时时刻刻提心吊胆，总怕不符合伦理，谨小慎微，那也是做不好咨询的。

让自己形成适度的伦理敏感性，是一个长期渐进的过程。首先要对伦理规范进行学习，分析一些伦理选择上的困难情境，做出自己的判断。在自己的敏感性还不够强的时候，心理咨询师可以在每次特殊事件发生的时候，都回顾一下伦理规范，并思考自己该怎么做，逐渐地就会更加敏感。如果某一次自己发现或被别人指出，自己过于敏感，也应反观自我，以避免过度敏感。这样就会逐渐让伦理敏感性适度。

有伦理敏感性可以让我们意识到伦理问题可能存在，并去观察当时的情况。如果发现有非常明显的不符合伦理的地方，就要马上纠正。如果很明确地发现是虚惊，并没有不符合伦理，也就可以放下心来。如果不能立刻明确地看出某种做法是否合乎伦理，就需要进入下一步流程。

▶ 确定事实，澄清情势

当不能立刻判断是否符合伦理时，不要急于判断，而要先确定情况。发生了什么事情？谁在做什么？先确定这两个问题，然后再做判断和决策。

▶ 参考伦理规范

如果感觉可能涉及伦理问题，那么就应该回忆一下伦理规范，然后对照规范，想一想自己应尽量避免哪种情况？如果不是立刻就需要决策，也可以先去查阅规范，然后再思考自己该怎么做。

▶ 产生行动思路和设想

在基本确定了方向之后，就可以考虑一个或几个可能的做事思路，以备选择和改善。具体怎么做，不仅要考虑符合伦理，还要考虑对来访者的影响。如果僵硬地按照伦理去做，不考虑来访者的心理，很可能会给来访者带来伤害。比如，来访者送礼物表示感激，心理咨询师考虑到伦理规则，粗暴地拒绝接受，可能会让来访者感到很难过。再如，如果来访者在和家人争辩中，自己说出了一件秘事，并且对心理咨询师说："我对你说过这个事情，对不对？"他希望心理咨询师为他作证。心理咨询师如果简单地说："我要坚持保密原则，不能说。"那么来访者可能会认为心理咨询师不肯帮助自己。夫妻咨询中，一方把自己有外遇的事情告诉了心理咨询师，心理咨询师要不要告诉另一方？告诉了是不是泄密？不告诉就成了心理咨询师和一方一起欺骗另一方，且心理咨询师和骗人者共同保守一个秘密，成了同伙。如果夫妻咨询一开始就约定，这种事情并不需要保密，心理咨询师说出来就没有问题。如果一方还没有到外遇那一步，只是在与别人搞暧昧，心理咨询师要不要保密？很多时候，我们一心想遵守伦理，却遇到了困境。这时候，我们需要想办法解决困难才行。

▶寻求帮助

如果我们自己通过比较不同行动方案，思考伦理的精神，寻找更好的策略，最终找到了满意的行动方案，那很好。但如果自己很难做到这一点，就可以寻求外界的帮助。

我们可以查阅文献，找资料，看别人在类似情况下是怎么做的。但是，更有用的方法是寻求同行帮助。因为同行之间比较容易相互理解，且同行可能有过类似的经验。

同行中，最合适的帮助者就是心理咨询师的督导师。督导师更资深，经验更多，且也有责任提供帮助。督导师的意见，有最大的参考价值。当然，最终还是由心理咨询师自己做决定。

▶决策、执行、记录和反思

心理咨询师想清楚之后，就可以决策了。你认为怎么做最好，就按照这个做法去实施。决定之后，就不要再犹豫了，该怎么做就怎么做。但有一点务必记住，那就是咨询过程要做好记录，并且及时告诉督导师。

记录非常重要。因为有的时候，来访者可能会在事后投诉心理咨询师，或者来访者的家人投诉心理咨询师，或者有其他人质疑心理咨询师。也许心理咨询师会受到审查。如果没有当时的记录材料，那么将会对心理咨询师不利。人的记忆是非常不可靠的，来访者受到情结影响，记错事情更是常有发生。心理咨询师也不能保证自己的记忆准确无误。只有当时的记录可以还原事实，如果被投诉，心理咨询师可以用此来证明自己。告诉督导师及时创造一个证人，也有同样的作用。

有时事出仓促，可能心理咨询师未必能做出最好的反应。因此，心理咨询师应在事后进行反思。事后的复盘和反思，可以给出更好的方法。这可以提升心理咨询师的伦理困境处理能力，对以后的伦理决策和行动会有好处。

参考文献

史蒂夫·德·沙泽尔,伊冯·多兰,哈里·科尔曼,等.超越奇迹——焦点解决短期治疗 [M].雷秀雅,刘愦,杨振,译.重庆:重庆大学出版社,2017.

米尔顿·埃瑞克森,史德奈·罗森.催眠之声伴随你 [M].萧德兰,译.山西:希望出版社,2008.

罗杰斯.个人形成论——我的心理治疗观 [M].杨广学,尤娜,潘福勤,译.北京:中国人民大学出版社,2004.

乔伊斯,等.格式塔咨询与治疗技术(第三版)[M].叶红萍,等译.北京:中国轻工业出版社,2016.

朱建军.回家:越走越快乐:回归疗法入门 [M].北京:文化发展出版社,2016.

迈克尔·尼克尔斯,肖恩·戴维斯.家庭治疗概念与方法(第11版)[M].方晓义婚姻家庭治疗课题组,译.北京:北京师范大学出版社,2018.

哈维·拉特纳,埃文·乔治,克里斯·艾夫森,等.焦点解决短程治疗:100个关键点与技巧 [M].赵然,于丹妮,马世红等译.北京:化学工业出版社,2017.

南希.精神分析案例解析 [M].钟慧,等译.北京:中国轻工业出版社,2015.

南希.精神分析诊断:理解人格结构 [M].鲁小华,郑诚,等译.北京:中国轻工业出版社,2015.

南希.精神分析治疗:实践指导 [M].曹晓鸥,古淑青,等译.北京:中国轻工业出版社,2015.

弗洛伊德.梦的解析 [M].刘佳伊,译.北京:当代世界出版社,2008.

马斯洛,等.人的潜能和价值 [M].林方,等译.北京:华夏出版社,1987.

荣格.人及其象征［M］.史济才，等译.河北：河北人民出版社，1989.

贝克.认知疗法：基础和应用（第二版）［M］.张怡，孙凌，王辰怡，等译.北京：中国轻工业出版社，2017.

迈克尔·怀特.叙事疗法实践地图［M］.李明，党静雯，曹杏娥，译.重庆：重庆大学出版社，2011.

德博拉·L.卡巴尼斯，等.心理动力学疗法：临床实用手册（第二版）［M］.徐玥，译.北京：中国轻工业出版社，2019.

塞缪尔·格莱丁.心理咨询导论（第6版）［M］.方双虎，等译.北京：中国人民大学出版社，2014.

莱恩·斯佩里.心理咨询的伦理与实践［M］.侯志瑾，译.北京：中国人民大学出版社，2014.

萨默斯－弗拉纳根，等.心理咨询面谈技术（第四版）［M］.陈祉妍，江兰，黄峥，译.北京：中国轻工业出版社，2014.

朱建军.意象对话心理治疗［M］.北京：中国人民大学出版社，2021.